予防精神医学
―脆弱要因の軽減とレジリエンスの増強―

琉球大学名誉教授

小椋　力

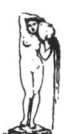

星 和 書 店

Seiwa Shoten Publishers

2-5 Kamitakaido 1-Chome
Suginamiku Tokyo 168-0074, Japan

Preventive Psychiatry
Reducing Vulnerability and Strengthening Resilience

by
Chikara Ogura, M.D., Ph.D.

Copyright © 2016 by Seiwa Shoten Publishers, Tokyo

推薦の辞

日本精神保健・予防学会理事長
President, IEPA Early Intervention in Mental Health Inc.

水野 雅文
（東邦大学医学部精神神経医学講座教授）

　本書『予防精神医学―脆弱要因の軽減とレジリエンスの増強―』は，予防の定義や概念，モデルからはじまり，国内外における予防精神医学の歴史，医療経済，臨床倫理，脆弱要因の軽減とレジリエンスの増強という基本戦略，精神疾患別の予防策，学校や地域における課題，心理社会的治療の可能性に至るまで，予防精神医学という概念が示す限りを俯瞰しています。特に副題ともなっている「脆弱要因の軽減とレジリエンスの増強」という視点には，長年にわたり小椋先生が取り組まれてきた実に臨床的な予防精神医学観が凝縮されています。今や欧米の精神医学界における議論の中心を予防や早期介入が占める中，未来の精神医学への展望が示されている本書はわが国のすべての精神科医，特に若手精神科医にとっての座右の書となることと確信いたします。

　1996年の第16回日本社会精神医学会は琉球大学教授であった小椋先生が主催され，メルボルン大学のマックゴーリ教授をゲストに宜野湾市で開催されました。先生は大会長として，この大会最終日の夕に日本精神障害予防研究会を立ち上げられ，わが国における予防精神医学に嚆矢を放たれたのでした。すでに予備的な論説を書かれ，琉球大学の新入生を対象に精神生理学的なデータを含めた予防医学的な健康診断を始めておられ，教室の若手の先生たちも新たな取り組みを開始していらっしゃったと記憶しています。わが国の精神医学界全体が長いトンネルを

iv

ようやく抜け出しつつあった頃で，精神医学・医療に対する偏見も未だ強く，精神疾患の予防を口にし行動に移すのは憚られる時代であったと思います。

当時筆者はイタリア留学から帰国し，ようやく社会精神医学という分野に気づき，その幅広さ奥深さにとりつかれ始めた頃でした。当初から同門でも同学でもない筆者のような若造にも参加を許され，惜しみなく機会を与え応援して下さる小椋先生のオープンマインドネスに率いられてわが国の予防精神医学の分野は誕生したのです。そうした受容的で希望に満ちた研究会の雰囲気は日本精神保健・予防学会として発展し，今年 20 周年を迎えます。

小椋先生の先駆的ご業績に対する心からの敬意と祝意とともに，続く世代の一人としてこの分野をさらに豊かなものに発展させる努力を誓って推薦の辞とさせて頂きます。

2016 年 4 月

推薦の辞

東京大学精神医学教室教授

笠井 清登

　本書は，日本にいち早く予防精神医学の概念を導入し，発展させてきた第一人者による，集大成の書です。

　10年ほど前，「早期介入」という概念と，「at risk mental state（ARMS）」という統合失調症の臨床的超ハイリスクの定義が世界中の精神科医の間で「流行り」ました。ARMSの概念は，ひとつ間違えると，将来統合失調症を発症しない人へのラベリングや発症前から副作用の強い薬物療法を行う正当化，発症＝悪い予後という短絡的理解，発症の有無にかかわらず心理的苦痛の強い方への支援の軽視，などの倫理的諸問題を引き起こす可能性がありました。

　著者の小椋先生は，日本の予防精神医学が遅れていると謙遜されていますが，小椋先生や本書にも紹介されている岡崎祐士先生など先達の優れた見識により，予防精神医学の概念を，コミュニティ精神保健と融合させて導入していたために，そうした過ちを起こさずに済んできているのではないかと思っています。

　本書は，半世紀以上にわたり日本の精神医学をリードしてきた精神科医によるものであるため，上記のような一時的流行，付け焼刃的理解によるものではなく，精神疾患において予防とは何か，という命題の一貫性と歴史的変遷を見事に踏まえている点で，将来にわたって高い価値を持ち続けるでしょう。

　一方で，レジリエンスやポジティブ心理学との関連にも触れておられ，将来の総合人間科学の方向性を予見しておられるように思います。

vi

　本書を糧に私たち精神科医は，人間の心理発達，精神疾患の発症や回復や予防とはどういうことか，ひいては，人間とはどのように生きているのか，また，人を支援するとはどういうことなのか，ということを考え続けたいと思います。

2016 年 4 月

はじめに

　精神障害に対する予防の概念は長い歴史を持っている。しかし予防に対する十分な成果は上がっていない[1]。クレペリン Kraepelin E とブロイラー Bleuler E は，彼らが目にした疾患群の阻止できない，強大かつ圧倒的な力に大きく影響を受けていた。クレペリンは少なくとも初期においては，精神障害の疾患概念と分類を通して，堅固な悲観主義の創始者となり，悲観主義の影響力は現在に至るまで依然として大きい[1]。

　精神科医サリバン Sullivan HS は次のごとく述べている。「精神科医はあまりにも多くの精神疾患の終末状態を診ているだけで，前精神病状態をほとんど取り扱おうとしなかった」。このことは精神病のみならず精神疾患一般においても事実であることは疑いない[1]。

　主流を成す医療分野と比べ，精神科領域では早期診断，早期介入は遅れている。うつ病，統合失調症，双極性障害，物質使用障害，境界型パーソナリティ障害のごとく重症となりやすい患者に対し，治療開始の遅れ，治療が実施されないことは珍しくない。その要因には各種あるが，精神医学的サービスに対する軽視とサービスの不安定性，主流の医学分野との隔絶，スティグマ，精神科領域における医療の有効性に関する根拠のない悲観論によるところが大きい[2]。

　うつ病の発症率，有病率はいずれも高く，うつ病は，公衆衛生の観点からもっとも重要な精神障害のひとつである。罹患した本人・家族の苦痛，生活の質（QOL）の低下はもとより，死亡率の上昇，それにともなう生産性の低下，多くの医療サービスの利用による金銭的負担の増加などその経済的損失は大きい。うつ病は，現在のところ疾病負担において世界第4位であるが，2030年までに高所得国では第1位となることが予測されている[3]。ちなみに，疾病負担（疾病負荷，disease burden）

とは，経済的コスト，死亡率，疾病率で計算される特定の健康問題指標
である。

　双極性障害については，世界銀行の調査によると，疾病負担は世界で
第6位であるが，早期発症型の単極性障害患者の少なくとも20%は5～
8年後に双極性障害へ移行し，本障害の有病率と死亡率を高めるであろ
う。これらのことを勘案すると，双極性障害は，他の多くの内科疾患よ
り患者の心身の衰弱と経済的損失は大きく，社会が被る負担は統合失調
症（世界疾病負担第8位）を上回ることは明白である。双極性障害と統
合失調症の発症年齢のピークはほぼ同一であるが，有病率は双極性障害
で高く，このことが社会的負担の大きさの原因の一部となっている[4]。

　わが国における精神病床数などの統計資料（2012年6月30日現在）
によると，精神病床数は約33万8千床で，在院患者数は約30万2千
人，そのうち統合失調症圏の患者数は約17万7千人（約58.6%）であ
る。精神病床における平均在院日数は，最も長い県で424.2日，全国平
均で291.9日である[5]。全入院患者の約6割が統合失調症患者であり，
長期間の入院を続けていることになる。長期入院にともなう患者の不利
益はもとより，財政的負担も大きい。

　統合失調症患者は，精神症状と直接に関連した苦痛・苦悩のほかに，
就学，就労などにも支障をきたしやすく，QOLも低下しやすい。家族
も同様の重荷を背負うことになり，これらの困難は長期間持続する場合
が多い。

　予防精神医学は，他の医学領域と同様，著しく進展してきている。精
神障害の予防に関する唯一の国際学会である国際早期精神病学会の第9
回大会が，2014年11月に東京都内で開催され，国内外から約800名が
参加した。対象となった病態は統合失調症，早期の精神病状態が中心で
あったが，物質関連障害をはじめ病態は多岐にわたっていた。

　介入時期としては診断基準を満たしていないが前駆症状が出現してい

る前駆期が多かった。早期発見については，疫学，症候学，精神病理学，神経認知機能などに関して，これまでに得られた知見が用いられたほか，さらには MRI，f-MRI，脳血流量，精神生理学的指標，神経ホルモン，遺伝学指標などのバイオマーカーが使用されていた。具体的な介入としては，薬物療法，心理教育，心理社会的介入，認知行動療法，家族療法，就労・復職支援などが実施されていた。

　加藤伸勝京都府立医大元教授らが，1975 年に「……医療は進展していく。進展しなければならない。そして近い将来に"精神分裂病の予防"が懐疑なしに語られる日が来ることを信じたい」と述べられてから 40 年が経過した[6]。現在では，"懐疑なしに"とは言えないまでも，語っても正面からの反論はなくなり，むしろ予防精神医学は，精神医学の新しい潮流の一部になりつつあるのではないかとさえ思える。

　疾患と障害は，本来，別であるが，精神科領域では両者は混在して用いられているのが現状である。そこで本書では，引用文献とアルツハイマー病などの一部の疾患の場合を除いて，原則的に障害として記述することにした。

　本書の構成は以下のごとくである。第 1 章では，予防の定義，概念，予防モデルについて述べる。予防には一次から三次予防まであり，仮に一次予防が困難であっても，二次・三次予防は現在でも可能である。予防の重要性と必要性を述べる。

　第 2 章では，予防精神医学の歴史を，世界とわが国に分けて述べる。わが国におけるこの分野は，先進諸国に比べ遅れているが，その遅れを取り戻すためにも歴史を振り返ることが重要と考えたので，わが国の歴史を詳しく述べたい。

　第 3 章では，費用対効果について関連論文などを紹介する。わが国は膨大な負債を抱えており，予防精神医学領域に対する新たな財政支出は容易ではなかろう。そこで予防対策・予防活動は，費用に対して効果が

大きいことを具体的に示したい。

第4章では倫理問題を取り上げる。早期発見・早期治療は良好な予後をもたらすことは医学の原理であるが，介入が早ければ早いほど倫理上の問題が生ずる。"倫理"は，予防精神医学領域で避けられない，非常に重要な事項である。

第5章・第6章で精神障害の発症，病勢の進行に影響を及ぼす脆弱要因と防御・回復要因（レジリエンス）を取り上げる。米国精神医学会の『DSM-5 精神疾患の診断統計マニュアル』には，今回初めて各障害ごとに危険要因と予後要因が示された。危険要因の数を減らし，その影響力を軽減させることは，予防的介入にとって重要な目標であるが，危険要因には遺伝要因のごとく制御困難な要因もある。そこで第6章では最近とくに注目されているレジリエンスを単独の章として取り上げ，関連論文の紹介に努める。レジリエンスは本書で最も重視した事項である。

第7章では，主な精神障害・病態ごとに予防を述べる。およそ，障害の概略，脆弱要因，レジリエンス要因，発症予防，早期発見・早期治療，再発予防の順に記述する。

第8章では家庭，学校，職場，地域における精神障害の発症予防，早期発見・早期介入について重要事項を取り上げたい。とくに児童青年精神医学の進展の必要性，"ストレスチェック制度"の導入にともなう職場における早期発見・早期治療の体制，地域における自殺対策，認知症対策などについて述べる。

第9章では，早期治療・再発予防治療の具体的な内容を取り上げる。早期の段階では心理社会的介入・治療が重要となるので，この領域の治療を重視したい。

本書が，先進諸外国と比べ遅れているわが国の予防精神医学の進展に，いささかでも貢献できれば望外の喜びである。

2016 年 4 月

小椋　力

目　次

推薦の辞 ………………………………………………………………… iii

はじめに ………………………………………………………………… vii

第1章　予防精神医学 ………………………………………………… 1

第1節　予防の定義　1

第2節　予防の概念　1

第3節　予防モデル　2

第4節　おわりに　4

第2章　予防精神医学の歴史 ………………………………………… 7

第1節　世界の歴史　7

第2節　わが国の歴史　12

第3節　おわりに　19

第3章　精神障害の予防に関する費用対効果 …………………… 21

第1節　感染症モデル　21

第2節　精神障害における費用対効果　22

第3節　「社会的入院」と費用対効果　23

第4節　費用対効果に関する調査研究　24

第5節　おわりに　26

第4章　精神障害の予防と倫理 ……………………………… 29

第1節　生命倫理　29

第2節　生命倫理の基本原則　31

第3節　精神障害の一次予防と生命倫理　32

第4節　統合失調症の発症予防と倫理　34

第5節　精神障害者の早期発見・治療と倫理　35

第6節　おわりに　36

第5章　精神障害における脆弱要因 ……………………………… 39

第1節　脆弱要因の概念　39

第2節　遺伝要因　40

第3節　環境要因　42

第4節　遺伝・環境相互作用　44

第5節　精神障害の併存　46

第6節　身体疾患の併存　47

第7節　生物学的マーカー　48

第8節　おわりに　48

第6章　精神障害における防御・回復要因（レジリエンス） ……………… 51

第1節　防御・回復要因（レジリエンス）の概念　51

第2節　レジリエンス評価尺度　53

第3節　レジリエンスに関連する個人特性　55

第4節　レジリエンスに関連する家族・親族との関係　60

第5節　レジリエンスに関連する地域社会における資源と機会　61

第 6 節　レジリエンスに関連する生物学的指標　62

第 7 節　レジリエンスと生物学的治療　65

第 8 節　レジリエンスを増強させる治療条件　68

第 9 節　おわりに　70

第 7 章　主な精神障害・病態の予防 ……………………………………… 73

第 1 節　神経発達症群　73

第 2 節　統合失調症　79

第 3 節　双極性障害　92

第 4 節　うつ病　98

第 5 節　不安症群　104

第 6 節　強迫症　109

第 7 節　心的外傷後ストレス障害　110

第 8 節　摂食障害　115

第 9 節　睡眠障害　117

第 10 節　アルコール使用障害　119

第 11 節　アルツハイマー病による認知症または同病による
　　　　　軽度認知障害　122

第 12 節　血管性認知症または血管性軽度認知障害　134

第 13 節　自殺予防　137

第 14 節　精神障害者による犯罪の予防　148

第 15 節　おわりに　154

第8章　各領域における予防対策 ……………………………… 157

第1節　家庭における精神保健と予防　157

第2節　学校における精神保健と予防　165

第3節　職場における精神保健と予防　179

第4節　地域における精神保健と予防　187

第5節　おわりに　198

第9章　早期治療・再発予防のための治療法 ……………… 201

第1節　治療法の概観　201

第2節　薬物療法　201

第3節　認知行動療法　204

第4節　心理教育　206

第5節　対人関係療法　208

第6節　家族療法　209

第7節　マインドフルネス認知療法　210

第8節　社会生活技能訓練　213

第9節　ポジティブ心理学　214

第10節　おわりに　216

おわりに ………………………………………………………………… 219

文　献 …………………………………………………………………… 229

索　引 …………………………………………………………………… 257

著者略歴 ………………………………………………………………… 264

第 1 章　予防精神医学

第 1 節　予防の定義

　予防医学は，発病の防止だけを意味するものではない。予防医学は，健康と疾病状態の自然史的な見方の中で，疾病の全過程にわたって実施されるものであるとの立場に立った学問的体系であり，ウインスローWinslow V は「疾病予防，寿命の延長，肉体的・精神的健康と能率の増進を進めるための科学であり技術である」と定義している[1]。

　予防は，すべての疾患・障害において 3 段階に分けることができる。一次予防は障害の発生を予防し人口内の発生率を減少させることであり，二次予防は，人口内の有病率を減らすことである。三次予防は，リハビリテーション活動により社会復帰を促進させることである[2]。

　精神障害の予防についてカプラン Caplan G は，環境条件の改善による精神障害・情緒障害の発生予防を一次予防とし，一次予防を地域精神保健の第一目標とした。二次予防は早期発見・早期治療，三次予防はリハビリテーション・再発予防としている[3]。

第 2 節　予防の概念

　予防は，行動を中心とした活動である。ここでは予防の概念を小児・思春期での活動を例にして示したい。例えば胎児性アルコール症候群では，妊婦にアルコールの有害性を教育し，飲酒をコントロールできるように働きかけることである。飲酒がコントロールできれば本症候群の発

生を予防することが可能となるので，これは一次予防活動に当たる。ア
ルコール・薬物の有害性，適正使用の重要性について一般市民を対象に
教育することは，方法論的には「健康増進」であるが，これもアルコー
ル・薬物関連障害の発生率減少を目指した一次予防でもある[4]。

　二次予防のためには，より早期での障害の発見・治療が重要となる。
児童の情緒障害に対するスクリーニング検査は，早期介入・治療の機会
となる。また思春期の薬物乱用者の早期発見・介入・治療も二次予防で
ある。三次予防には，非行少年収容施設における治療サービスの向上，
被虐待女性とその子どもに対する対策プログラムの充実，地域における
連続したケア体制の統合など広範な活動が含まれる[4]。

第3節　予防モデル

　予防モデルを考える場合，予防の目標を明確にする必要がある。目標
とする障害における発症前の一次予防，発症初期における早期発見・早
期治療など，疾病経過中のどの時点で予防的活動を実施するかが重要で
ある。

　予防的介入モデルとしてゴードン Gordon RS は次のごとく述べてい
る[5]。予防的介入は，対象者により全般的介入 universal intervention，
選択的介入 selective intervention，特定的介入 indicative intervention
の3カテゴリーに分けられる。

　全般的介入は，一般市民を対象とする介入で，健康の維持・保護・増
進を目的とした活動が中心であり，地域の精神保健センターなどを通し
た活動として実施できる。

　選択的介入は，一般人口に比べ発症の可能性が高いと考えられる比較
的多数の者を対象とする介入である。この介入で重要なことは，介入の
もたらす利益・不利益あるいは費用・効果のバランスを良好に保つこと
と，合理的な指標を選定することである。対象としてはアルコール・薬

第1章　予防精神医学　　　3

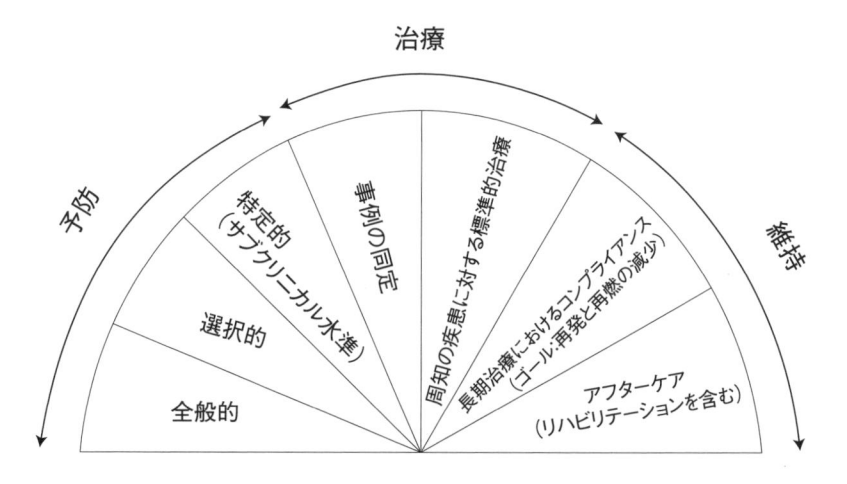

図 1-3-1　精神障害における介入スペクトラム

Mrazek PJ, Haggerty RJ の文献（1-6）を引用した Edwards J ら（文献 1-7）の図を一部変更した。

物乱用，外傷後ストレス障害などがある。

　特定的介入は，スクリーニング検査，臨床症状などで脆弱要因が見出されている限られた少数の個人を対象とする。この介入は，うつ病，統合失調症，自殺企図などの高危険者が対象となる。Mrazek PJ らは，予防的介入，治療，維持療法の関係を，介入スペクトラムとして示した（図 1-3-1）[6]。また Johannesen JO らは，統合失調症の病期と対応させた予防的介入を示している（図 1-3-2）[8]。

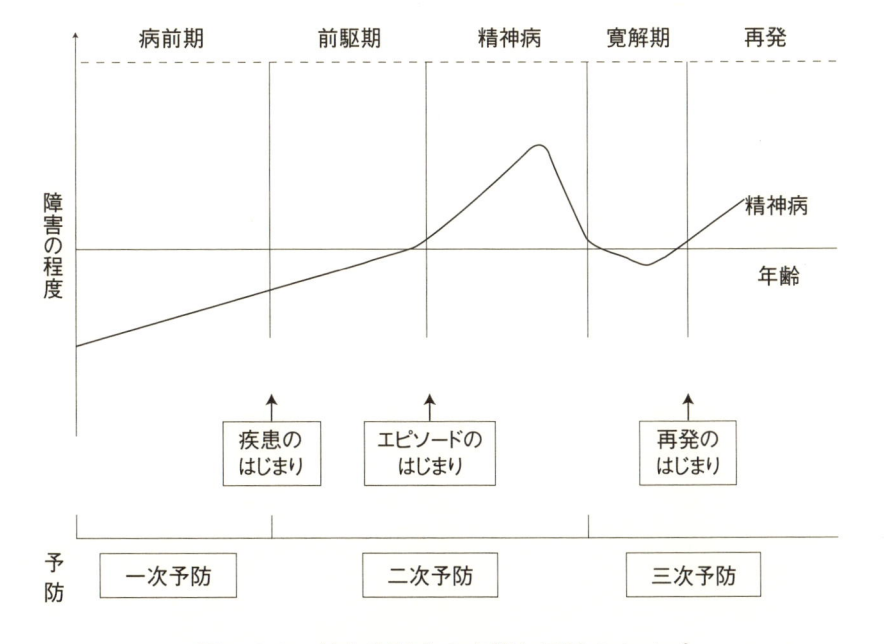

図 1-3-2　統合失調症の病期と予防のタイプ

Johannesen JO らの文献（1-8）を引用した Edwards J らの文献（1-7）の図を一部変更した。

第4節　おわりに

　予防にはまず障害の発生を防ぐ一次予防がある。精神障害の一次予防の可能性については以前から根強い悲観論があり，さらには一次予防自体が危険だとの意見もある。現在のところ精神障害の発症予防は容易ではないが医学は進歩し続けているので，将来は可能かもしれない。仮に一次予防が困難であっても，二次～三次予防は現時点でも可能なのである。

　第7章の各論で詳しく述べるが，注意欠如・多動症と統合失調症ならびに双極性障害の発症，反社会的素行上の問題（4～13歳時）とうつ病

発症（18歳時）との間に関連があるとの報告がある。さらにうつ病エピソードの回数が多いほど，重症度が重いほど老年期における認知症の発症の危険性が高いとの研究報告もある。これは二次予防・三次予防が新たな疾患の一次予防に繋がることを示している。要するに「予防」の「重要性と必要性」を意識することが肝要なのである。

第2章　予防精神医学の歴史

第1節　世界の歴史

・1960年代とそれ以前

　統合失調症の発症予防の必要性は，少なくともクレペリン Kraepelin E が思春期に発症し末期状態に至る精神病を早発痴呆とした1890年以後から考えられてきたであろう。発症に先行して何らかの異常ないし障害が存在するであろうことは，以前から想定されていたであろうし，現に認識されていたと思われる。

　遺伝学的研究によると，統合失調症患者の子どもが本症にかかる危険率は16.4%であり，一般成員での発現率0.85%よりもはるかに高い（ルクセンブルガー Luxenburger H）。そこで，本症の発症機序の解明，発症予防の研究対象として，本症の子どもが高危険児として取り上げられ，本格的な高危険児研究が1950年代後半から60年代に入り開始された。米国，イスラエル，スウェーデン，デンマークなど欧米を中心に研究活動が展開され，高危険児が統合失調症の好発年齢に至るまで追跡調査が実施された。この調査結果は，1970年代から80年代にかけて報告された。

・1970～1980年代

　高危険児研究の結果，高危険者群と対照群との間で有意差がみられた事項が明らかとなり，統合失調症の発症前の特徴が示された。これらの成果は，統合失調症の発症機序の解明に生かされ，「脆弱性ストレスモ

デル」が出された。

　一次予防に関する国際会議が 1976 年にヴァーモント（米国）で開催され，一次予防に関する理論・方法・倫理などが議論された。しかし発症を予測する指標が不十分であり，一次予防のための具体的な活動の実施が容易でないこともあって，実践活動は期待されたほど活発化しなかった。そこで統合失調症の予防は，一次予防から早期二次予防，早期介入に移行することになった。

・1990 年代

　第 1 回早期精神病の予防に関する国際学会（The First International Conference on Strategies for Prevention in Early Psychosis）が 1996 年 6 月にメルボルン（オーストラリア）で開催された。会長はマックゴーリ McGorry PD メルボルン大学教授であった。統合失調症の高危険児研究，発症予測指標に関する講演もあったが，主として再発予防，早期発見・早期介入，初回病相での治療の重要性，初回病相での非定型抗精神病薬の少量療法，認知行動療法の有用性など，統合失調症の早期二次予防に関する実践研究の結果が報告された。

　学会の名称が示すごとく「早期精神病 early psychosis」の病名が，主としてオーストラリアからの演者により使用されていた。これは早期の段階では統合失調症と確定できないこと，統合失調症に対するスティグマがあることなどが主な理由である。一次予防より，現在，可能でかつ重要である早期発見・早期介入に力点を移すことにより，実践活動が大きく広がっているとの印象を受けた。参加者数は精神科医のみならず看護師，臨床心理士，ソーシャルワーカーなどを含めて約 500 人であり，講演ごとに質問者の列ができるなど会場には熱気が溢れていた。

　予防精神医学に関する単行書『Handbook of Studies on Preventive Psychiatry』が 1995 年に刊行された[1]。本書には総論，各病態ごとの各論のほか，介入の具体策などが，約 700 頁にわたって示されており，

本書はこの分野における教科書的存在である。

精神障害の早期介入に関する第 1 回英国国際学会 First UK International Conference on Early Intervention in Psychosis が，1997 年 6 月にストラトフォード アポン エイボンでヴァーチウッド Birchwood M が中心となり開催された。メルボルン大会の英国版といった印象であった。筆者は「日本での精神障害に対する予防活動 Activities on preventing psychiatric disorders in Japan」のテーマで報告した[2]。

オーストラリアと英国において，早期発見・支援・治療に関する地域活動が 1990 年代にスタートした。EPPIC（Early Psychosis Prevention and Intervention Centre 早期精神病予防＆介入センター）が 1992 年オーストラリア・メルボルンで設立され[3]，2002 年には，EPPIC を包含し，PACE（Psychosis and Crisis Evaluation Clinic）など他のサービス部門も組み込んだ ORYGEN ユース・ヘルス ORYGEN Youth Health が導入された。

英国バーミンガムで早期介入サービスが 1995 年に開始された[4]。この早期介入サービスは，オーストラリアの EPPIC の活動をモデルとしてスタートするとともに，統合失調症の影響を減弱させる運動であるアイリス IRIS（Initiative to Reduce the Impact of Schizophrenia）と緊密な連携を持っている。さらに英国最大の精神保健チャリティー団体であるリシンク Rethink のような消費者組織が，協力団体として加わっている。バーミンガムでの早期介入活動は，英国の精神保健政策に大きな影響を与えることになった。

・2000 年代

英国のブレア政権は，同国の保健医療システムの改革を実施し，その中に精神保健医療政策が組み込まれた[5]。1999 年に「精神保健の国家サービスフレームワーク National Service Framework for Mental Health（NSF）」が発表され，実行指針が示された。

10

　上記政策により精神保健医療改革が実施されてから約 10 年後の変化についてアップルバイ Appleby L ら（2010）は次のごとく述べている[6]。1）地域ケア改革：700 以上の積極的訪問チーム，危機解決チーム（家庭治療），早期介入チームが作られた。入院が減り，サービス利用者と家族の満足度が改善し，費用が減った，2）追加的資源：1999〜2008 年間で精神保健に対する投資は 20 億ポンド増加し，主な専門職員グループのすべてが増員された，3）自殺予防：全国自殺予防戦略は2002 年に開始され，自殺を 20% 減らすとの目標を立て，自殺率は過去最低となり，欧州で自殺率がもっとも低い国のひとつになった，としている。

　英国の精神保健政策（2010〜2020）が，「新たな地平－精神保健の共有ビジョン New horizon－a shared vision for mental health」のタイトルで 2009 年に公表された。これは 1999 年に出された NSF の政策と，その成果をもとに立案されたものである。

　政策が成功すれば，次のような状況となるだろうとアップルバイAppleby L ら（2010）は述べている[6]。1）精神保健は身体保健と同様に重要とみなされる，2）ケアはエビデンスと患者の選択に基づき提供される，3）どんな背景の患者・家族でもケアを好ましい経験として報告する，4）精神保健は，臨床的に優先されているが，今後は社会的に優先される，5）精神疾患を持った人々に対する差別は過去のものになるだろう。そして論文の最後を「『新たな地平』は，とりわけ 2 つの重要な目標を達成するために設計されている。それは，精神保健問題を持った人々に対する高品質の臨床的ケアと社会的公正である」としめくくっている。

　第 2 回国際早期精神病学会は，2000 年 4 月にニューヨーク市で開催された。会場となったウォルドルフ アストリアホテルは，歴代の米国大統領が宿泊したとされる歴史と伝統のあるホテルであり，そこで新しい分野の学会が開催されていることになり感慨深いものがあった。前回

のメルボルン学会の熱気が持続していた。第3回はコペンハーゲン（デンマーク，2002），第4回バンクーバー（カナダ，2004），第5回バーミンガム（英国，2006）と続き，第6回は再びメルボルン（2008）と定期的に開催された。

　第6回の参加者は第1回の500人から約1,000人に倍増し，日本人参加者も2人から20人と大幅に増えた。未治療期間の短縮，早期精神病の疫学・症候学，ARMS（at-risk mental state）概念の妥当性の検証，早期介入サービスの現状，予防戦略などが取り上げられた。第1回会議で見られた早期二次予防の潮流が，12年後のメルボルンにおいて確実に広く深く拡がっていた。

　国際早期精神病協会International Early Psychosis Association（IEPA）は，先に述べたごとく学術集会を開催してきており，2007年2月からは機関誌『Early Intervention in Psychiatry』を定期的に刊行することになった。

　同協会の理事長であり同誌の編集委員長でもあるマックゴーリ McGorry PD 教授は，創刊号の巻頭言で次のごとく述べている[7]。「……究極的な目標は，主流を成す医療分野と同様に，精神科医療においても，早期診断および予防的介入の重要性が十分に受容される状況を確立することである。……この雑誌が扱うのは精神医学における残された未開拓分野であり，大きな進展があれば重篤な精神疾患を持つ人々の健康が大いに改善すると考え，役割を果たしていきたいと考える。……われわれは目標に向かって意欲に満ち溢れており，この雑誌を科学的根拠に基づいた効果的成長のための中心的戦略と位置づけている」。本学会誌は，年に4回発行され，2016年で10巻を数えている。

・2010 年代（最近の動向）

　国際早期精神病協会（IEPA）の会員数は，設立時の約300名から2012年には4,000名近くに増加している。地域別ではオーストラリア，

12

英国，欧州，北米（とくにカナダ）の会員が多くを占める。アジア，ニュージーランド，南米，中東の会員も含まれ，インドおよびアフリカの会員も増加している[8]。ちなみにわが国の会員数は2015年2月現在，約90人であった。

第9回国際早期精神病学会が2014年11月17日から3日間，東京都内で組織委員長水野雅文東邦大学教授のもとに開催された。参加者は国外から約600人，国内から約200人が参加した。プログラムはプレナリーセッション9，シンポジウム24，口演107，ポスター403であった[9]。特に強く印象に残ったのは児童・青年期での介入の重要性であった[10]。

第2節　わが国の歴史

1）1960年代とそれ以前

統合失調症予防の必要性は，本症が難治であるがゆえにわが国でも以前から考えられていたであろう。前節で述べたごとく欧米では1940年代に統合失調症の予防に関する研究は開始されていた。しかしわが国では，1959年から60年にかけて「安保闘争」が全国規模で展開され，1960年代には「大学紛争」が起こったことによって大学での研究活動は全般に停滞した。また，精神障害の発症危険者についての研究自体がハイリスクとの考えもあった。

2）1970年代

大学紛争は続いていたが，1970年代後半にはかなり沈静化した。その中で1975年に論文「精神分裂病の予防論─予防への序走」が出された[11]。著者の加藤伸勝らは「筆者は，精神医学において全く欠如しているもの，不足しているものが何であるかを問うときに，狭義の治療のみが医療の総てであるという昔ながらの思想が，その問いかけすら排除

しているということに思い至ってほしいとかねがね思っていたので，この拙文が精神障害者の明日への医療にとって寄与しうるならば幸いと考える。医療は発展していく。発展しなければならない。そして近い将来に『精神分裂病の予防』が懐疑なしに語られる日が来ることを信じたい」と述べ，予防の重要性を指摘した。

『奇妙な静けさとざわめきとひしめき—臨床的発病に直接先駆する一時期について』の著述の中で中井久夫（1979）は，早期発見・治療に関して示唆に富む指摘をすると同時に，「予防介入は，それ（臨床的発病に直接先駆する時期）以前ならば政治的に有害な住民管理となり，それ以後では遅きに失するのではあるまいか」と予防活動自体に警鐘を鳴らしている[12]。

3）1980 年代

統合失調症の再発予防に関して江熊要一らにより「生活臨床」が提唱され，再発予防の指針となったほか，わが国の地域精神保健活動の進展に大きく貢献した[13]。岡崎祐士らは，1970 年代後半から，統合失調症に罹患している親の治療・生活支援をしながらその子ども（ハイリスク児）の健全な成長を見守るかたちで追跡研究（平均 25 年間）を開始した。同グループの原田誠一らは 1987 年に「精神分裂病患者の病前行動特徴—通知表における患者と同胞の行動評価の比較」を報告した[14]。

4）1990 年代

中安信夫は，1990 年に単行書『初期分裂病』を刊行した[15]。統合失調症が顕在発症する前の臨床症候を詳細に観察し論じ，「初期分裂病」の概念を提唱した。この提唱によって早期発見・対策に対する関心が高まった意義は大きい。

筆者は，精神障害の予防に強い関心を持っていたが，学会などの公の場で「予防」を語り難かった。しかし 1990 年に学術雑誌『精神医

14

学』から巻頭言を依頼された際に思い切って「精神障害の予防をめぐる雑感」のタイトルで予防について述べた[16]。「……21世紀は脳と心の時代と言われている。脳と心を病む人の治療を主体的に担う精神科医に対する期待は，いま以上に高まることが予想される。この時代の要請に応えるための一つとして，"守りの精神医学・医療"から"攻めの精神医学・医療"，すなわち発症予防，早期発見・早期治療に向けてのchallengeがあろう。それには方法論の確立，マンパワー，費用，何より患者・家族・地域の理解と協力，行政の支援が不可欠であり，道は遠くて険しい。しかし避けられない道であるなら，可能なところで可能な試みを積み重ねるほかあるまい」。多くの批判を覚悟したが，反論はなく，「書いて下さって予防が語りやすくなりましたよ」と数人の精神科医から謝意を述べられ，ほっとした。

精神障害の早期発見・対策を目的にした大学での活動が，1994年琉球大学保健管理センターで開始された。新入生を対象とし，一次スクリーニングで高評点であり，かつ同意の得られた学生に対し，精神科医が面接し，必要に応じて援助を行った。大学生のメンタルヘルスに関する取り組みは多くの施設で実施されているが，早期二次予防の視点を明確にし継続した支援を行ったのはわが国で初めてと思われる[17]。

第16回日本社会精神医学会が，1996年に宜野湾市（沖縄県）で開催され，シンポジウムとして「社会精神医学における新しい戦略—精神分裂病の予防の可能性」が取り上げられた。シンポジウムには予防精神医学領域の第一人者であるマックゴーリMcGorry PD教授（メルボルン大学，現国際早期精神病協会理事長）にも参加していただいた。「精神障害の予防」がわが国の学会でシンポジウムとして取り上げられたのは初めてだと思われる。

日本精神障害予防研究会が，上記学会の最終日に発足し，今後，日本社会精神医学会総会の前後に学術集会を開催することが決まった。そして精神障害の予防に関する国の内外における動きなどを紹介する

「ニュースレター」は，年に1回程度刊行された。また第94回日本精神神経学会総会が1998年に開催され，筆者は会長講演として「統合失調症の予防」を取り上げた。

岡崎祐士は，1995年『現代精神医学大系』の中で「精神分裂病の高危険者研究の動向」を執筆し，わが国におけるこの領域に対する理解と関心を高めることに貢献した[18]。

学術雑誌『最新精神医学』に特集「精神分裂病の予防」が掲載された(1998)[19]。これは，精神医学専門誌に「精神障害の予防」が取り上げられた最初と思われる。同年に学術雑誌『精神科治療学』でも「分裂病の病前特徴と発症予防」のタイトルで特集号が発行された[20]。

5) 2000年代

第1回日本国際精神障害予防会議（会長：筆者）が，日本精神障害予防研究会の第5回学術集会を兼ね2001年6月に宜野湾市（沖縄県）で開催された。参加者は海外を含む475人であった。マックゴーリMcGorry PD教授，マックグラシャン McGlashan T教授をはじめ統合失調症の予防に関する世界のリーダーの殆どが参加した。歓迎パーティの会場には，地元紙のトップ記事として本国際学会が紹介されている夕刊が持ち込まれた際には，大きな拍手が湧き起こるなど会場は熱気に包まれた。ここで発表された講演は単行書『精神障害の予防をめぐる最近の進歩』として刊行された[21]。本学会は，わが国で初めて開催された「予防精神医学」領域の国際学会であった。

『臨床精神医学講座』（中山書店）全36巻の中の独立した巻として「精神障害の予防」が2000年1月に刊行された[22]。精神医学・医療関係の本格的な大系書の中で「予防」が独立した巻として取り上げられたのは初めてである。総論の「精神障害の予防」から各論の「地域精神保健システムと精神障害の予防」まで計438頁および，執筆者は各分野の専門家52人であり，この領域の教科書的存在である。

『精神疾患の早期発見・早期治療』(鹿島晴雄監修，水野雅文ら監訳)が，2001年6月に訳本として刊行された[23]。続いて同グループによる訳本『精神疾患早期介入の実際—早期精神病治療サービスガイド』が2003年6月に出版された[3]。2010年5月には『早期精神病の診断と治療』(水野雅文，鈴木道雄，岩田仲生監訳)[24]が，2011年12月『精神病早期介入—回復のための実践マニュアル』(岡崎祐士，笠井清登監修，針間博彦監訳)がそれぞれ上梓された[25]。また2014年5月には『プライマリケアのためのうつ病再発予防10ステップガイド』(斉尾武郎監訳)が刊行された[26]。いずれも訳書であるが，この領域に大きく貢献していると思われる。

精神医学・医療関係の学術雑誌に「早期発見・早期介入」を中心に「予防」に関する特集は年々増加しており，精神医学関連学会における講演の内容を見ても同様の傾向が窺える。

2000年代の初頭に，精神病様症状体験(psychotic like experiences：PLEs)を11歳の児童の10数%が経験しているとの報告がニュージーランドで出され，大きなインパクトとなった[27]。わが国でもPLEsに関する調査が三重県内で実施された[28]。その結果，中学生4,894人中15.2%がPLEsを確かに経験していたと2008年に報告された。この件は第8章第2節「学校における精神保健と予防」で詳しく述べる。

6) 2010年代（現状）

・日本精神保健・予防学会の活動の歩みと現状

日本精神障害予防研究会は，先に述べたごとく1996年3月に発足した。その後，年1回の学術集会が開催されているので，学術集会の開催年と開催地を列挙する。第1回(1997,東京都)，第2回(1998,高松市)，第3回(1999,福島市)，第4回(2000,東京都)，第5回(2001,沖縄・宜野湾市)，第6回(2002,東京都)，第7回(2003,盛岡市)，第8回(2004,神戸市)，第9回(2006,東京都)，第10回(2007,横浜市)，第11回(2008,

福岡市），第12回（2008，東京都）であった。「研究会」では会長を置かず，代表世話人が会長役を務めた。

　「研究会」は，2008年12月に日本精神保健・予防学会と発展的に改称され，初代理事長に東邦大学水野雅文教授が就任し，事務局も琉球大学などから同大学に移り学会活動は活発化した。2009年に第13回が，松岡洋夫東北大学教授を会長として東京都で開催された。

　本学会のその後の活動を概観したい。まず開催年，会長，テーマの順に記す。開催場所はいずれも東京都内であった。第14回（2010，鈴木道雄富山大学教授，早期介入―多様な視点からのアプローチ），第15回（2011，岡崎祐士東京都立松沢病院院長，ニーズとエビデンスに基づく早期支援），第16回（2012，岩田仲生藤田保健衛生大学教授，精神保健における予防的視点―発症予防から再発予防まで―），第17回（2013，笠井清登東京大学教授，「精神保健・予防学」を再定義する―「苦しいときにヒトは助け合う」行動を科学する―育児・思春期・労働・高齢にわたって），第18回（2014，岸本年史奈良県立医科大学教授，新しい展望の早期発見と予防），第19回（2015，松本和紀東北大学准教授，結びつく力と結びつける力）であった。

　参加者は，精神科医のほかに看護師，臨床心理士，精神保健福祉士などであり，プログラムの内容によっては当事者・家族の参加もみられた。参加者数は増加しており，最高時には470人を数えた。

　本学会のプログラムの具体的内容についてみると，対象とする障害は「統合失調症」，「早期精神病」がもっとも多く，次いで「認知症」，「気分障害」であるが，最近では「社会的引きこもり」，「不安障害」，「アルコール使用障害」，「児童虐待」，「自殺」，「インターネット嗜癖」など広範な病態が取り上げられている。介入の目標は早期発見・早期介入・早期治療が中心であり，早期二次予防にあたる。その中でも未治療期間の短縮，前駆期での介入が多かった。初回病相での合理的治療，統合失調症・気分障害の再発予防（後期二次予防）の発表もみられた。

一次予防については，認知症に対する生活習慣病対策，心理教育を通しての児童・生徒・働く者に対するメンタルヘルス向上などの報告があった。

　精神病の病態研究を通して，早期発見により有効なバイオマーカーを見出す努力が続けられている。MRI，f-MRI，PET，事象関連電位，脳波，近赤外線スペクトロスコピー (NIRS)，生化学的指標などが使用されていた。

　介入・治療法については，心理教育，心理社会的アプローチ，家族教育，ストレス対処法，認知行動療法，認知回復療法 (cognitive remediation)，デイケア，就学・復学支援，就労・復職支援，スタッフ教育など多岐にわたっていた。薬物療法に関しては統合失調症の初回病相に対する合理的な治療についての報告が主であったが，同時に前駆期における薬物療法についても経験が述べられた。介入・治療については薬物療法より非薬物療法に力点が置かれているとの印象を受けた。予防精神医学領域の研究報告について，わが国と欧米先進諸国のそれと比較すると，バイオマーカーを使った研究に関しては質的には劣っていないが，概してサンプル数が少なく，無作為化対照比較試験，経時的な追跡調査が必要と思われる。

　若者を対象にした早期発見・支援・治療活動が 2000 年代後半からスタートした。これらについては，第 8 章「各領域における予防対策」で詳しく述べるが，施設名等を列記すると，東邦大学医療センター大森病院の「イルボスコ」，東北大学病院精神科の SAFE (Sendai At risk mental state and First Episode)，富山大学附属病院と富山県立心の健康センター，東京大学医学部附属病院精神神経科，東京都立松沢病院，三重県立こころの医療センターなどであり，小規模ながら予防活動が実施されている。

第3節　おわりに

　統合失調症患者の子どもが本症にかかる危険率が高いことから，発症予防研究の対象として本症の子どもが高危険児として取り上げられた。本研究は1950年代から欧米を中心に開始され，その成績は1980年代ごろまでに報告された。その結果，統合失調症の発症前の特徴が示されたものの，諸種の困難があり，一次予防活動は活発化せず，統合失調症の予防は早期二次予防に移行することになった。

　「早期精神病予防＆介入センター」が，1992年にオーストラリア・メルボルンに設立され，1995年には英国バーミンガムで「早期介入サービス」が開始された。これらの活動は，両国内で拡がると同時に，この分野のモデルとして欧米諸国を中心に拡がりを見せている。

　第1回早期精神病予防に関する国際学会は，1996年6月にメルボルンで開催されて以来，本学会は欧米とオーストラリアで開催されてきていたが，2014年11月にアジアで初めて第9回本学会が東京で開催された。本学会の機関誌『Early Intervention in Psychiatry』が2007年に創刊され，現在，10巻1号まで刊行されている（2016年2月現在）。すなわち本学会は，世界のこの分野における先導的な役割を果たしてきているといえる。

　わが国では，前述のごとく大学での研究活動は停滞した。1960年代に英米などで起こった精神医学への大規模な異議申し立て運動である「反精神医学」の影響もあり，「精神障害の予防」は学会等で語ることは困難であった。

　統合失調症の再発予防に関して，1960年代群馬大学病院精神科で「生活臨床」が提唱され，1970年代後半から統合失調症の親の治療・支援をしながら，その子ども（高危険児）の健全な成長を見守る活動が開始された。筆者は，1990年に「精神障害の予防の必要性」を，攻撃・反

論を予想しながら述べたが，反論はなく，むしろ激励していただいた。これが契機となり，わが国の予防活動は表舞台に登場できるようになったと思う。日本精神保健・予防学会は，2016年11月には第20回の節目の学術集会を迎えようとしている。

　わが国における本領域の歩みを概観すると，「大学紛争」を乗り越え，各個人，各施設の努力により予防活動は実施されてきた。今後は国民と行政の理解と協力を得て，地域，国全体で取り組む必要がある。このことは，予防活動に有用なエビデンスを提供できる研究を活発化させるためにも欠かせないと考える。

21

第3章　精神障害の予防に
　　　　　関する費用対効果

第1節　感染症モデル

　予防活動の効果が認められ制度化され，費用対効果を推計しやすい予防活動は，感染症に対するワクチンの適用である。

　麻疹を例として取り上げたアイゼンバーグ Eisenberg L の論文を紹介したい[1]。ワクチンを接種しなければ，発病危険度の高い者の約95%が30歳までに発病するだろうとされている。

　理論的推計によると，未接種のために発病し支払われる費用（損失）は，医師に対する費用（麻疹患者3人のうち1人が受診），麻疹の合併症のための入院費（急性期患者100人のうち約1.5人），麻疹脳炎のための入院費（麻疹患者1,000人のうち約0.35人），亜急性硬化性全脳炎のための入院費（10万人のうち1人）である。それに加えて間接費用として麻疹脳炎による神経学的後遺症のために必要な特別学校教育，あるいは施設入所の費用（麻疹脳炎患者の約1/4が利用），若年での発病・死亡（10万人のうち10人）による生産性の低下などである。

　麻疹発病による直接費用を上記の数値をもとに計算すると，米国で1年間（1981）に1.46億米ドル，間接費用は5.99億米ドル，計7.45億米ドルと算出された。予防接種に必要な経費は，ワクチン製造・配送費，予防接種キャンペーン費用など計0.51億米ドルであった。したがって予防が可能であれば，発病のため要した費用は発病を防いだ効果となる。費用対効果比は1：14.6であった。

22

　風疹について同様の推計を行ったところ，費用は未接種の場合 6.12 億米ドル，接種の場合 0.55 億米ドルで費用対効果比は 1：11.2 であった。予防活動は発病とそれにともなう患者・家族などの苦痛を防止し得るのみならず，費用対効果の面でも有益であることを明確に示している。

第2節　精神障害における費用対効果

　精神障害に関しては，麻疹などの感染症モデルは適用できない。しかし発症による損失，すなわち発症したために要した費用はある程度に算出できる。アイゼンバーグ Eisenberg L は，およそ以下のごとき内容を述べている [1]。経費を中核経費 core cost と関連経費 related cost に大別し，それぞれについて直接経費と間接経費に二分している。中核・直接経費は，治療など直接に要した経費，中核・間接経費は，罹患ならびに自殺などによる若年での死亡による生産性の損失としている。

　中核経費を除いた関連経費のうち直接経費として患者による犯罪，自動車事故，火災による損壊などを，間接経費として犯罪犠牲者，拘置，家族による世話などを取り上げている。ライス Rice D らは，1985 年の 1 年間に米国で要した精神障害のための経費は 1,040 億米ドル，そのうち 425 億米ドルが直接経費であったとしている [2]。患者・家族の精神的苦痛，苦悩は計算されていない。精神障害の発症が予防できれば，精神障害による経費が発症を防いだ効果となる。しかし，予防のための費用は，現在のところ算出できない。

　筆者はアイゼンバーグ Eisenberg L の論文を参考にわが国の現状を勘案し，精神障害による経費を表で示した（表 3-2-1）。

　わが国における費用対効果に関する報告は少ないものの，田中慶司は『精神障害予防対策の社会経済的な評価』の中でおよそ次のごとき内容を述べている [3]。「ある市のデータによると，退院者に対し月に一回の追跡管理をすることにより再発入院率が 20％ 減少したという。管理し

表 3-2-1　精神障害による経費

中核経費	関連経費
1　直接経費	1　直接経費
1）入院経費（入院料，薬剤料など）	1）犯罪
2）外来経費（再診料，薬剤料など）	2）車両事故
3）その他（デイケアなど）	3）火災
2　間接経費	4）社会福祉の適応
1）罹患・早死による生産性低下	5）その他
2）その他	2　間接経費
	1）犯罪被害者
	2）拘置
	3）家族による世話
	4）その他

Eisenberg L の文献（3-1）を参考に筆者が作成した。

ない場合の退院後 3 か月間の再発率を 1/3（33.3%）とすると再発者が約 7%（33.3% の 20%）減少したことになる」。そこで追跡調査対象者を 100 人とし，1 回の追跡調査費用を 1 万円，1 か月間の入院費用を 31 万円と仮定すると，費用は 1 万円×100 人×3 回（3 か月間）=300 万円，効果は 31 万円×100 人×3 か月×7%（0.07）=651 万円と算出できるとしている。費用対効果比は約 1：2 となる[3]。

第 3 節　「社会的入院」と費用対効果

　社会的入院とは，入院医療を続ける必要がないにもかかわらず，社会福祉制度の不備や社会の受け入れ態勢が整わないために，退院できずに入院が継続されている状態をいう[4]。現在わが国では，入院中の精神障害者のうち，受け入れ条件が整えば退院可能な患者数は，平成 23 年患者調査によると全国で 50.2 千人である[5]。

社会的入院患者約5万人のうち3万人が退院したとして費用と効果が試算されている[3]。費用として「社会復帰施設費」400億円,「退院医療費」60億円,「投資的経費の償却」60億円,計520億円,一方節減される入院医療費は年間1,116億円（31万円×3万人×12か月）としている。費用対効果の差は明らかである。障害者の地域における自立が達成されることによる最大の効果は,患者の自立した生活であり,その価値は計り知れないと述べている。

第4節　費用対効果に関する調査研究

費用対効果に関する研究が仲本晴男らにより沖縄県内で実施された[6]。対象は,1983年4月から1987年7月までの4年4か月の間,精神障害のため患者とその家族だけでは諸種の困難に対処しきれなかったので,市町村ならびに保健所に相談・援助を求めた精神障害者48人であった。多くは処遇困難例であったが,直ちに精神科病院に入院することは可能な限り避け,保健師,保健所の精神科嘱託医,ケースワーカー,役場職員などが役割を分担しながらコミュニティケアを実施するよう努力した。

調査期間中,入院あるいは施設入所しなかった者は29人,一時期入院せざるを得なかった者16人,全期間入院した者3人であった。そこで費用効果分析の対象者をコミュニティケアで入院を防ぎ得たと考えられる29人とした。

対象者は統合失調症20人,老年期精神障害4人などであった。費用は,政府支出金としての障害年金加算費,外来診療における医療費と交通費を合わせた通院費,それと地域精神保健活動費に大別して算出した。地域精神保健活動費には,人件費（スタッフの年俸から算出した時間給と要した時間の積）,旅費（乗用車の燃費など）,訪問活動などに要した消耗品費などが含まれていた。効果には,入院させなかったために

第3章　精神障害の予防に関する費用対効果　　　25

減らし得た入院費を直接効果とし，本人・家族の就労による所得を間接効果とした。

　分析の結果，対象者29人の費用の合計は1,258万3千円で，効果は1億1,970万2千円となり，費用対効果は1：9.5であった。著者らは，考察で次のごとく述べている。コミュニティケアにより入院を防止することが可能であったかどうかの判断は主観的である。しかし対象者のすべては，積極的な保健師活動などがなければ入院せざるを得ない症例であった。入院の適否の判断は病歴・家庭環境などを十分に検討し精神科医のみならず保健師なども含めて討論し決定した。したがって問題はなくもないが，この種の研究ではやむを得ないことであろうとしている。

　英国の南ロンドン地域において，初回病相の精神病者144人を早期介入チーム治療群71人，通常治療群73人の2群に分け，予後と費用対効果を2群間で比較した研究がある[7]。追跡期間は18か月であった。

　早期介入チーム治療群の入院期間は35.5日，通常治療群の入院期間は66日で早期介入チーム治療群で短かった。入院費用の平均は前者で6,103ポンド，後者で9,442ポンド，外来費用を含む全費用の平均は前者で1万1,685ポンド，後者で1万4,062ポンドなどと前者で少なかったが，統計的な有意差は見出せなかった。しかし生活の質，就労率の数値を加えて計算した結果，両群の差は有意であり，早期介入チーム治療が優れていた。

　イタリア・ミラノ地域で，初発精神病者のうち早期介入チーム治療群23人，通常治療群23人について5年間追跡調査し，予後と費用対効果を両群間で比較した研究がある[8]。5年後に状態が改善され症状がないか，あってもごく軽度の者は，早期介入チーム治療群で14人（60.9%），通常治療群で10人（43.5%）であった。信頼変化指標を1単位減らすための一人当たり平均費用は，前者で6万5,173ユーロ，後者で11万5,982ユーロであり，明らかに早期介入チーム治療群で少なかった。

　考察で次のように述べている。資金を早期介入プログラムに配分する

26

ことは，病院・施設の利用を減らし，さらに長期的には費用の節減をもたらすであろう。

　早期介入プログラム（心理社会的家族療法，社会技能訓練，地域医療などを含む）の費用対効果研究がデンマークで実施された[9]。対象は，初回病相の統合失調症スペクトラム障害患者（登録者数：547人）で，早期介入プログラム群と通常治療群とで比較され，5年間追跡調査された。その結果，早期介入プログラム群は通常治療群と比べ費用対効果の面で勝っていたと報告されている。

第5節　おわりに

　精神障害の原因が解明され，予防方法が確立すれば，精神障害の予防活動は活発化し，費用対効果は推計しやすくなる。医学の進展にともない，ごく一部であっても感染症モデルが適応となる疾患が見出せる可能性はあろう。

　現在のところ精神障害の予防活動は，早期二次予防を中心に行われている。統合失調症と確定診断がされる前，すなわち前駆期〔ultra high risk（UHR）状態，at-risk mental state（ARMS）を含む〕においては，病態研究，予防・治療研究は実施されているものの，費用対効果に関する報告は見出せなかった。今後，この領域の研究の進展が期待されている。

　三次予防，すなわち社会復帰，リハビリテーション活動における費用対効果に関する実践研究は，関与する要因が多岐に渡ることもあって容易ではない。しかし「社会的入院」を減らすことが可能であれば，それだけ入院費を削減できることになり，それは効果に相当する。「社会的入院」患者50.2千人の入院費の合計は，1人当たり1年間に500万円として年間，2,510億円となり，10年間で2.5兆円と計算できる。地域で生活するための費用の算出は，当該患者の病状，家庭状況に多様性があ

第 3 章　精神障害の予防に関する費用対効果　　27

り一律には論じられない。しかし，先に述べた入院費に比較して明らか
に少額となろう。「社会的入院」を減らすことは，当該患者の回復に必
要であると同時に，費用対効果の面からも有益である。

　わが国におけるこの領域の関連資料を探した。厚生労働省保健局調査
課が公表している「平成 25 年度医療費の動向」がある [10]。これらの調
査資料は貴重であり有益であるが，この資料から費用対効果に関する対
策を見出すことは困難であった。

　厚生労働省などから疾病分類別入院・外来患者数，平均在院日数など
の「精神保健福祉資料」が各年毎に公表されている [11]。これらの資料
と医療費との関連は不明であるが，これらの関連が少しでも明らかにな
れば，費用対効果を勘案したより有効な対策の立案に寄与できよう。

第4章　精神障害の予防と倫理

第1節　生命倫理

　倫理とは，「1) 人倫のみち，実際道徳の規範となる原理，道徳，2) 倫理学の略」とし，倫理学とは「社会的存在としての人間の間での共存の規範・原理を考究する学問」とされている[1]。

　生命倫理学は bioethics の訳語であり，同語は bio（生命）と ethics（倫理学）の合成語である[2]。米国で出版された『Encyclopedia of Bioethics』によると，生命倫理学とは，「生命科学と医療における道徳問題を，道徳的見方・意思決定・行動・政策を含めて学際的場面でさまざまな倫理的方法論を使用しながら考察する体系的研究」としている。

　生命倫理学の特徴は，1) 専門家と非専門家との共同作業であり，2) 学際的あるいは超学際的であり，3) 多元性を含むやわらかな普遍的ルールを模索するものである（表4-1-1）[3]。そして生命倫理学の姿勢は，1) 人と共に幸せに生きていくための共通基盤が必ずあることへの信念，2) 持続的な対話と討論を続ける忍耐，3) 違うものへの寛容あるいは受け

表 4-1-1　生命倫理学の特徴

1) 専門家と非専門家との共同作業
2) 学際的あるいは超学際的
3) 多元性を含むやわらかな普遍的ルールの模索

Beauchamp TL らの文献 (4-3) を引用した。

30

表 4-1-2　生命倫理学の姿勢

1）人と共に幸せに生きていくための共通基盤が必ずあることへの信念

2）持続的対話と討論を続ける忍耐

3）違うものへの寛容あるいは受け入れる勇気

Beauchamp TL らの文献（4-3）を引用した。

入れる勇気，である（表 4-1-2）。

　医学・医療における生命倫理学の重要性は以前から指摘されてきており，人工妊娠中絶をはじめテーマは少なくない。今後，医学生物学的技術の著しい進展，例えば，生殖補助技術（人工授精，体外受精，代理出産），遺伝子操作などによりその重要性はますます高まるであろう。

　着床前診断により遺伝疾患を有する受精卵の破棄と問題のない受精卵の選択がある。さらに，健康であるとの診断と IQ の高い者，スポーツ・ビジネスなどで成果を上げた者などの精子・卵子の売買などが議論の対象となる。わが国では学会レベルで禁止されているが，米国では公に取引されていることも問題を複雑にしている[2]。さらに遺伝子操作は，親子関係の崩壊，家族の拡散をもたらす危険性があろう。

　人工多能性幹細胞（iPS 細胞）は，新たな倫理問題を孕んでいる。動物実験において精子と卵子を iPS 細胞から作製し，それを元に受精・出産に成功している。不妊治療への応用が開かれた半面，同性愛者間での妊娠・出産の是非，さらには同一人物の精子と卵子を受精させ出産させることが理論的に可能となるため，そのことの是非など倫理問題が生ずるであろう。

第 4 章　精神障害の予防と倫理　　　31

表 4-2-1　生命倫理の基本原則

1)	自律尊重	autonomy
2)	無危害	non-maleficence
3)	仁恵	beneficence
4)	正義	justice

Beauchamp TL らの文献 (4-3) を引用した。

第 2 節　生命倫理の基本原則

　生命倫理についてビューチャンプとチルドレス Beauchhamp TL & Childress JF (1997) は，著書『生命医学倫理』の中で以下の 4 原則が重要であるとしている（表 4-2-1）[3)]。

・**自律尊重 autonomy**：自律尊重は，個人の自己コントロール，プライバシー，個人の選択，自己の意思に従う自由，などを表す自律を尊重する原則である。一般的には個人の思想・行動が他者に重大な危害を与えない限り，その個人の見解や権利を尊重しなければならない。

・**無危害 non-maleficence**：この原則は，「害悪や危害を加えてはならない」というもので，ヒポクラテスの誓い「私は自分の能力と判断力の限りを尽くして病人を助けるために治療を施しますが，病人に害を加えたり，不正を行うために治療を施すことはいたしません」といった義務と同一である。

・**仁恵 beneficence**：この原則には，「害悪・危害を予防しなければならない」，「害悪や危害を除去しなければならない」，「善を実行するか，促進するかしなければならない」の 3 形態があり，先の「無危害」原則より積極的な行為が含まれている。

・**正義 justice**：正義は公正 fairness，資格 entitlement の概念と関連

するもので，「各人に各人の当然与えられるべきものを与えること」，「等しいものは等しいように，等しくないものは等しくないもののように扱わなければならない」といった原則である。

第3節　精神障害の一次予防と生命倫理

予防的介入には，第1章第3節で述べたごとく全般的介入，選択的介入，特定的介入がある。各介入ごとに生命倫理上の問題を取り上げたい。この件に関して山本和儀のすぐれた総説[4]があるので，参照しながら述べる。

・全般的介入

全般的介入に関して，脳障害を予防するためのシートベルト・ヘルメットの着用，化学薬品中毒の防止などがある。この場合，化学薬品の製造業者に危害を回避させる責任を持たせる一方で，個人にも着用や利用に関する注意義務を課すことになる。わが国ではシートベルト・ヘルメットの着用は法律で義務付けられている。

ストレス関連疾患，うつ病などの予防のために啓蒙活動が行われている。これは疾病予防，健康増進の観点から一定の生活習慣を勧めるが，それに従うかどうかは生命倫理の基本原則である「自律尊重」の観点から個人の意思，選択の自由に任されるべきである。講習会の参加者，学生など集団の構成員に対するスクリーニング調査などには，自律尊重，プライバシー保護などの観点から問題があり，インフォームド・コンセント（表4-3-1）を得ながら慎重に進める必要がある[4]。

・選択的介入

近年，遺伝性疾患，染色体異常の出生前診断が可能となった。そこで次のごとき倫理問題が生じている。妊婦である母親の産む・産まないの

権利と，胎児や家族などの権利との間に葛藤が生ずる。成長した胎児の場合，受精卵や胚芽と異なり倫理的判断は容易ではなく，人工流産の可否をめぐる倫理的葛藤が起こる。さらに検査の結果を知らされる権利と知らされない権利が母親・周囲の者にある。したがって上記のごとき検査を実施する際，検査の可能性・検査を受ける意思・検査結果に対する対応・異常があれば人工妊娠中絶の可能性などについて十分に知らせ，意思を確認する必要がある。胎児の障害が重度であれば，人工妊娠中絶術を受け入れる者は多くなるとしても，軽度であれば受け入れる者は少なくなり倫理的葛藤は高まる[4]。

ハンチントン（舞踏）病は，常染色体優性遺伝性疾患で，舞踏運動と進行性の知能障害，性格変化，精神障害を主症状とする[5]。遺伝子診断により疾病の診断が確定する。本症の患者の子どもは，50%の確率で本症を30〜40歳で発症する可能性があるのみならず，血縁者もその遺伝子を共有している。したがって患者のみならず，血縁者も発病を恐れていることになり，検査を受けるか，知り得た検査結果をどこまで伝えるかなど慎重でなければならない[4]。

遺伝子検査を家族問題として考え，検査を望む人に対して，この件について関係者とよく話し合うことを勧めることが重要である。話し合えば，知りたいと思う人の権利と，知りたくないと思う人の権利の間の葛藤を避け，患者・医師関係にともなう守秘義務の問題が生じなくてすむ[6]。検査結果を知ることができれば，将来の危険性に対して対策を立てることは可能となるが，予期しない逆効果が生ずる場合もある[7]。

・特定的介入

特定的介入は，高危険者で将来，発症の可能性が高い早期徴候がみられる者，生物学的指標に関する検査で発症の可能性が高い者などの個人に対する介入である。特定的介入では統合失調症の高危険者に対する介入が重要なので節を設けて詳しく述べたい。

34

表4-3-1　インフォームド・コンセントの要素

1）患者に情報を開示すること（情報開示）

2）患者が情報を理解すること（理解）

3）患者に理解し同意する能力があること（有能性）

4）患者が理解し同意する際に自発的であること（自発性）

5）患者が同意すること（同意）

村上善良の文献 (4-2) を引用した。

第4節　統合失調症の発症予防と倫理

　本症の高危険者研究にともなう問題点は，まず子どもを扱うこと，長期間かつ広範な観察であること，治療的と思われる介入がなされることなどである。その際の倫理的問題として，秘密の保持，精神障害にともなう社会的烙印（スティグマ）などについて考慮する必要がある。前者は自律性の尊重の意味から，後者は無危害の原則から要請される。危害を加えないことを徹底させるためには，研究の意義，方法論の妥当性，仮説の内容，研究計画の質などが厳密に評価されねばならない[4]。

　研究基準が満たされたとして，インフォームド・コンセントを得る必要があり，その際，表（表4-3-1）のごとき要件が満たされなければならない[2]。

　統合失調症の高危険者の親は，統合失調症に罹患している場合が多く，同意の要件を得にくいことが少なくない。昆は，インフォームド・コンセントをある時点で捉えるのではなく，絶え間のないプロセスとして捉えるプロセスモデルの概念を紹介している[8]。そのことにより必要な教育・訓練などが可能となりインフォームド・コンセントの要件を満たした同意が得られる可能性が高まる。したがって判断能力がないため，対象とならなかった精神障害者を対象とした研究が可能となり，予

第4章　精神障害の予防と倫理　　35

防的介入・治療法の発展が期待されよう。

　インフォームド・コンセントを得るに際し，情報の開示が必要であり，子どもが統合失調症を発症する危険性について知らせなければならない。しかし，すべての情報を開示することが倫理的であるとは必ずしもいえない。なぜなら，そのことによるレッテル貼り，情緒的傷つきなどの危険性が考慮されなければならないからである。

　診療録の内容のすべて，予測できるすべての情報を無条件に開示することは治療的とはいいがたい。無危害の原理を優先しつつ，子どもの代理としての保護者の自律性を尊重することが倫理的であろう[4]。「非告知」でもなく，「全告知」でもない「個別告知」が望ましく，そのためには治療者側のコミュニケーション技術の習得が重要となる[9]。

第5節　精神障害者の早期発見・治療と倫理

　早期発見・治療に関して倫理的に問題となるのは，患者に病識がなく治療の必要性を認識していない場合である。すなわちインフォームド・コンセントの要件を満たした同意のない治療が，適当かどうかである。患者に対する治療の必要性と自律尊重との間に葛藤が生ずるとともに，他人に対する危害を含む悪影響が考慮されなければならない。

　発症しているが確定診断に至らない前駆状態での介入，すなわち精神病期への進行を予防する介入について考察したい。早期介入が病勢の進行を防ぎ，症状の持続期間を短縮させ，家族の苦悩と疾病による社会経済的損失を減らすことが可能であったとしても，本人の意思に反しての介入であれば倫理上問題となる。この場合現実的には，無危害・仁恵の原則を基本にしてインフォームド・コンセントの要件を満たした同意を得る努力を積み重ねることであろう。

　生命倫理学の専門誌『Bioethics』2015年2月号でミッタル Mittal VA らは，精神病高危険者に対する情報開示に関し，次のごとく述べて

いる[10]。全面開示は，自主性を促し，後に生ずる可能性のある危険要因について明確な心理教育を可能にし，以前に受けた診断・治療について誤りがあれば訂正し，早期介入を容易にし，支援者とのコミュニケーションを促進する。しかし，遺伝性，併存症，文化，スティグマなどについて十分な考慮が必要である。

非開示のため介入しない場合，偏見，ストレス，混乱を避けることにより患者に害を与えない。しかし患者の選択には多様性があることに加え，副作用のない新しい治療法がある場合，高危険者であるとの判断が正しかった場合には，患者が自主性を失ったことを正当化できない。

部分開示については，ラベルを貼るのではなく症状に焦点を絞って開示するため，倫理的にバランスはとれている。しかし素人は，情報を誤って解釈するかもしれないし，かえって偏見を増し早期介入の効果を減弱させる。

開示について著者らはハイブリッド アプローチ混成的接近を主張するとともに，その後の臨床経過に及ぼすスティグマの影響に関する研究，精神病に移行しなかった事例などに焦点を当てた研究を推奨している。

顕在発症の状態であり，治療がされなければ患者自身，あるいは周囲の者に危険が及ぶ場合，同意のない状況でも治療は必要であろう。しかしその場合でも倫理的な検討と配慮が望まれる。例えば入院・外来通院の強制，薬物の秘密投与，持効性抗精神病薬の強制投与の場合などである。

第6節　おわりに

精神障害の予防と倫理について参考文献を探したが，国の内外とも参考文献・資料は少ない。とくにわが国ではその傾向が顕著であった。水野雅文日本精神保健・予防学会現理事長は以下のごとく述べてい

る[11]。「精神科医療の普及や一般化とともに求められるのが，精神科医や精神科医療・福祉従事者の高い倫理性であろう。残念ながらわが国ではいまだ精神科の倫理綱領は決められていない。わが国では医療の世界に善悪や正誤，正義と義務といった概念は，日常医療の中ではなかなか馴染みにくいものであり，精神科医療倫理に限れば日本語の教科書すら存在しない。倫理の問題はそれに綻びが出た時に初めてその存在意義に気付かれることが多い」。

わが国における精神科医療倫理に対する関心が薄いことと，わが国における「社会的入院」，「隔離・身体拘束」が欧米先進諸国と比較して多いことと無縁ではないと思われる。予防的介入のみならず，医療の中でも精神科医療は，人権問題との係わりの深い分野であり，倫理問題に対する関心の高まりが求められている。

ゲノム医学の進歩は，精神医学を含む医学全般に大きなインパクトを与えることになろう。ゲノムは，主に固有な遺伝子の集合体を意味する。2003年にはヒトの全ゲノム配列の解読が終わり，現在では技術的に個人のゲノムをすべて解読することが可能となり，「パーソナルゲノム」を用いた疾患の原因究明，各個人に特化した医療への応用が課題となっている[12]。全ゲノム情報は，個人のプライバシーにつながる情報であり，匿名化した後であっても配列情報から個人の特定は可能と考えられ，倫理上，適切な管理体制が求められる。

第5章 精神障害における脆弱要因

第1節 脆弱要因の概念

　脆弱要因と危険要因（因子）は，ほぼ同じ意味として使用されているが，本書では引用文献を除いて脆弱要因の用語を用いた。

　危険因子が存在するすべての人が発症するわけではないこと，予防の対象となる人・家族などの心理を勘案すると，"脆弱要因"が受け入れられやすいであろう。脆弱とは，広辞苑によるともろくて弱いこと，脆弱性とは弱さ，もろさと記されており，英語の vulnerability に相当する。因子と要因もほぼ同義であるが，「日本精神神経学会」の基準に準拠し要因とした。「脆弱性」とほぼ同じ意味として「易罹病性」も使用されている。

　脆弱要因（因子）の用語に関する概念の解説は見出せなかったので，危険因子を取り上げた。危険因子（risk factor，リスク因子，リスク要因）とは，医学書院医学辞典によると 1) 喫煙や飲酒，運動などの個人の生活習慣や行動，遺伝的要因，生化学的検査値などの生物学的マーカー，大気汚染や電磁場などの環境要因のうち，関心のある疾病を引き起こすものをいう。2) 少なくとも危険標識，決定因子，修正可能因子の3つの意味で使われている[1]。

　危険標識とは，病気の発生といった特定の結果の蓋然性の増加と関連する属性ないしは暴露であって，したがって必ずしも原因因子とは限らない。決定因子とは，病気の発生あるいは他の特定結果の蓋然性を増加

40

させる属性ないしは暴露である。修正可能因子とは，介入により，病気の発生あるいは他の特定結果の蓋然性を下げることが可能である因子，とされている[1]。

　精神障害についてみると，知的障害・けいれん発作・色素不足などの症状がみられるフェニルケトン尿症は原因が解明され，治療法は確立されている[2]。とくに早期発見・治療が良好な予後をもたらすことが示されている。舞踏病様運動と特有の精神症状を示すハンチントン病は，常染色体優性遺伝様式を持つ疾患であり，病因は十分に解明されていないが関連遺伝子は見出されている[3]。しかし，殆どの精神障害の病因は特定されておらず，精神障害の脆弱性に関する決定的な要因も見出されていないといえる。本章では各種の研究結果を報告することになる。

第2節　遺伝要因

　精神障害の発現に遺伝要因が関与していることは，日常の臨床経験から明らかである。1900年代前半，ルクセンブルガー Luxenburger H は，経験的遺伝予後法を用いて統合失調症，気分障害の発症における遺伝的関与の大きいことを報告した[4]。これは，発端者の家族における精神障害の頻度を，一般人口における精神障害の頻度と比較し，経験的な発症危険率を予測する方法である。

　双生児研究において，統合失調症，気分障害のいずれの疾患でも二卵性に比べ一卵性双生児における診断一致率が高いことが示されている[4]。養子研究は，両親のどちらかが精神障害者で出生直後から非精神障害の養父母に育てられた養子と，非精神障害の両親の間に生まれ，2人のうちどちらかが精神障害である養父母に育てられた養子を多数集め，それぞれの養子群における精神障害の発現率を調べるなどの方法である[4]。養子研究の結果でも生育環境より遺伝要因の関与がはるかに大きいことが明らかとなっている。

第 5 章　精神障害における脆弱要因　　41

　統合失調症の相対的危険度概算値 approximate relative risk が，関連論文をもとに推計されている[5]。一卵性双生児のうち 1 人が本症の場合，他の 1 人の危険度概算値は 55（9，括弧内に引用した論文数を示す）でもっとも高く，次いで両親のいずれも本症である場合その子どもの値は 37（5），二卵性双生児のうち 1 人が本症の場合（同性）18（9），両親のうち 1 人が本症の場合 12（5），二親等内に本症者がいる場合 3（4）などであった。

　分子遺伝学の著しい進展にともない，精神障害の遺伝子連鎖解析，候補遺伝子群における関連解析が行われてきた。統合失調症の候補遺伝子としてニューレグリン neuregulin 1（NRG-1），ディスビンディン dysbindin1（DTNBP1），カテコール -O- メチル転移酵素 catechol-O-methyltransferase（COMT）に関連するものなどがある[6]。これまで統合失調症の遺伝子研究は多数実施されてきているが，サンプルサイズの限界，着目した候補遺伝子数の不足から，統一した結論は得られていない[7]。

　うつ病に関しても候補遺伝子は同定されていない[8]。アルツハイマー病（AD）の脆弱要因としてアポリポ蛋白 E（APOE）の ε4 対立遺伝子が知られているが，APOE ε4 が AD 発症リスクを上昇させる原因は不明である[9]。

　DNA 配列をともなわず，後天的に遺伝子現象や DNA 機能を調節する現象としてエピジェネティクスがある[10]。塩基配列としてのゲノムと後天的な DNA 修飾によって遺伝子発現が変化するエピゲノムと，それぞれが病態に何らかの役割を果たしている可能性がある。統合失調症で DNA メチル化変化の報告のある有力な疾患関連候補遺伝子としては，脳由来神経栄養因子 BDNF，ドパミンなどの代謝酵素である COMT に関連するものなどがある。今後，この分野の研究がさらに大きく進展するであろう。

第3節　環境要因

統合失調症の高危険者について追跡調査が実施され，発症前の特徴が示された。得られた結果のうち，高危険者群と対照群との間で有意差が認められた家庭環境に関する脆弱要因（家族ストレス）を，岡崎祐士は表として説明を加えまとめている[11]。

胎児性感染症と統合失調症に関する総説[12]があり，脆弱要因として以下の疾患が指摘されている。すなわちインフルエンザ（A2など），トキソプラズマ症，クラミジア・トラコマチス感染症，単純ヘルペス感染症，肺感染症（結核，インフルエンザ，気管支肺炎，急性気管支炎など），産婦人科感染症（子宮内膜炎，子宮頸管炎，骨盤内感染症，膣炎，梅毒，淋病，コンジローマ，その他の性病），風疹などである。考察として，感染症は，共通の経路を通して胎児の脳の発達に変化を及ぼすことにより，統合失調症の発症に対する脆弱性を高めるのであろうとしている。

産科合併症には，胎生期，周産期における広範囲の障害が含まれ，具体的には 1) 胎児の成長・発達異常（低体重，先天性奇形，小頭囲），2) 妊娠中の合併症（出血，子癇，糖尿病），3) 分娩合併症（仮死状態，子宮アトニー，緊急帝王切開）がある[12]。これらも統合失調症の発症脆弱要因となる。

妊娠中の母親の喫煙と飲酒が，その子どもの精神健康に及ぼす影響について調べたコホート研究がある[13]。対象は 6,356 人の子どもで，12 歳時に精神病様症状 psychosis-like symptoms（PLIKS）に関する半構造化面接を受けた。半構造化面接は「幻覚」，「妄想」，「思考干渉経験」など 12 項目からなっている。喫煙については，「なし」，1 週間に煙草「1～9」，「9～10」，「20 本以上」の 4 段階で評価された。統計処理の結果，喫煙と PLIKS 評点との間に直線的相関が認められた。精神病様体

験の出現に妊娠中の喫煙が脆弱要因として働いているといえる。

　妊娠中の母親の喫煙と児における双極性障害の発症との関連が，双極性障害群（n=79），健常対照群（n=654）を対象に調査された。統計解析の結果，母親の妊娠中に喫煙に曝露された児は，双極性障害の発症リスクが2倍となった[14]。

　幼少時に性的虐待の経験を持つ女子大学生は，持たない学生に比べ灰白質（左右第一次視覚野，視覚連合野）の容積が減少していた[15]，苛酷な体罰を受けた子どもは，若年成年期（18～25歳）において灰白質（左右内側前頭回）の容積が減少していた[16]，暴言虐待を受けた子どもは，左上側頭回の容積が増加していた[17]などの報告がある。幼少時の虐待経験が脳の発達に悪影響を及ぼすことが示されており，児童虐待は精神障害の脆弱要因となろう。児童虐待に関しては第8章で詳しく述べる。

　幼少時の心的外傷体験の影響が，気分障害（n=1,260），不安障害（n=896），精神病障害（n=532）患者を対象に調べられた[18]。気分障害群では，外傷体験があり抑うつ症状のほかに不安症状，精神病症状を有する者は，同じ気分障害群であっても外傷体験がなく不安症状，精神病症状を有しない者に比べ QOL が低く，援助希求行動が多く，併存する物質関連障害の有病率は高かった。統計処理の際，精神症状の有無などは調整された。不安障害群，精神病障害群でも，気分障害群の所見とほぼ同様の結果が得られた。

　以上の結果から，心的外傷体験は，各障害において抑うつ症状・不安症状・精神病症状の併存をもたらすので，外傷体験の有無に関する情報は，日常臨床で有用であり，疾患の下位分類に役立つであろう，としている。

　環境的脆弱要因に関する研究で，対照群と比較して有意差が認められた要因のうち，主なものを発達段階別に表 5-3-1 で示した。統合失調症に関連した研究が大部分であった。

44

表 5-3-1　環境的脆弱要因

発達段階	要　因
胎生期	喫煙　飲酒　貧血　低栄養　父親の高齢　Rh 血液型母子不適合　肺感染症　産婦人科感染症　インフルエンザ流行　ウイルス感染　原爆体内被曝　精神的ストレス　父親の喪失　精神疾患の罹患　低気温　都市居住
周産期	産科合併症 (分娩時異常出血，感染症，早産など)
幼児期	親の不良な養育行動　母親の対人関係障害　家族の高い感情表出　障害された家庭環境　養育剥奪 (母親・父親の不在)　施設入所　ストレスの多さ　精神的外傷
児童期	ストレスの強いライフイベント　不良な家族関係
青年期	陰性の家族環境　両親のコミュニケーションの歪み

統合失調症に関する研究で有意差が認められた要因を示した。その他の疾患・障害については各疾患・障害ごとに述べる。

第4節　遺伝・環境相互作用

　統合失調症をはじめ多くの精神障害は，遺伝・環境の両要因が関与する多因子障害である。

　遺伝子−環境関係には，遺伝子型−環境相互作用 genotype-environmental interaction (G×E) と遺伝子−環境相関 gene-environment correlation (γ GE) がある[19]。前者は遺伝子と表現型が単純に比例するのではなく，環境リスク要因を主要因とし，遺伝子は調整的な役割と据える関係である。一方後者は，個人の遺伝子型の差が，特異な環境曝露をいかに引き起こすかとの関係である。G×Eでは，遺伝子は環境感受性を制御し，γGE では遺伝子は環境曝露を制御しているといえる。

　遺伝子型−環境相互作用 (G×E) に関する研究結果をヴァン・オス van Os J ら[19]は表で示しているので，その一部を表 5-4-1 で紹介した。

第 5 章　精神障害における脆弱要因　　45

表 5-4-1　精神病性障害の代理遺伝子－環境相互作用
－第一世代研究－

代理遺伝変数	代理環境変数	結　果	意　見
陽性家族歴	ストレスの多い人生の出来事	家族歴と正の相関	相加的尺度での相互作用の試験は，より有益となろう
	都市化度	相加的尺度で試験された場合の都市環境と家族歴との間に相乗作用がある	
精神病性障害を持つ生物学的親	機能不全の養子関係の家族環境で成長すること	左記の環境で育てられた養子において，精神病性障害圏，または精神病性障害と関連した思考障害のより高いリスク	環境リスクがなければ精神病性障害圏のリスクは3%，存在すれば62%であり，この差は極めて高いと思われる
	父母との積極的な関係があること	積極的な親との関係を持つ高リスク小児は，精神病性障害を呈するリスクが低下	反対の遺伝子型－環境相互作用を示唆する可能性がある
精神病性障害を持つ一卵性双生児を1人持つこと	同じ絨毛膜を双生児の相手と共有すること	一致率は，そのマーカーが二絨毛膜であることを示す双生児よりも，そのマーカーが単一絨毛膜であることを示唆している一卵性双生児で高い	精神病性障害の遺伝的リスクの発現を促進している出生前環境，環境要因を示している
統合失調症スペクトラム障害の親を持つ	産科的合併症	代理的遺伝の危険度が大きいほど産科的合併症への影響は大きくなる	遺伝子リスクは産科的合併症のリスクを増す可能性がある
統合失調症家系の一員であること	頭部外傷	統合失調症の家系の中で外傷性脳損傷は，本症のより大きなリスクと関連している	
いずれもない	年長の父を持つこと	年長の父を持つことは，統合失調症のリスクが増加することと関連している	この関連の基礎をなす機構は，環境がDNAメチル化などに影響を与える，遺伝子型－環境相互作用の特別な事例を表しているのだろう

van Os J らの文献 (5-19) を一部改変して引用した。

これらの研究は，特異的に測定された遺伝子と環境との相互作用を直接的に調べることができる現在の研究（第二世代）と対比して第一世代の研究とされている。しかし，遺伝・環境相互作用に関するエビデンスの大部分は，現在のところ第一世代の研究から得られたものである。

第一世代の遺伝と環境との相互作用が，家族性統合失調症高危険者（FHRs，n=40，平均年齢：19.4±3.9）と健常対照者（n=50，平均年齢：17.2±3.7）を対象に，1998年と2007年の2回調査された[20]。遺伝素因，妊娠時の親の健康問題 parental health issues（PHIs），家庭環境，ストレスの大きいライフイベント stressful life events（SLEs）が調査項目として取り上げられた。

その結果，FHRs群では健常対照者群に比べPHIsレベルが高く，すなわち脆弱レベルが高く，家族の結束力と表現機能は低く，家族の葛藤レベルは高かった。FHRs群では，遺伝要因はPHIsと家族の表現機能と相関していた。この所見は，彼らの「多遺伝子神経発達素因−ストレスモデル」を支持するとしている。

第二世代の遺伝子−環境相関に関する研究の先駆けは，カスピ Caspi A ら（2005）であろうとされている[19]。彼らは，カテコール-O-メチル基転移酵素（COMT）の遺伝子が，環境（青年期の大麻使用）と成人期の精神病発症との関係を制御するかどうかを調べた[21]。COMT valine 158 allele の保有者は，もっとも精神病症状を示しやすく，大麻使用を続ければ統合失調症様障害を発症しやすかった。得られた結果は，感受性遺伝子は環境因に対する脆弱性に影響を与えることを示した，としている。

第5節　精神障害の併存

精神障害罹患の後に，新たな精神障害がみられることを経験する。例えば睡眠障害の後に抑うつ障害群，ストレス関連障害などを発症するこ

とが知られている。また睡眠障害が，後に認められる障害の前駆症状のことも少なくない。先行する障害が，その後の併存障害の発症脆弱要因としてどの程度に関与するかは単純ではないが，診断をより明確にするため，さらには併存障害の予防のためにも，精神障害の併存には十分な注意が必要である。

第6節　身体疾患の併存

　身体疾患にともなう精神障害は，わが国では「症状精神病」とされ，全身感染症（熱性疾患），甲状腺機能・副腎皮質機能・性腺機能・下垂体機能などの障害を含む内分泌疾患，月経・生殖機能障害，代謝障害性疾患，血液疾患などが知られている。これらの疾患は国際疾病分類（ICD-10）では器質性精神障害（F00－F09）に，米国精神医学会のDSM-5では他の精神疾患群（294.8－300.9）にそれぞれ分類されており，精神医学・医療の本流からやや距離が置かれている感がある。しかし，精神障害なので，当然のことながら積極的に取り組む必要がある。

　身体疾患は，「症状精神病」の原因となるほか，精神障害の発症に対する脆弱要因になり得る可能性は十分にある。すでに述べたごとく，妊娠中の親，そして脳の発達段階にある子どもの身体疾患罹患は，精神障害の脆弱要因となる。仮に直接の脆弱要因にならなくても，「元気に，生き生きと暮らすこと」（Healthy Active Lives）のためにも，併存する身体疾患の早期発見・早期治療・予防が重要となる。

　精神障害者の平均寿命は，一般人口のそれと比較して15〜20年は短いとされている。その原因は自殺を含め多岐にわたるが，本節では，主な併存身体疾患を，国内外の関連書籍・文献を参照し筆者が選択した。併存身体疾患と薬物の副作用を区別し難い場合が少なくないので，まとめて扱った。

　精神障害に併存しやすい主な身体疾患は以下のごとくである。神経・

筋疾患（てんかん，パーキンソン病，筋ジストロフィー），消化器疾患
（過敏性腸症候群，肝硬変症，便秘症），循環器疾患（高血圧症，急性心
筋梗塞，動脈硬化症，脳卒中），呼吸器疾患（気管支喘息，慢性閉塞性
肺疾患，間質性肺炎），腎疾患（慢性腎不全），血液・造血器疾患（鉄欠
乏性貧血），代謝性疾患（糖尿病，肥満症，高脂血症），感染性疾患（性
感染症），その他（喫煙，飲酒，栄養失調，骨折）などがある。

第7節　生物学的マーカー

　統合失調症に関する生物学的マーカーとして，一致した神経学・解剖
学的所見は，脳室の拡大と内側側頭葉および前頭前野の体積の減少であ
る[22]。しかし，これらの構造的異常は通常軽微である。一方，精神生
理学的および機能的障害はより著明である。

　事象関連電位の測定は，短時間における脳機能変化を追跡できるの
で，脳活動の進行に関するダイナミックな情報を提供し，神経心理学的
検査は精神運動速度，注意，記憶，実行機能など臨床により近い情報源
となる。統合失調症では，これらに一貫した異常が認められている。

　生物学的マーカーに関する研究としては，神経心理学，精神生理学，
機能的神経画像，構造的神経画像，脳血流量，神経ホルモン，遺伝に関
する研究が活発に行われている。生物学的マーカーに関しては，第2章
第2節でも紹介した。

第8節　おわりに

　脆弱要因としては，遺伝要因が精神障害の発症・経過にもっとも大き
な影響を与える。しかし，同じ遺伝子を持つ一卵性双生児においてさ
え，一致率は約50％であり，遺伝子以外の要因が存在することになる。

　環境要因としては，胎生期における各種感染症，母親の喫煙・飲酒，

第5章　精神障害における脆弱要因　　49

精神的ストレスなど，周産期における産科合併症，乳幼児期とその後に
おける親の不良な養育行動，障害された家庭環境，家庭内暴力，ストレ
スの強いライフイベントなど多くの要因が報告されている。

　統合失調症の生物学的指標に関して，脳室の拡大など各種の検査で異
常が認められている。しかし，現在のところエンドフェノタイプと考え
られる基準に適合する指標は見出されていない[22]。

　遺伝と環境との関係は複雑である。バベンコ Babenko O ら（2015）は
次のごとく述べている[23]。子宮内あるいは早期の人生におけるストレ
ス経験は，エピジェネティックな機序により神経障害・精神障害のリス
クを高めるであろう。DNA メチル化，ヒストン修飾などは，ストレス
経験，不良な環境要因に対する生体反応を変化させやすい。変化したエ
ピジェネティックな機序は，数世代を通して脳の発達に影響を与えるで
あろう。

第6章 精神障害における防御・回復要因（レジリエンス）

第1節 防御・回復要因（レジリエンス）の概念

防御とは防ぎ守ること，またその備えとされており，英語では defense, protection に相当する。精神医学領域では精神分析の用語として「防衛機制」は使用されているが，それ以外には現在のところ一般に使われていない。なぜなら感染症における防御抗原 protective antigen，感染防御抗体 protective antibody のような強力な防御手段が存在しないからである。

レジリエンス resilience は，弾性，不幸・変化からの回復力，弾性エネルギーなどと訳されている。レジリエンスは，1970年代に児童精神医学領域で注目された。逆境で育ちながら，健全に成長し大人になった子どもを形容する際には「レジリエント resilient」が用いられた[1]。とくに1990年代，心的外傷後にストレス障害 posttraumatic stress disorder（PTSD）を発症する者としない者の存在から，防御要因が注目され，今世紀に入り他の精神障害にも関心が拡がるようになった[1]。このことについて同著者は，「精神医学におけるレジリエンスの概念」を図示している（図6-1-1）[2]。

身体疾患については「生体防御機構」，精神障害については「レジリエンス」が研究対象となっているといえよう。しかし精神障害に関するレジリエンス研究の歴史はまだ浅い。

レジリエンスについて加藤敏は次のごとく述べている[3]。「力動的過程

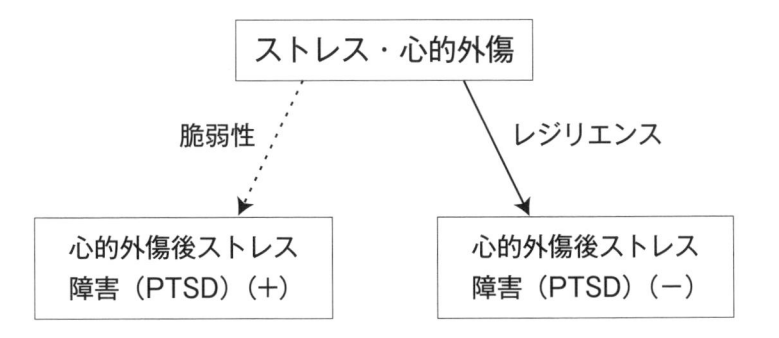

図 6-1-1　精神医学におけるレジリエンスの概念
田亮介の文献 (6-2) の図を引用し一部を改変した。

としてのレジリエンスは，脆弱性，およびストレスを包摂する概念で，人間が侵襲をこうむる受動状態におかれた局面で，これを乗り越え，新たな主体を生み出す能動的振る舞いの過程を指す。……これまでの精神医学のパラダイムとして，1) 脆弱性モデル，2) ストレスモデル，3) 生物心理社会モデルが挙げられている。レジリエンスモデルはこれらに引き続く形で研究・治療上の新しい展望を切り拓くことが期待される」。

　レジリエンスの定義について，八木剛平は次のごとく記述している[4]。「日常診療での医学用語として，筆者は『病を防ぎ，病を治す体の働き』（疾病抵抗力，抗病力）と定義している。ただし RSL ［筆者（小椋力）注：résilience］の生物学的モデルを免疫系とすれば，自己免疫疾患を考慮に入れて『病を防ぎ（時には病を造り），病を治す体の働き』とすべきであろう。疫学的・生物学的研究領域の専門用語としては『発病防御因子の総称』とする」。

　西園昌久はレジリエンスの日本語として「しなやかさ，回復力」を用いている[5]。レジリエンスとレジリアンスは同義語であり，前者は英語 resilience，後者はフランス語 résilience の発音による。本書では引用文献以外はレジリエンスに統一した。

第6章　精神障害における防御・回復要因（レジリエンス）　　53

第2節　レジリエンス評価尺度

レジリエンスの高い個人の特徴を，コンナー Connor KM らは次のごとく述べている[6]。一部を紹介すると，1) コントロールできる限界の認識，2) 自己効力感，3) ユーモアのセンス，4) 行動指向的アプローチ，5) 変化に対する適応力，6) 楽観主義などである。これらをもとに，彼らは「コンナー−ダビッドソン レジリエンス評価尺度 Connor-Davidoson Resilience Scale (CD-RISC)」を開発した[6]。

本尺度は25項目から構成され，各項目は5段階評価となっており，現在まで国際的に広く使用されてきている（表6-2-1）。CD-RISC を用いたレジリエンスに関する研究論文の一部について，そのテーマあるいは対象者を以下に列挙した。不妊関連ストレス[7] (2010)，若者の自殺企図[8] (2010)，トルコ語版によるトルコ地震経験者[9] (2010)，中国語版による災害経験者[10] (2012)，韓国語版による精神科外来患者[11] (2012)，精神病超高危険者[12] (2013)，統合失調症者の子ども[13] (2013)，食行動障害[14] (2014)，日本語版による福島災害経験者[15] (2014)。

PTSD の薬効評価において，CD-RISC を使用しレジリエンスを測定することは有用との報告もある[16] (2008)。わが国でも「精神的回復力尺度」（小塩ら[17]，2002)，「レジリエンス尺度」（三好和子[18]，2004)が報告されている。

レジリエンスを測定する際，時間経過の中でどの時点で測定するかが問題となる。このことについて小塩 (2012)[19] は，「困難・脅威をもたらす出来事の生起の時点」，「回復途中」，「回復時点」の3段階を指摘している。可能であれば，発症予防の観点から出来事の生起前での測定が望ましかろう。

日本語版 CD-RISC は，中島らにより作成され信頼性と妥当性が検証されている[20]。この CD-RISC の著作権は原著者にあるため，使用に際

表 6-2-1　コンナー―ダビッドソン レジリエンス評価尺度

項目番号	説　明
1	変化に対応できる
2	親密で安心できる関係
3	時折，運命や神が助けになる
4	来るものは何でも対応する
5	過去の成功が新たな挑戦の自信を与える
6	物事のユーモアのある側面をみる
7	ストレス対処を強化する
8	病気や困難からすぐに立ち直る傾向
9	物事は理由があって起きる
10	どんなことがあっても最大限の努力をする
11	自分の目的を達成することができる
12	絶望的な状況でも諦めない
13	どの時点で助けを求めるべきかを知っている
14	行き詰まった中でも集中し明確に考える
15	率先して問題解決をするほうを選ぶ
16	失敗してもあまりがっかりしない
17	自分を強い人だと考える
18	嫌われるあるいは困難な決定ができる
19	不快な感情を処理できる
20	直感で行動しなければならない
21	強い目的意識
22	生活のコントロールができている
23	挑戦することが好きである
24	自分の目的を達成するために働く
25	自己の業績における誇り

本評価尺度の和訳は田亮介らの文献（6-1）の表2を引用した。

第6章　精神障害における防御・回復要因（レジリエンス）　　55

表 6-3-1　レジリエンスに関与する個人の特性と環境

1　個人特性
　1）認知能力（IQ, 注意力, 実行機能）
　2）能力・価値・信頼に関する自己洞察力（自己有効性, 自己評価）
　3）気質・パーソナリティ（適応性, 社会性）
　4）自己制御能力（衝動制御, 気分・覚醒度の調整）
　5）積極的な人生への展望（期待感, 意義ある人生との信念, 信仰）

2　家族・親族との関係
　1）養育の質（温かさ, 構造, 観察, 期待）
　2）有能な大人との親しい関係（両親, 親戚, 恩師）
　3）規則を守る同僚との付き合い（年長児期）

3　地域の社会資源・機会
　1）クラブ・宗教グループなどとの関係
　2）近隣住民の質（治安, 集団指導者, 図書館, レクリエーションセンター）
　3）社会福祉サービス・ヘルスケアの質

Mastern AS らの文献（6-21）を引用し一部を改変した。

しては原著者に依頼し, 許可を得る必要がある。連絡先は現在のところ Dr. Jonathan Davidson（mail@cd-risc.com）である。

第3節　レジリエンスに関連する個人特性

単行書『レジリエンスと脆弱性要因 resilience and vulnerability』の中で, マスターン Mastern AS ら（2003）は次のごとく述べている[21]。レジリエンスに関連する特性には, 1）個人特性, 2）家族・親族との関係, 3）地域の社会資源と機会, があるとし, 具体的な内容を表で示している（表 6-3-1）。

56

表6-3-2　心理的レジリアンス因子

1. **前向きな姿勢：楽観主義とユーモアのセンス**
   楽観主義はレジリアンスと強く関連している
   楽観主義は一部遺伝するが，認知行動療法を通して学習可能である
   想定される神経生物学的機序：報酬回路の強化，自律神経系活動の減弱

2. **積極的な対処様式：解決策を模索する，感情を制御する**
   レジリアントな人は受動的よりは，むしろ能動的な対処様式を用いる
   （問題や感情を処理する，身を引く，断念，何も感じなくさせる）
   学習できる：危険の最低限の評価に取り組む，自己についてのプラスの発言
   を生み出す，変化させうる面に焦点を当てる
   想定される神経生物学的機序：恐怖条件づけや学習性無力の予防，恐怖消去
   の促進

3. **柔軟性のある認知，認知面の再評価：逆境における意義もしくは価値を**
   見出す
   外傷的経験を良いレンズ（前向きな物の見方）を通して再評価することができ
   きる
   トラウマは成長を導くことができる：再評価するために学ぶ，もしくは逆境
   を再構成する，その利点を見出す；その出来事を自分史に組み込む；その出
   来事を受け入れる；そして回復する
   失敗は成長のための不可欠な要素ということを認識する
   想定される神経生物学的機序：記憶の再固定を修正し，感情の認知的な制御
   を強化する

（次ページにつづく）

　ストレスに関連した精神病理の予防と治療に関連して，レジリエン
スの心理生物学的機序が述べられ，心理的レジリエンス因子が示され
た[22]。それが翻訳されているので紹介したい（表6-3-2）[2]。心理的レジ
リアンス因子として1) 前向きな姿勢，2) 積極的な対処様式，3) 柔軟性
のある認知，認知面の再評価，4) 倫理基準，5) 運動，6) 社会的支援，
お手本となる人もしくは信頼のおける相談相手，の6項目が指摘されて

第6章　精神障害における防御・回復要因（レジリエンス）　　57

表6-3-2　心理的レジリアンス因子（つづき）

4. 倫理基準：核となる信念を受け入れる

従うべく原則を人生の指針とする

多くの人にとって，倫理基準は宗教的もしくは霊的信念を意味する

利他主義はレジリアンスと強く関連している：私心のない行動は我々自身の幸福を向上させる

想定される神経生物学的機序：霊性や信心深さはセロトニン系と強く関連している；倫理性は神経的基盤を有し，おそらく適応のために進化した

5. 運動：定期的に身体活動を行う

運動は身体的ならびに精神的な忍耐力にプラスの効果がある

気分や自尊心を高める点で有効である

想定される神経生物学的機序：神経新生（neurogenesis）を促進し，認知機能を改善し，HPA軸の活動を減弱させ，感情の調節を補助し，免疫系を高める

6. 社会的支援，お手本となる人もしくは信頼のおける相談相手

支持的な社会ネットワークを確立し育成すること

独力で行える人はほとんどいない　レジリアントな人は親しい間柄の人から強さを得ている

社会的支援はストレスに対する安全網である

お手本となる人物やよき相談者は，レジリアンスを学ばせるのに役立つ

想定される神経生物学的機序：オキシトシンが初期の心の触れ合い／愛着を媒介する

ミラーニューロン／フォン エコノモ細胞は，人的価値の神経細胞の刷り込み（imprinting）と関係している

Haglund MEN らの文献（6-22）を翻訳した田亮介の文献（6-2）を引用した。

いる。

　レジリエンスに関連する論文を検索したので，そのうち最近の主な論文を上記のごとく3グループに分け概略を述べる。

　個人特性として，紋切り型思考 stereotype awareness（SA）と自尊感

情，精神病理との関連が精神障害者（n＝219）について調べられた[23]。自尊感情レベルの高い者は，自己，家族のいずれに対してもSAレベルは低かった。精神病理が重い者は，家族に対するSAレベルは高かったが，自己に対するSAレベルは高くなかった。自尊感情を高めることと自己の症状に対して柔軟に対処する能力を高めることにより，心理的資源を豊かにすることができる。自尊感情を高めることと，自己の症状に対して柔軟に対処することは，レジリエンスを増強する目標となり得る。

自我の役割 role of self と精神症状・ストレス・QOLとの関連が統合失調症スペクトラム障害者（n＝89）について検討された[24]。自尊感情の不安定性とQOLの低さと関連していた。

幸福感が統合失調症者について調べられた[25]。幸福感のレベルは，健常対照群（n＝64）に比べ患者群（n＝72）で低かったが，患者群での幸福感レベルは，レジリエンスの高さ，楽観主義，達成感などと正の相関を示した。

トラウマ経験とQOL，性格との関連が，精神障害者（n＝195），健常対照者（n＝132）について検討された[26]。トラウマ経験レベルの高い者は，低い者に比べQOLが低く，社会的引きこもりが多かった。低い「ニューロチシズム」，高い「外向性」，「開放性」，「調和性」，「誠実性」などの性格特徴は，トラウマ経験があっても高いQOL，良好な社会機能を維持していた。得られた結果から性格は，精神障害者の社会機能に及ぼす幼少時の外傷体験のインパクトを緩和させる働きのあることを示している。

報酬体験 reward experience と抑うつ症状との関連が，女性双生児（n＝498）を対象に調べられた[27]。その結果，日常生活における報酬体験スコアの高さは，最近のストレス後にみられる感情症状のスコアを低下させた。このことから報酬体験を増やすことは治療的介入になろう。この点については第7章第4節「うつ病」で詳しく述べる。

苦痛不耐性 distress intolerance，認知機能，精神症状などの関連が

第6章　精神障害における防御・回復要因（レジリエンス）　　59

統合失調症者について検討された[28]。統合失調症者（n＝65）では健常対照者（n＝43）に比べ苦痛不耐性が高く，このことと認知機能の低さと相関していた。精神障害者の苦痛に対する耐性の低さが今後の治療研究の約束された分野となろう，としている。

　病識とQOLとの関係が統合失調症ならびに統合失調感情障害（n＝153）について検討された[29]。病識が良好な患者は，病識の領域を問わずQOLの評点は低かった。病識が良好な患者は，精神障害のため日常生活に制限を受けていること，QOLが低下していることを認識しており，病識が乏しい患者は，QOLが良いと過大に評価しているのであろう，としている。

　自己に対する偏見self-stigmaとメンタルヘルスサービス利用との関係が，精神障害者（n＝85）を対象に調べられた[30]。調査はサービス利用開始時と6か月後の2回実施された。その結果，偏見に抵抗するレジリエンス的認知（偏見は不公平だとして偏見を否認する，強いグループ同一化）は，外来サービスの利用，援助希求を促進し，一方強い偏見は，援助希求行動を減らし，入院となりやすい，としている。

　偏見抵抗性スティグマレジスタンスstigma resistance（SR）は，スティグマと戦いながら前に進む能力と考えられる。SRが統合失調症者（n＝157）について検討された[31]。SRは，自尊感情，エンパワーメント，QOLと正の相関，うつ症状とは負の相関を示した。

　ストレスと防御要因（自尊感情，社会的サポート，積極的対処技能）との関係が，初回病相精神病者first episode psychosis（FEP, n＝32），精神病超高危険者ultra high risk（UHR, n＝30），健常対照者（C, n＝30）について調べられた[32]。ストレスレベルは，FEP群に比べ，UHR群で高く，自尊感情はC群に比べFEP, UHRの両群で低く，社会的サポートと積極的対処技能は，C群に比べUHR群で低かった。この結果は，UHR群に対しストレスレベルを減らし，レジリエンスを改善させることを目指した心理社会的介入が，予後の改善に益する可能性を示した。

強迫症状 obsessive-compulsive symptoms（OC）に関するレジリエンス研究が，中学生（n = 3,185）と青年期の OC 患者（n = 288），健常対照者（n = 246）を対象に実施された[33]。その結果は，第 7 章第 6 節「強迫症」で述べる。

希死念慮とレジリエンスとの関連が，統合失調症スペクトラム障害者（n = 77）を対象に調べられた[34]。肯定的自己評価は，絶望感と希死念慮との相関を低くさせた。本評価のレベルが高い者は，絶望感のレベルが高くても自殺企図に及ぶ率が低かった。このことは，自殺予防にとって重要である，と述べている。

第 4 節　レジリエンスに関連する家族・親族との関係

統合失調症の親を持つ子ども（成人，n = 45）のレジリエンスが調べられた[35]。健常な親を持つ子どもとの比較で差が認められたのは，負の社会的・情緒的経験，病む親からのサポート不足，各種領域における苦痛であった。中等度以上のレジリエンスを持つ子どもは，親以外の家族メンバーとの間に支持的関係を持っていた。社会的支援は，困難に対処する際もっとも頻回に利用されていた。良好な支援体制は，レジリエンスを増強する際，効果的であるとしている。

感情表出 expressed emotion（EE）と未治療期間（DUP）との関連が，統合失調症スペクトラム障害の初回病相患者（FEP, n = 77）と精神病超高危険者（UHR, n = 66）の家族を対象に調べられた[36]。両群の家族とも対象者の 1/3 は高 EE であった。FEP 群では高 EE と DUP の長さは相関したが，UHR 群では相関はなかった。両群において EE と患者の重症度との間に相関は見出せなかった。すなわち FEP 患者では，親の EE レベルが高いほど，早期治療に繋がり難いことを示している。高 EE 家族の中の患者は，患者のレジリエンスを高める介入により利益を得るで

あろう。

　家族が持つ患者の将来に対する希望 hope と家族の精神的負担との関連が統合失調症者の家族（n = 54，外来患者 1 人に家族 1 人）について調べられた[37]。患者の罹病期間，重症度より患者の将来に対する家族の希望が，家族の精神的負担を軽くしていた。

　幼少時の成育環境と精神健康との関連が施設に入所中の幼児（n = 136，年齢：6〜30 か月）について調査された[38]。対象者は養育に関する教育を受けた養父母に育てられる群（n = 68）と通常の扱いを受ける群（n = 68）に無作為に分けられ，研究開始 42 か月後に愛着保障が，54 か月後に幼児の精神健康度が評価され 2 群間で比較された。その結果，教育を受けた養父母に養育された群の女児では，通常の扱いを受けた群に比べ精神障害の発症は少なかったが，男児では両群間に差はなかった。愛着保障の大きさは男児・女児いずれについても精神障害の発症の少なさを予測させた。本結果は，施設入所児にみられる精神障害の発症要因として愛着保障問題があることと，性差のあることを示している。

　家族レジリエンス増強プログラムの効果が，慢性統合失調症者の家族について検討された[39]。家族のうち本プログラムに参加した参加群（n = 17）と参加しなかった対照群（n = 17）との間で各種の指標が比較された。その結果，本プログラムは，「家族の苦境」，「家族の首尾一貫性の感覚」，「家族の問題解決のためのコミュニケーション」，「社会資源」，「家族適応」などの項目における改善に有効であった。

第5節　レジリエンスに関連する地域社会における資源と機会

　路上で生活しているストリートチルドレンについて，レジリエンス研究が実施された[40]。対象は 14〜17 歳の男子（n = 366）で，レジリエンスレベルは 3 段階に評価され，「低−低」は 54.1%，「低」は 29.0%，「高

－高」は 16.9% であった。統計解析の結果，路上生活前の教育・家庭の経済状況・家庭内暴力の経験・家庭内暴力の目撃が現在のレジリエンスレベルと相関していた。さらに，現在のレジリエンスレベルは，路上生活開始後における薬物乱用・暴力の経験・暴力の目撃・介入サービスの受け入れなどとも相関していた。

ホームレスの若者（n＝47）について，レジリエンス，孤独感などが調べられた[41]。高いレベルの精神的苦痛を経験した者は，レジリエンス評点が低かった。しかし，レジリエンス評点と孤独感とは相関しなかった。すなわちレジリエンス評点が高くても，孤独感は必ずしも低レベルではなかった。本結果は，ホームレスの若者における孤独の感情をどう扱うかを示している，としている。

糖尿病（2型）を合併症として持つ精神障害者について，宗教への参加状況，参加状況と QOL などとの関連が調査された[42]。対象は，精神障害外来患者（n＝201）であり，そのうち 53% は宗教への参加，36% は宗教指導者と定期的な接触を持っていた。対象者はアフリカ系米国人で，宗教との係わりが密であった。宗教サービスへの参加と宗教指導者との定期的接触は，高い QOL と相関していた。宗教への参加は，QOLを高めるためのレジリエンス要因となろう。しかし，包括的な健康指標，ヘモグロビン A1c［筆者注：血糖値に比例するとされている］には，宗教サービスとの関連はなかった。

第6節　レジリエンスに関連する生物学的指標

血液型（Rh・ABO）の不一致（母親と胎児間）と脳構造との関連が統合失調症関連障害患者，健常対照者を対象に検討された[43]。統合失調症関連障害群のうち血液型不一致群では一致群に比較し皮質灰白質，背外側前頭前皮質，下前頭皮質の各容積は小さかった。健常対照群でも血液型不一致群では各容積は小さかった。血液型不一致は，脳の形態を変

化させる危険性を高めるであろう。一方，血液型不一致健常群では血液型一致健常群に比べ海馬，被殻の容積はむしろ大きかった。このことは健常者に統合失調症を発症させる危険性を軽減させる適応的レジリエンス機序の存在を示唆しているのではないか，と考察している。

論文「低い心拍数：ストレスレジリエンス指標—TRAILS 研究」が報告された[44]。刺激探索説 stimulation seeking theory は，覚醒度の低い個人が覚醒度を至適レベルに高めるため刺激を求めると仮定している。低い同レベルの者は，既に高いレベルの者に比較し，刺激を至適レベルに高めることによりストレスに耐えることがより可能となろう。この仮説を立証するため以下の研究が実施された。

対象は，大規模な前方視的プロジェクト TRAILS 研究から選ばれた青少年（n = 1,478）で，安静時の心拍数（HR）と呼吸性洞性不整脈（RSA）が約 11 歳時に計測され，約 13.5 歳時に両親から青少年に係わるストレッサー，長期間にわたる諸種の困難が調査された。約 11 歳と約 13.5 歳時に各種の指標を使用しメンタルヘルス問題が調査された。その結果，ストレッサーは，中ないし高い HR の者ではメンタルヘルス問題を予測することは可能であったが，低い HR の者では予測できなかった。

得られた結果から，低い HR の者にはストレスを緩和させる効果があり，低い HR は，早期青年期における環境からの挑戦の影響に対するレジリエンス指標となることを示唆していよう。RSA にはストレス緩和作用は認められなかった。

若年発症の統合失調症者とその双生児で未発症の者について，MRIを用いて脳の形態が経時的に調べられた[45]。患者群では年齢が増すとともに線条体の総容積は増加したが，未発症群では増加は認められなかった。両群ともに線条体頭部の形状に異常が認められたものの両群間に差はなかった。すなわち未発症群にも線条体頭部の形状異常が存在することになる。しかし未発症群では線条体の形状異常は正常化したが，患者群では正常化はなかった。この結果は，統合失調症には線条体－前

頭前野回路における異常が存在し，未発症者にみられた年齢依存的正常化はレジリエンス機序を示唆しているであろうと考察している。

　精神病高危険者（ARMS）について，精神症状と脳の形態が経時的に測定された[46]。対象は，ARMS 群（n＝41），健常対照群（n＝16）で，脳の形態は diffusion tensor imaging（DTI）を用いて計測された。ARMS 群では初回と1年後の2回測定された。ARMS 群では対照群に比べ脳梁の fractional anisotropy（FA）値は低かった。ARMS 群におけるこの低値は，1年後において発症した者のみならず，発症しなかった群（n＝34）でも認められた。しかし ARMS 群が持つ陽性症状は改善した。陽性症状の改善と FA 値の改善とは相関していた。この結果は，脳梁における白質異常は精神病の脆弱性を示すとともに，脳梁における白質異常の改善は精神生物学的レジリエンスを示唆しているであろう，と述べている。

　偏見に対する抵抗力 stigma resistance と脳の活性化度との関連が，機能的磁気共鳴画像 f-MRI を用いて調べられた[47]。対象は，統合失調症者（n＝20），健常対照者（n＝16）で，脳の活性化度は，統合失調症に関連した文書，関連しない文書をそれぞれ評価している際の f-MRI により測定された。偏見は，社会的弱者と統合失調症との相関テストで調べられた。社会的弱者と統合失調症との関連の強さは，吻側－腹内側前頭前皮質の活性化度と反比例していた。この部位の活性化度と扁桃体の活性化度との間にも負の相関が認められた。

　本結果は，偏見に対する抵抗力は感情の調節と関連することを示唆するとともに，自己偏見を減らすための個人的介入，一般市民に対する反偏見活動に役立つであろうと考察している。

　戦闘ストレスに対する脆弱要因とレジリエンスの予測に関する遺伝子研究が，米国海兵隊員（n＝3,494）を対象に実施された[48]。ゲノムワイド関連解析（GWAS）の結果，PRTFDC1 が，外傷後ストレス障害（PTSD）に関与する有力な遺伝子であることを示した。PTSD の遺伝

第6章　精神障害における防御・回復要因（レジリエンス）　　65

子構造は，小さな効果を有する多数の一塩基多型 SNP によって決まるであろう。このことは他の精神疾患についてもいえようと述べている。

　自然災害（ハリケーン）後の子どものリスクとレジリエンスが調べられた[49]。対象は，ハリケーンを経験した子ども（n＝116，平均年齢：8.9±0.9歳）で，トラウマ経験，社会的サポート，精神症状，遺伝子マーカー（セロトニントランスポーター遺伝子 5-HTTLPR の S 型対立遺伝子，脳由来神経栄養遺伝子 BDNF の met 型対立遺伝子）が調べられた。

　5-HTTLPR 遺伝子に関しては，PTSD 症状などの精神症状との関連はなかった。BDNF の met 型対立遺伝子を有する子どもは，有しない子どもと比べ喪失や生活上の混乱が持続している場合，PTSD 症状・抑うつ症状のいずれも高率に認められた。この関連は社会的サポートが低い子どもで強かった。統計解析の結果，災害後の子どもにおける PTSD 症状の出現は，女児，少数民族，死の危険の体験，喪失，生活上の混乱の持続，乏しい社会的サポートと関連していた。

第7節　レジリエンスと生物学的治療

　総説「レジリアンスの視点からみた生物学的治療」の中で石郷岡純（2014）は以下のごとく述べている[50]。「病理・病態が解明できればより良い治療ができるはずだという信念は，医療者間に根強く存在してきたが，病理を排除すれば正常になるという治療原理は，少なくとも精神疾患においては唯一のものではないことが多くの例で示されている。レジリアンス概念は，こうした概念に修正を迫り，止揚するためのキーワードとして位置づけられるべきである。また，レジリアンス概念は切り口によって心理学的にも生物学的にも理解できるもので，精神医学の中で繰り返されてきた，心因論対身体論といった二項対立的不毛な議論にならずにすむという点でも魅力的であり，有用かつ生産的である」。

　抗精神病薬ハロペリドールが急性精神病の治療のために投与され，治

66

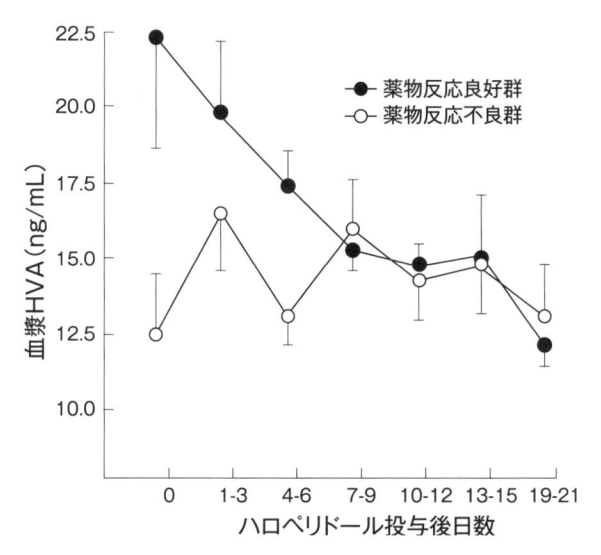

図 6-7-1　統合失調症患者におけるハロペリドール投与後の血漿中ホモ
バニリン酸（HVA）値の推移
Bowers MB らの文献（6-51），石郷岡純の文献（6-50）を引用した。

療効果，ドパミンなどの代謝産物である血漿中ホモバニリン酸（HVA）
濃度，血漿中ハロペリドール濃度などが経時的に調べられた[51]。その
結果，薬物反応良好群では，薬物反応不良群に比較して投与前から投与
後1週間以内でHVA濃度は高かった（図6-7-1）。この結果から，血漿
中のHVAなどカテコールアミン代謝物の測定は，急性精神病に対する
抗精神病薬の早期反応性を予測するマーカーとして可能性があろう，と
している。
　上記の研究結果について石郷岡純は次のごとく述べている[50]。「一般
に対照（健常者）はHVAが高値なので，この結果は，反応者は治療前
には正常値だが，治療が行われ改善が始まると低値（異常値）になって
いき，むしろ非反応者のレベルに近づいていくことを示している。……
薬物療法によって生化学的には異常な方向へと変化することが，改善と

第6章　精神障害における防御・回復要因（レジリエンス）　　67

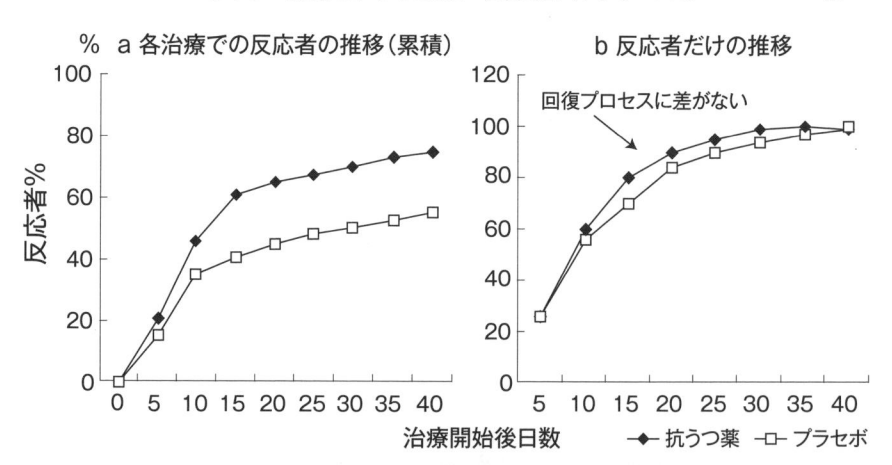

図 6-7-2　抗うつ薬による回復のプロセス

Stassen HH らの文献（6-52），石郷岡純の文献（6-50）を引用した。

の対応を示すものであり，きわめて示唆に富む重要な所見と言える。
……適切な用量（これが重要であろう）の抗精神病薬を投与すること
は，生化学的には異常な状態にするものの，レジリアンスを高め回復へ
と導く行為であると位置づけられなければならないのである」。

　「抗うつ薬に対する反応性の基盤となる共通のレジリエンスは存在す
るのか？　患者2,848名からの証拠」のタイトルで研究成果が報告され
た[52]。対象はうつ病性障害者2,848名で，患者は7種類の異なった抗う
つ薬か，プラセボ（偽薬）のいずれかの服用者であった。抗うつ薬の反
応出現開始までの期間，一定の効果が認められる，すなわち反応出現ま
での期間が調べられた。その結果，いずれの期間に関しても薬物間に差
はなく，プラセボに関しても反応群では抗うつ薬群との間に差はなかっ
た。反応開始までの期間は 13±1 日（平均±標準偏差），反応までの期間
は 19±1 日であった。これらの結果が図示されている[50][52]（図 6-7-2）。

　上記の結果について以下のごとく述べられている[50]。図 6-7-2a は，

抗うつ薬とプラセボの各群における累積反応者数の推移を示しており，抗うつ薬群のほうが一貫して高いことは，抗うつ薬がプラセボより抗うつ効果が高いことを示している。しかし同図bは，両群における反応者のみを抜き出したときの推移であり，両群にほとんど差異はみられない。このことは，反応者（改善する人）はいったん改善のきっかけがあれば，その後の推移は同様に進んでいくことを示唆しており，きっかけは抗うつ薬でもプラセボでも同じであることを意味している。すなわち，両群の違いは，きっかけの生まれる確率が抗うつ薬群のほうが高いという点であり，それが全体としてプラセボ群との改善量の差異となって現れていると理解できるのである。

　本結果の示す意義は，治療とは改善のきっかけをいかに生みやすくするかが要諦であることと，改善が始まりにくい人（一般に治療抵抗性と呼ばれる人々）の特徴を見出し，改善に繋げることが重要であると言うことができよう。換言すれば，レジリアンスを高めることこそが，治療の中核に据えられなければならないことを示唆している。

第8節　レジリエンスを増強させる治療条件

　精神障害の予防に関するレジリエンスを増強するためには，これまで述べた個人特性，環境などのそれぞれについて，可能な対策を実施することであろう。それに加えて予防的介入の治療条件を整える必要がある。

　総論「心理社会的治療─心理社会的な介入においてレジリアンスはどのような位置を占めているか─」が，池淵恵美により著されている[53]。その中で「レジリアンスを発揮していくための治療条件」が書かれている（表6-8-1）。向谷地は浦河べてるの家の経験から，「統合失調症の体験も恥じることなく語る文化の中で，見えてきた<u>当事者の生きづらさ</u>が，単なる社会サービスの充実や病気の回復を越えた実存的な課

第 6 章　精神障害における防御・回復要因（レジリエンス）　　69

表 6-8-1　レジリアンスを発揮していくための治療条件

1　治療者としての条件
　　1)「回復することが可能であること」を信じる
　　2) 当事者が主体である
　　3) 長期的な展望を忘れない

2　望まれる治療構造
　　1) 主体的な生活の場の確保
　　2) 自分の力で選んでいくことを保証する人生の選択肢が豊富に
　　　準備されている
　　3) 仲間集団があり，回復モデルの存在に触れることができる

3　レジリアンスを発揮することに役立つ技術
　　1) 自ら意志決定することを援助
　　2) 精神障害についての見通しを得るための心理教育
　　3) 不安・苦痛・絶望や症状に対処するツールとしての認知
　　　行動療法
　　4) レジリアンスを呼び起こす仲間をはぐくむ技術

池淵恵美の文献 (6-53) を引用し筆者が表としてまとめた。

題として浮上した。それはアルコール依存症者が酒だけやめても何の解決にもならないという言葉に似ている」と述べている[54]。向谷地の論文を引用したうえで，池淵は以下のごとく論述している。こうした仲間集団の中で，障害を持つ持たないにかかわらず，よりよく生きられる道が見出されると思う。よい仲間のいるところに回復が生まれてくるし，モデルとなる先輩の姿が，回復への道を進もうとする力を呼び覚ます。よい仲間集団をはぐくむためにはセルフヘルプグループの運営技術があったほうがうまくいくし，専門家が運用する場合には，支援される側が主体感を感じることができる集団運営の技術や，スタッフチームの運

70

営技術が必要となる。

第9節　おわりに

　レジリエンスに関する特性には，「個人特性」，「家族・親族との関係」，「地域の社会資源と機会」に大別できる。個人特性としては，「苦痛耐性」，「自己達成感」，「自尊感情」，「幸福感」，「報酬体験」，「積極的対処技能」，「偏見抵抗性」などが指摘されている。家族・親族との関係については，「愛着保障」，「低い感情表出（EE）」，「家族が持つ患者の将来に対する希望」，「親以外の家族のメンバーとの間に支持的な関係を持つ」などであり，社会資源については「良好な支援体制」，「家族レジリエンス強化プログラム」などが報告されている。

　レジリエンスの生物学的指標については，脆弱要因に比べ報告は極端に少ないものの，フェダー Feder A らは総説「レジリエンスの精神生物学と分子遺伝学」の中で以下のごとく述べている[55]。近年のレジリエンス研究は，レジリエンスの基盤となる機序として遺伝・環境・エピジェネティクス・神経系などの関連を明らかにし始めた。すなわちレジリエンスは，多くの神経伝達物質，分子回路を含む各種神経回路における適応的変化に影響を受けていることが示された。これらの適応的変化は，報酬・恐怖・情動反応・社会行動を調整している神経回路の機序として具体的に現れており，これらは，ストレスに対する成功的対処行動として伝えられている。

　薬物療法をはじめとする生物学的治療についても，レジリエンスの視点が注目されるようになってきている。患者の精神病理を排除・軽減させる薬物のみでなく，レジリエンスを増強する向精神薬の開発は不可能なのだろうか。

　レジリエンスに対する関心は，現在のところ一般に高くないと思われ，研究報告も少ない。しかし，レジリエンスに関する研究成果は，遺

第6章　精神障害における防御・回復要因（レジリエンス）　　71

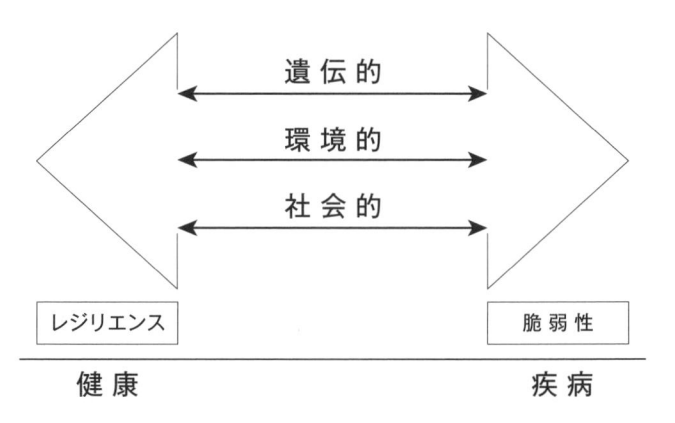

図6-9-1　脆弱性とレジリエンスの影響力が個人を疾病あるいは
　　　　　健康に向かわせることができる

Mihali A らの文献 (6-56) を引用した。

伝を含む脆弱要因に比べ，予防活動に生かしやすい利点がある。例え
ば，個人に対する介入活動に対し直接的で有益な情報を提供し，より有
効な援助が可能となろう。さらに，地域における支援体制の構築にも有
用であろう。

　精神障害の予防は，一次から三次予防までを含め，各個人の脆弱要
因の数を減らし強度を減弱させることと，同時にレジリエンス要因の
数を増やし強度を強化することである。すなわち脆弱要因の軽減とレ
ジリエンス要因の増強である。このことに関連してミハリ Mihali A ら
(2012) [56] は図6-9-1 を示し，脆弱要因とレジリエンスの影響力が個人
を疾病，あるいは健康に向かわせることができると述べている。

　予防の目標は，遺伝・環境・社会の各レベルにおける「shift to left
（左方移行）」である。そのためには，諸活動，とくにレジリエンスの
増強に有益なエビデンスを得るための研究活動の活発化が求められてい
る。

第7章 主な精神障害・病態の予防

　各精神障害・病態のうち本章で取り上げたのは，米国精神医学会による『DSM-5 精神疾患の診断統計マニュアル』の障害分類の中で主なものとし，障害の診断基準の概略も本マニュアルにしたがった。DSMは，過去 60 年以上にわたり継続して出版されたことにより，精神保健分野における臨床実践のための標準書になっている[1]。

　脆弱要因については，第 5 章で遺伝要因，環境要因，遺伝・環境相互作用に分け，それぞれについての研究結果を述べた。殆どの障害・病態に関して決定的な脆弱要因は見出されていないが，今回改訂された『DSM-5』にはじめて，各障害ごとに危険要因が示されているので，それを本書で用いることにし，危険要因の用語は脆弱要因とした。レジリエンスに関する記載は，いずれの障害についても同書で見出せなかったので，最近の研究結果を述べることにした。

第 1 節　神経発達症群

　本症群は，発達期に発症する一群である[1]。この障害は典型的には発達期早期，しばしば小中学校入学前に明らかとなり，個人的，社会的，学業，または職業における機能の障害を引き起こす。本症群は発達の欠陥により特徴づけられる。欠陥の範囲は，学習または実行機能の制御といった非常に特異的で限られたものから，社会的技能または知能の全般的な障害まで多岐にわたる。

・知的能力障害

本障害 intellectual disability（ID）は，概念的，社会的，および実用的な領域における知的機能と適応機能の欠陥を含む障害である[1]。

脆弱要因として遺伝子症候群（例：ひとつ以上の遺伝子の配列変異またはコピー数多型，染色体疾患），先天性代謝異常，脳形成異常，母体疾患（胎盤疾患を含む），および環境の影響（例：アルコール，他の薬物，毒物，催奇性物質）があげられる。周産期の要因には，新生児脳症を引き起こす分娩，出産に関連したさまざまな出来事がある。出産後の要因には，低酸素性虚血性障害，外傷性脳損傷，感染，脱髄性疾患，けいれん性疾患（例：点頭けいれん），深刻で慢性的な社会的窮乏，および中毒性代謝症候群，中毒（例：鉛，水銀）が含まれる[1]。

レジリエンスに関して，ID児を持つ親についての研究報告がある[2]。対象は母親（n＝138）と父親（n＝58）で，質問紙法により子どもに対する希望，陽性感情，親の心理状態（不安，抑うつ，ストレス），子どもの行動などが調べられた。親の子どもに対する希望が，家族の安寧を増すことを助けると結論づけている。

ID児を持つ家族のレジリエンスと養育に関するストレスが経時的に調べられた[3]。対象は，ID児を持つ家族（n＝115）で，子どもが生後36か月から60か月までの間，養育ストレスが追跡調査された。その結果，母親の養育ストレスは時間の経過とともに増加したが，父親のそれは一定で変化はなかった。母親のストレス減少は，両親のいずれもが安寧であること，安定した結婚生活であるとの認識，父親と子どもとの良好な関係と関連していた。一方父親のストレス減少は，母親の安寧，両親が安定した結婚生活であるとの認識のみと相関していた。養育ストレスは，学校入学前期において常に一定ではなく変化し，両親の良好な関係はレジリエンスを高めるであろう，と述べている。

IDの一次予防・発症予防は，先に述べた脆弱要因の数を減らし脆弱度を軽減させることであろう。遺伝子症候群・先天性代謝異常対策は別

として母体疾患，周産期の諸問題は，産科などとの緊密な連携によりある程度，予防できよう。妊娠中の飲酒防止，社会的支援も不可能ではあるまい。

二次予防，とくに早期発見・早期介入は，成長期にある子ども，とくに乳児期では重要である。例えば，乳児期の危険因子を4つ以上有する子どもは，1つあるいは2つ有する子どもと比較し，境界知能の可能性が24倍に増えるとされている[4]。しかし早期であればあるほど診断は困難となりやすく，包括的な臨床評価が必要となる。そして包括的評価の結果に基づき，総合的な介入が実践されることになる。IDのみならず，神経発達症候群の疾患の予防に関して，家庭の果たす役割が大きいため，第8章第1節「家庭における精神保健と予防」でも述べたい。

・自閉スペクトラム症

本症 autism spectrum disorder（ASD）には，複数の状況で社会的コミュニケーションおよび対人的相互反応における持続的な欠陥がある[1]。

脆弱要因は以下のごとくである[1]。本症における遺伝率推定値は，双生児一致率に基づき37～90%の範囲である。そして本症の15%もの症例が既知の遺伝子変異と関連するようである。異なる家系においてこの障害と関連する特定の遺伝子内で異なる新規コピー数変異または新規点変異がある。

環境要因については，両親の高年齢，低出生体重，バルプロ酸への胎児曝露といったさまざまな非特異的危険要因が本症の危険性に関与するかもしれない。

レジリエンスに関して以下の研究報告がある[5]。対象は，高機能ASD群（n=20, 年齢：8～12歳）と健常対照群（n=20, 年齢：8～12歳）で，レジリエンスと感情知能 emotional intelligence に関して調査された。いずれの測定値においても両群間に差はなかったが，高機能ASD群内ではレジリエンスレベルと感情知能との間に相関が認められた。感

情知能を高めることは，レジリエンスを増強する可能性があろう，とし
ている。

　ASDとレジリエンスに関する研究は他にもあるが，親のレジリエン
スについての報告なので，第8章第1節「家庭における精神保健の予
防」で述べる。

　ASDの発症予防も，脆弱要因の影響を可能な限り減弱させることで
あり，例えば両親の年齢，出生体重，胎児への薬物曝露などに対する対
策は，ある程度可能であろう。まずはこの事実を関係者が認識すること
である。

　早期発見・早期介入の重要性は，ASDでも例外ではない。ASDの子
どもを持つ家族のレジリエンスレベルを高めることは，ケアを提供する
者，ケアを受ける者のいずれにとっても有益となろう。

・注意欠如・多動症

　本症 attention-deficit/hyperactivity disorder（ADHD）は，不注意ま
たは多動性および衝動性によって特徴づけられる。不注意および／また
は多動性−衝動性の持続的な様式で，機能または発達の妨げとなってい
る[1]。

　脆弱要因として，本症の遺伝率はかなり高い[1]。いくつかの特定の遺
伝子が本症と関連しているとされる一方，それらはいずれも原因因子と
して必要でも十分でもない。また視覚障害，聴覚障害，代謝障害，睡眠
障害，栄養失調症，てんかんが本症の症状に影響を与える可能性がある
として考慮されるべきである。本症は特定の身体特徴と関連しないが，
小奇形（例：両眼隔離，高口蓋，耳介低位）の発生率は高いかもしれな
い。わずかな運動発達の遅れや他の神経学的微細徴候が生じるかもしれ
ない。

　気質要因として，本症は行動抑制の低下，制御の努力や束縛，負の情
動性，および／または高い新奇探索性に関連している[1]。これらの特性

は子どもたちにとって本症の素因となり得るが，本症に特異的ではない。

環境要因としては，極低出生体重（1,500g 未満）では本症の危険性が2〜3倍となるが，低出生児の大多数は本症を発症しない[1]。本症は妊娠中の母親の喫煙と関係しているが，この関連の一部は一般的な遺伝的危険性を反映したものである。少数の症例では，食事面への反応に関連している場合がある。児童虐待，ネグレクト，複数の里親による養育，神経毒（例：鉛）への曝露，感染症（例：脳炎），または子宮内アルコール曝露の既往に関連しているかもしれない。

早期産で出生した子ども（n = 173）が，新生児集中治療室を出た直後，9，16，24 か月後，6 年後の 5 回，継続的に ADHD 症状，睡眠の質，行動，社会活動，同僚との関係などが調べられた[6]。レジリエントな子どもは，9 か月後，16 か月後の時点で，両親によるネガティブな経験が少なかった。

レジリエンスと ADHD に関する総説がある[7]。遺伝要因は，ADHDの発症要因として強い影響力を持っているが，両親の養育，薬物療法などの修正可能な保護要因に特に関心が集まっている。健康と教育に関する資源へのアクセスへ沿った家族支援が必要で，支援強化への努力は良好な結果を生むであろう，と述べている。

発症予防については，ADHD に特異的ではないが，母親の妊娠中の飲酒・喫煙は制御可能な予防対策であり，感染症予防も有益であろう。虐待は，子どもにとって益することは何もない。

早期発見・早期介入は，包括的なアセスメントの実施とその結果に基づく介入を可能な限り早く実施することであり，基本的には他の神経発達症群の場合と同一である。

・乳幼児における臨床的アセスメント

神経発達症群は，発達途上の時期に発症するため，診断に関して一般に困難をともないやすく，とくに乳幼児においては容易でないことが少

なくない。そのため多面的で包括的な評価が必要となる。

　胎生期と周産期に関しては，母親の風疹罹患の有無，薬物・アルコール使用，栄養不良に関する情報は特に重要である。その他，家族の遺伝的パターン，妊娠中の合併症や妊娠の経過も評価の対象として含まれる[8]。

　両親，家族，環境に関しては，それぞれのパーソナリティ構造，児童養育能力，家族の相互作用を含めて評価する必要がある。家族が利用しいてる，あるいは利用できるサポートシステム（拡大家族，友人，コミュニティの機関），そして家庭環境全体（活性化させる構成要素と不活性化させる構成要素）も評価の対象となる。乳児をなだめること，愛着を伸ばしたり育てること，バランスのとれた共感をもって応えること，乳児のサインを柔軟に理解し様々に応えること，まとまりのある，そして複雑な相互作用を育てることなど，両親および家族の能力を評価することは特に重要である。

　乳児の身体的・神経学的・生理的・認知的側面の評価については，乳児の全般的な身体的統合（身長，体重，全般的な健康），神経学的統合，生理学的傾向，リズムのパターン，警戒や活発さのレベルが含まれている。乳児の個人差には特別な注意が払われるべきである。これには，感覚の過小反応あるいは過大反応，運動の調子，運動の企図，感覚の処理，認知のレベルとスタイルが含まれる。これらの要因が，刺激を経験すること，経験を調整し組織化すること，人間関係を発展させること，複雑な行動や，感情，認知のパターンを形成することなど，児童の能力をどのように育てたり，妨げるかということにも注意を払わなければならない[8]。

　乳児の情緒のパターンや人間関係の形成・精緻化に関しては，この段階においては，注意や興味を共有すること，意図を持った相互作用，複雑なそして組織化された社会的情緒的パターン，表象の組み立て，非自己対自己を時間，空間の次元に沿って内的な表象として分化させると

いった能力を含んでいる[8]。

　乳幼児の情緒発達の評価のためのアウトラインが示されている。具体的な内容をみると，一般的な親のパターン（家族歴など），乳幼児の各年齢における情緒，認知，感覚，運動，言葉に関する評価項目が示されている。すべての項目について「はい」，「いいえ」，「不明」の３段階で評価する内容である[8]。このガイドラインを参考にすれば，脆弱要因・レジリエンスに関する情報が得られるので，早期発見・早期介入に有益である。

　神経発達症群の発症予防については，発症に遺伝的関与が大きいものの，制御可能な要因はある。胎生期，周産期における各種合併症の予防，母親の妊娠中におけるアルコール使用および喫煙の抑制，胎児への影響を十分に考慮した服薬，児童虐待の防止などは不可能ではなかろう。乳幼児期は，成長・発達が盛んな時期であり，早期発見・早期介入が特に重要となる。

第２節　統合失調症

　本症の特徴的症状にはさまざまな認知，行動，情動の機能障害が含まれる[1]。診断基準としては以下のうち２つ以上，おのおのが１か月間ほとんどいつも存在する。これらのうち少なくともひとつは1）か2）か3）である。1）妄想，2）幻覚，3）まとまりのない発語，4）ひどくまとまりのない，または緊張病性の行動，5）陰性症状，である。

・脆弱要因

　遺伝要因は本症の危険性の決定に強く寄与する[1]。ただし，本症と診断されている人の大多数には精神病の家族歴がない。易罹病性は，高頻度のまたは低頻度の一連のリスク対立遺伝子により付与されるが，それぞれの対立遺伝子は集団の分散のごく一部分にしか寄与しない。現在，

確認されているリスク対立遺伝子は，双極性障害，うつ病，自閉スペクトラム症などを含む他の精神疾患にも関連するとされている。

妊娠中と出産時における低酸素症をともなう母親の合併症や父親が高年齢であることは，発育中の胎児が本症を発症する危険性がより高くなることと関連する[1]。さらにその他の出生前と周産期における有害な事象，例えば，ストレス，感染，栄養失調，母親の他の医学的疾患は本症と関連があるとされている。しかしこれらの危険要因を持つ子どもの大多数は本症を発症しない[1]。

環境要因として出生の季節は，本症の罹患率に関連すると考えられてきた。例えば，いくつかの地域において，晩冬，早春の出生との関与が報告され，また，欠陥のない本症の発症では夏期の出生との関与が報告されている。本症および関連障害群の罹患率は都市環境で育った子どもにおいて，そしていくつかの少数民族の集団において高い[1]。

・レジリエンス

レジリエンスに関しては，第6章で研究結果を具体的に紹介したので，ここでは本症に関連した事項の要点を述べる。

個人特性に関しては，自尊感情，肯定的自己評価，達成感，幸福感，報酬体験，偏見抵抗性の各レベルが高いこと，苦痛不耐性，トラウマ経験の各レベルが低いことが，レジリエンスレベルの高さと関係していた。

家族・親族との関係については，病む親からのサポート不足を補う，親以外の家族メンバーとの間に支持的な関係を持つ，良好な支援体制を持つ，高い感情表出を低くする，患者の将来に対して家族が希望を持つ，養育環境の改善，家族レジリエンス増強プログラムの利用，などが高いレジリエンスレベルと関係していた。宗教への参加については，礼拝参加，宗教指導者との定期的接触はQOLを高めた。

精神障害者はスティグマの対象となりやすい。一方，スティグマの内

第7章　主な精神障害・病態の予防　　81

面化であるセルフスティグマ（self-stigma：SS, 差別の受け入れ）は，否定的な自己価値感情をもたらしやすい。

　統合失調症者の SS を評価するためのセルフスティグマ質問表（Self-Stigma Questionnaire：SSQ, 14 項目）が開発され，SSQ の評点と社会機能との関連が検討された[9]。対象は，心理社会的リハビリテーション施設に通所中の統合失調症者（n＝76, 年齢：18～65 歳）であった。その結果，SSQ は有用な SS 評価尺度であり，SS と統合失調症者の社会機能評価尺度（Social Function Scale：SFS）などによる社会機能との間に相関が認められた。このことから SS を減弱させ，コーピング能力を高める介入手法は，統合失調症者の社会復帰を促進するうえで有用であるとしている。

・発症予防

　本症は遺伝と環境が関与する多因子疾患である。したがってまず，先に述べた脆弱要因の関与を可能な限り軽減させることとレジリエンスを増強させることであろう。そのための介入としては，スクリーニング検査で脆弱要因が認められた特定の個人を対象とした特定的介入は有効かもしれないが，現在のところ容易ではなく，一般市民を対象とした全般的介入と，次に述べる精神病発症危険状態での選択的介入が関係者の同意を得て実施されることになる。

・精神病発症危険状態での介入

　本症の顕在発症前に，精神症状が認められる前駆期の存在は以前から知られていた。初回病相患者の前駆期における研究から，超ハイリスク ultra high risk（UHR）基準が出された。なお UHR 状態と精神病発症危険状態 at-risk mental state（ARMS），臨床的ハイリスク clinical high risk（CHR）とは，ほぼ同じ意味で使用されている。マックゴーリ McGorry PD らは，UHR 状態を含む病期モデルを報告しているので，

82

表 7-2-1　精神病の臨床病期分類

臨床病期	定　義
0	精神病性障害の発症リスクが元々高い群　精神病症状はない
1a	認知機能障害を含む軽度あるいは非特異的症状 軽度な機能障害や機能低下
1b	超危険状態：中程度だが閾値下の症状 中程度の認知機能障害や事例性直前の機能低下（GAF < 70）
2	精神病状態ないし重度気分障害の初回エピソード 中等度～重度の症状を呈し，認知機能障害や機能低下を呈し， 閾値を完全に超えている（GAF 30～50）
3a	初回エピソードからの不完全寛解　病期4への連続が疑われた り移行する可能性がある
3b	精神病状態ないし気分障害の再発と再燃　GAF レベルは固定 残遺症状の持続　認知機能は初回エピソードから寛解後も元の レベルには達しない
3c	繰り返される再発　臨床上の悪化　疾患が与える影響が外から も明瞭となる
4	重度かつ持続的な症状　認知機能などから判断して未寛解

GAF : Global Assessment of Functioning（機能の全体的評定）
McGorry PD らの文献 (7-10) を引用し一部改変した。

それを表 7-2-1 に示した[10]。

　精神病の発症を予測するための診断基準としてヤング Young AR らによ

り 3 基準が示され，それをもとに CAARMS (Comprehensive Assessment of At-Risk Mental State, 危険状態における包括的評価) が作成された [11]。米国のエール大学グループにより SIPS (Structured Interview for Prodromal Syndrome, 前駆症候群のための構造化面接) / SOPS (Scale of Prodromal Symptoms, 前駆症状尺度) が作成された [12]。発症危険状態の評価に関する具体的内容は，総説を参照されたい [13)14]。

　CHR 者 (n＝2,502) についてのメタ解析によると，精神病に移行する率は，追跡開始 6 か月後で 18%，1 年後 22%，2 年後 29%，3 年後 36% であった [15]。

　CHR 者 (n＝2,182) についてのメタ解析によると，追跡期間 (平均：2.35 年) 中に精神病に移行した者は 560 名 (26%)，そのうち統合失調症は 73%，感情障害は少なく 11% であった [16]。

　ARMS (n＝509) についてのメタ解析によると，ARMS 者の約 73% に ARMS 関連の症状の他に DSM-Ⅳ の多軸診断システムの Ⅰ 軸に該当する疾患が認められた。すなわち ARMS 者の約 40% はうつ病，8% は不安障害であった。ARMS 関連障害のほかに抑うつ症状，不安症状がみられることは，前駆期に情動調節過程の障害，妄想的な気分が認められることを反映しているかもしれない，としている [17]。

　ARMS にある者に対して，現在，使用されている評価基準により選び出された者は，統合失調症のみならず，多様な疾患へと移行する者が含まれていることになり，このことを念頭に置いた対応が求められよう。早期精神病の概念も，このような事実の存在が一因である。

　UHR 者における睡眠障害と視床の異常に関する研究が実施されており，早期介入の際有益と思われるので取り上げたい。対象は，UHR 者 (n＝33, 年齢 12〜21 歳) と健常者 (n＝33) で，睡眠はピッツバーグ睡眠の質に関する指標を用いて評価され，視床体積は MRI を用いて計測された [18]。UHR 群では，対照群に比較し，入眠潜時が長く，睡眠時間が短く，睡眠の質が悪く，左右の視床体積は小さかった。睡眠障害と陰性症

状との間に相関が認められたが，陽性症状との間に相関はなかった。これらの結果から，睡眠障害は，精神病の本格的な発症の前から認められ，精神病の病因や病理に何らかの役割を果たしていると考えられるため，早期介入に際し，安定した睡眠の確保は重要であろうとしている。

・精神病発症危険状態での介入：自験例

　筆者は同僚とともに，精神障害の早期発見・早期対応を目的とした大学生に対する精神保健活動を実施した。その活動の概略は第9章で述べるが，症例をここで紹介したい。

　入学時19歳の女子学生が，精神病脆弱性尺度（Psychosis Proneness Scale：PPS）[19]の評点が55点だったため面接の対象となった。面接時，人格は保たれ他覚的に問題はなかったが，感覚過敏（時計の音，自動車の音でいらいらする），自生思考様体験（過去のいろんなことが自然に浮かぶ）が認められた。慢性的な睡眠障害はあったが本人はあまり気にしていなかった。ロールシャッハテストでは，表面的には人格は保たれており内的活動性や生産性もみられるが，現実検討能力は低く空想的傾向が認められた。事象関連電位で統合失調症の脆弱因子と考えられる成分に異常が認められた。

　第2回の面接（同年9月）で，感覚過敏，自生思考が顕著になり「人に会うこと，教室で座っていることすべてに疲れる，大学を辞めたい」と話した。悪化の要因として10月に控えている初めての試験に対するストレスなどが考えられた。睡眠障害対策について指導するとともに，大学を辞めたいとの気持ちを受容しつつも，退学という唐突な願望については現実検討を促し決定を先延ばしにした。10月の面接では前期試験に合格したと話した。

　2年次の7月，「母親に庭の青虫の駆除を頼まれ，殺しているうちに夢中になった。その夜，不眠となり手の指に青虫が何匹も這っているのが見えた」と述べた。少量の抗精神病薬の服用を勧めたが拒否した。3

第 7 章　主な精神障害・病態の予防　　　85

年次の 7 月, 叔父の自殺を契機に抑うつ気分, 不安が出現し, 少量の抗不安薬の服用を同意したので服薬を開始した。しかし, 眠り過ぎると不安感はかえって強くなるとのことで 2〜3 回しか服薬しなかった。4 年次に進級した。

　4 年次の 11 月知人の死を契機に「駐車場に首が転がっているのが見える」との幻視が出現し, それにともなう不安・恐怖が強くなったため抗精神病薬を少量処方した。卒業論文の制作, 就職などの不安はあったが, 必要な単位は取得し 4 年間で卒業し, 4 月にはマスコミ関係の会社に就職した。本精神保健プロジェクトの支援がなければ, 統合失調症の精神病期に至った可能性があると思われた。

・早期精神病での介入

　早期精神病 early psychosis の概念は, 統合失調症を中心とする精神病の早期発見・早期介入を目指した主として英国・オーストラリアでの活動から生まれた。

　具体的には, 先に述べた UHR, ARMS, CHR など精神病発症危険状態とほぼ同一であり, 精神疾患の診断基準を満たしていないが, 精神病症状が認められる状態である。第 2 章で既に述べたごとく早期精神病に関する国際学会が設立され, 機関誌も刊行されている。しかし, DSM-5, ICD-10 には現在のところ採用されていない。DSM-5 の統合失調症スペクトラム障害に, 減弱精神病症候群（準精神病症候群）attenuated psychosis syndrome を加えることが最後まで検討されたが, 最終的に正式な診断カテゴリーとして採用されず,「今後の研究のための病態」の一部とされた [1][20]。

　早期精神病に含まれる精神病発症危険状態（ARMS）によくみられる症状をヤング Young AR らは表 7-2-2 に示している [13]。さらに, ARMS の若者が経験する一般的な問題と介入の選択肢をフィリップス Phillips LJ らは表示している [21]（表 7-2-3）。

表 7-2-2　精神病発症危険状態（ARMS）に
よくみられる前駆症状

1	集中力および注意力の低下
2	欲動および動因の低下
3	抑うつ
4	睡眠障害
5	不安
6	人付き合いからの引きこもり
7	猜疑心
8	役割機能の悪化
9	刺激性

Young AR らの文献（7-13）を引用した。

　薬物療法に関して，早期精神病，初回エピソード精神病に対する原則が以下のごとく述べられている[22]。項目のみを示すと，1）治療の遅れを短縮することが，抗精神病薬への反応を改善する，2）統合的治療が抗精神病薬の良好な反応性の必須条件である，3）感情精神病と非感情精神病では，初期薬物療法へのアプローチは区別すべきである，4）患者とその親族は治療計画に参加すべきである，5）少量の抗精神病薬治療から開始することが推奨される，6）治療反応性や将来のアドヒアランスを促進するために，薬の副作用は回避されるかすぐに対処されるべきである，7）未治療の併存する精神疾患は治療反応性を減弱させる，8）薬物療法へのアドヒアランスは定期的にモニターされるべきである，9）診断変更に応じた薬物療法が必要である，10）転帰不良患者を早期に同定すべきである，11）治療に対する反応や寛解まで長期間を要する患者が存在する，の 11 項目である。詳しい内容は引用文献を参照されたい。
　薬物療法以外には，認知行動療法，家族療法などが単独で，あるいは薬物療法との併用で実施されている。治療法の具体的な内容は，第 9 章「治療法」で述べる。

第7章　主な精神障害・病態の予防　　87

表 7-2-3　精神病発症危険状態 (ARMS) の若者が経験する一般的な問題と介入の選択肢

問　題	介入の選択肢
猜疑心／被害的思考	抗精神病薬療法　CBT
知覚的異常	抗精神病薬療法　CBT　対処技能の強化
妄想的思考	CBT
陰性症状	心理社会的アプローチ
不　安	抗不安薬療法　リラクゼーション療法　ストレス対処技法　CBT　マインドフルネス技法
怒り，いらつき	問題解決技法　CBT　リラクゼーション療法
抑うつ	抗うつ薬療法　CBT　行動活性化　マインドフルネス技法
睡眠障害	睡眠衛生についての心理教育
社会的引きこもり	CBT
集中力と注意力低下	認知矯正法
意欲と興味の低下	CBT
対人関係／家族関係の問題	家族支援　カウンセリング　家族集団療法
アルコールと物質使用	動機づけ面接　心理教育
住居／職業／学業の問題	問題解決技法　ケースマネジメント

CBT：cognitive behavioral therapy, 認知行動療法
Philips LJ らの文献 (7-21) を引用し一部を改変した。

・初回精神病エピソード

初回精神病エピソードとは，早期精神病の段階から病状が進行し，精神病の診断基準を満たす状態に移行した初回病相の状態である。初回精神病エピソードについてランバート Lambert M は以下のごとく述べている[22]。

本エピソードの治療は挑戦的な課題である。専門的サービスにおける障害の早期発見と統合的治療の遂行が，患者やその家族に，よりよい経過と転帰の希望を与える。薬物療法と心理社会的介入の組み合わせにより，寛解とそれに続く長期にわたる回復の可能性が明らかに増大する，としている。そして，初回エピソード精神病におけるもっとも重要な評価領域の概要を示している（表7-2-4）。

・精神病未治療期間の短縮

精神病未治療期間 duration of untreated psychosis（DUP）とは，精神病発症から治療開始までの間隔を意味する精神病の持続的な期間とされている[23]。しかし発症・治療開始の時期を特定することは必ずしも容易ではない。DUP の始まりを最初の精神病症状が現れた時とするか，精神病症状が定義された一定期間持続することを条件とするかなど，報告者間で必ずしも一致していない。DUP の定義に関する詳細は引用文献を参照されたい。

DUP と予後との相関に関するメタ解析が，33編の研究報告を対象にペンティラ Pentillä M ら（2014）により実施された[24]。その結果，長いDUP は，以下の事項と有意に相関していた。1) 症状全体における悪い治療効果，2) より重い陽性と陰性症状，3) 寛解への見込みのなさ，4) 社会機能と全体評価の低さ，であった。しかし，雇用，QOL，病院治療に関しては相関はなかった。DUP と予後との間に相関がみられなかったとの報告はあるが，現在のところ DUP の短縮は良好な予後をもたらすとの報告が多く，DUP の短縮化が急がれている。

第 7 章　主な精神障害・病態の予防　　89

表 7-2-4　初回エピソード精神病におけるもっとも重要な評価領域の概要

評　価	内　容
1　病歴	精神医学的家族歴　妊娠出産時合併症　早期の発達的問題　児童期早期の機能的問題　病前の機能と知能　児童期・青年期の外傷　統合失調症パーソナリティ特性　心理社会的ストレス因　前駆症状　精神病未治療期間　精神医学的合併症　物質使用障害の合併　犯罪歴　治療への経路　精神力動的背景
2　生活史	発達　就学／就労状態と機能　仲間関係などの詳細
3　精神状態の検査	陽性症状　陰性症状　解体　思考障害　躁およびうつ症状　不安　認知機能障害（神経心理学的検査）　病識
4　精神医学的合併症	物質使用障害　大うつ病　不安障害　強迫性障害　パーソナリティ障害　精神遅滞や学習障害　注意欠如・多動性障害
5　リスク評価	自殺リスク　暴力／攻撃的行動　他人からの迫害リスク　ノンアドヒアランスリスク　サービスとの関係性不良　許可なしの離院リスク
6　社会的評価	学校や職場における実際の状況や問題　生活状況　金銭状況　負債　家族状況

Lambert M の文献（7-22）を引用した。

・再発予防

　再発の定義については，「少なくとも 1 か月間持続する陽性の精神病症状がないか，あっても軽症である時期に引き続いて生じる，少なくとも 1 週間は持続する陽性の精神病症状の顕著な増悪」が，研究者間でほ

90

ぼ一致した見解となっている[25]。

　再発率については，治療開始後1年目では一般に低く20～36%と報告されているが，2年間で40～50%，5年間で70～90%などと追跡期間が長くなるほど高くなるとの報告がある[25)26)]。そこで再発率と服薬アドヒアランスとの関連が検証された。統合失調症あるいは統合失調感情障害と診断された初回病相患者を5年間にわたり追跡調査した結果，服薬中断によって再発リスクが5倍になると報告されている。

　再発に関連する諸因子について，グリーソン Gleeson J ら (2009) は以下のことを指摘している[25]。項目のみを示すと，1) 服薬ノンアドヒアランス，2) 感情表出 (expressed emotion : EE)，3) 物質乱用，4) ストレスとライフイベント，5) 早期警告サイン，6) パーソナリティおよび病前適応，7) 認知障害，8) 精神病未治療期間の8項目であった。

　再発予防のためには薬物療法は有効であるが，ただ漫然と実施するのではなく，必要最小限の種類・量を，患者の精神・身体状態をきめ細かく観察し，薬物の副作用をモニターしながら行う必要がある。薬物療法のみならず，認知行動療法，家族療法など心理社会的な治療を，患者・家族の考えを十分に受け入れながら実施する必要もある。これら統合的な治療が再発率を下げることに繋がるであろう。グリーソン Gleeson J らは再発予防ガイドラインを表で示した (表7-2-5)。

　統合失調症の一次予防は，既に述べた多くの脆弱要因の影響を可能な限り軽減させ，レジリエンスを増強すれば可能かもしれない。鈴木道雄は，統合失調症の縦断的経過において想定される神経生物学的変化と，早期介入，レジリエンスとの関連を述べている[27]。図 (図7-2-1) を示し，レジリエンスの増強による発症予防，再発予防の可能性を示唆している。現に発症予防に成功した症例があるかもしれないが，それは証明できないだけであって，統合失調症の発症予防はまったく不可能ということにはならないと考えている。現在のところ介入効果が実証できる活動は，早期発見・早期介入，とくに未治療期間の短縮であり，当然のこ

表 7-2-5　初回エピソード精神病の再発予防ガイドラインの要旨

1　原則

症状が寛解して 1 か月以上が経過したら，治療チームにとって再発予防は主要な優先事項となる　再発予防は，回復期におけるその他の治療目標と統合して行うべきである　例えば，併発症の治療や仕事・学校・娯楽活動への復帰など；若い患者は再発予防と QOL とのバランスをとりながら援助していく必要がある

再発予防は，若い患者および家族がともに参加することが望ましい

2　具体的な介入法

1）評価

十分な病歴聴取，および研究によって明らかにされている再発リスク因子をもとに，個々の再発リスクのリストを作成する

2）薬物

併存症をともなわず寛解状態が 6 か月から 1 年間続いた後には，抗精神病薬の中断について考慮する

治療関係が良好で，早期警告サインについて共通理解が得られている場合には，目標を定めた薬物療法を代替方略として考慮する

3）個人介入

前駆期を振り返ることで，可能性のある再発早期警告サインを同定する　必要に応じて，治療ノンアドヒアランスおよび物質乱用に対して動機づけを高める面接を考慮する

ストレスをともなうライフイベントへの対応のために認知行動療法的介入を行う

4）家族介入

悲しみ，喪失感，負担感に焦点を当てた感情的な支持を行うセッションを設ける　再発リスクに関する心理教育　必要に応じて，コミュニケーション技法や問題解決に関する訓練を行うセッションを設ける

Gleeson J らの文献（7-25）を引用し一部を改変した。

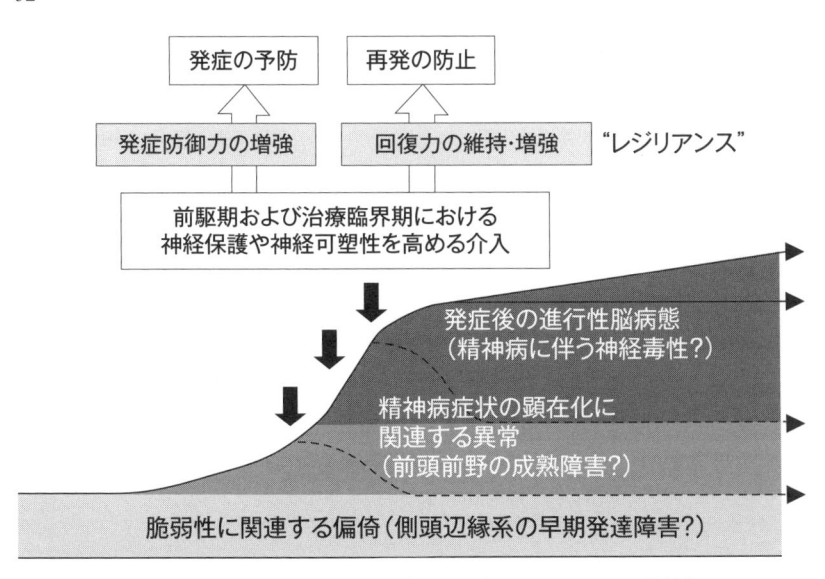

図 7-2-1 統合失調症の縦断的経過における想定される
神経生物学的変化と早期介入，レジリアンス

鈴木道雄の文献 (7-27) の図 4 を引用した。

となから再発予防も含まれる。

第 3 節　双極性障害

双極性障害のうち双極Ⅰ型障害と双極Ⅱ型障害を取り上げる。双極Ⅰ型障害と診断するには，躁病エピソードの存在が必要で，躁病エピソードには軽躁エピソード，抑うつエピソードが先行したり，後に続いたりしていることがある。双極Ⅱ型障害と診断するには，現在または過去に軽躁状態が存在し，それに現在または過去に抑うつエピソードが存在する必要がある[1]。

・脆弱要因

双極Ⅰ型障害と双極Ⅱ型障害を持つ成人の親族は，発症の危険性が平均して 10 倍上昇する。危険性の大きさは近親の度合いとともに増加する。双極Ⅰ型障害，うつ病を持つ人の親族では，双極Ⅱ型障害の危険性は高くない。双極性障害の発症年齢に影響を与える遺伝要因が存在するかもしれない。

環境因については，双極性障害は低所得国より高所得国に多くみられる（高所得国 1.4% 対 低所得国 0.7%）。別居，離婚，または死別を経験した人は，結婚している，または結婚歴のない人よりも双極Ⅰ型障害の高い発病率がみられるが，この関連の因果関係は不明である。

・レジリエンス

双極性障害の危険マーカーとレジリエンスマーカーに関して局所脳血流量が測定された[28]。著者らは，以前に双極性障害と単極性障害の患者について悲哀誘発刺激に対する脳の反応を調べたところ，うつ病に特異的な所見が見出された。そこで本研究では，リチウム反応者で寛解状態にある双極性障害群（n=9）とその患者の同胞群（健常者，n=9）を対象に，前回と同様の刺激後における局所脳血流量（rCBF）を陽電子放射断層撮影 positron emission tomography（PET）を用いて計測した。そして以前の研究で対象となったバルプロ酸に反応した双極性障害群の結果も比較検討の対象とした。したがって 3 群間で比較することになる。

悲哀刺激により，3 群のいずれにおいても背側／吻側前帯状回，前島における rCBF の増加が，眼窩前頭皮質，下側頭皮質における rCBF の減少が認められた。しかし，内側前頭皮質においては，患者群で減少，健常同胞群で増加が認められた。

本研究の結果，双極性障害の患者群と，その健常同胞群において共通の反応が認められた。この所見は，気分障害の家族歴のない者では認められなかったので，双極性障害の危険マーカーであることを示唆してい

る。健常同胞群で認められた血流量の増加反応は，この危険状態群における代償的反応のようにみえる。このように患者群と健常同胞群でみられた反応の差は，双極性障害家族におけるレジリエンスと脆弱性を仲介している前帯状回と内側前頭部の役割を強調している，と述べている。

レジリエンスに関連した研究報告は少ない。レジリエンスのみならず，脆弱要因，早期発見・治療，予防に関する報告は，双極性障害において少ない。その理由の一部は，クレペリン Kraepelin E (1919) の精神疾患に対する最初の視点が統合失調症に対して著しく悲観的であり，躁うつ病に対しては著しく楽観的であったことにもよろう[29]。しかし，現在では楽観論に異論が出されており，実際日常臨床では治療に難渋することは少なくない。本障害では，経過・重症度などが多様であり，一定数の患者を対象とした研究が実施しにくいことも理由としてあげられよう。

・発症予防

双極性障害の脆弱要因，レジリエンスに関する研究成果は，先に述べたごとく乏しいので，これらを発症予防に生かすことは困難である。しかし，第5章で述べたごとく，母親の妊娠中における喫煙は，児の本障害リスクが2倍との報告があるので，本障害の発症予防のためにも妊娠中の禁煙が望まれよう。

ゲノムワイド関連研究 (GWAS) によると，統合失調症，自閉症，注意欠如・多動症，双極性障害，うつ病には，3p21, 10q24 の染色体領域と遺伝子 CACNAIC, CACNB2 において共通するシグナルが検出されている[30]。したがって統合失調症にみられる脆弱要因は，本障害にもみられる可能性があり，統合失調症対策が本障害にもある程度有効かもしれない。

・早期発見・早期治療

本障害についてこれまで実施された各種の研究は，発症と適切な水準

の治療が提供されるまで長期間の遅れがあることを示している。遅れの原因として1) 大多数の患者で最初のエピソードはうつ状態であるため，もっとも一般的な最初の診断はうつ病となる，2) 躁状態はしばしば非典型的な臨床症状を示す，3) 軽躁は，愉快で日常生活に著しい障害を伴わないため患者が言及しない，などと述べている[29]。

　診断の遅れは適切な介入の遅れとなり，以下のことと関連する[29]。1) 不良な社会適応，入院回数の多さ，自殺や併存症の発症，犯罪の合併，発育上の問題に直面する能力の全般的な障害に関するリスクの上昇，2) エピソード数の増加と症状のサイクルの頻度との相関，3) うつ病と誤診し抗うつ薬を処方することで，ラピッドサイクリング，躁状態，混合状態，治療抵抗性を引き起こす可能性，4) 症状が行動上の問題というレッテルを貼られた場合，誤診は不適切な精神療法・薬物療法にも繋がる，5) 未治療の疾病は，年齢特有の社会的，心理的，教育的発達の目標を遅らせる可能性である。

　うつ病エピソードが，将来，双極性障害に進展することを予測する知見は限られているものの，以下の報告がある[29]。うつ病の思春期患者（n＝60）を追跡調査した結果，気分に一致する精神病症状の存在，精神運動制止，急性発症，薬剤誘発性軽躁がみられることは，うつ病エピソードが双極性障害となるリスクが高かった。

　双極性うつ病におけるうつ状態の特徴が以下のごとく指摘されている。若年発症，急性発症と消失，精神運動制止（変容した感情の反応性，言語反応の遅れ，抑制された運動），メランコリー症状，非定型うつ病症状（過眠，過食，鉛管様麻痺），易刺激性，混合状態，不安定性，重度の再発などである[31]。この問題の早期発見に役立つ新しいBipolar Depression Rating Scale（Berk M ら，2007）が開発された[32]。Mood Disorder Questionnaire（Hirschfeld RM ら，2003）のごとき軽躁スクリーニング手段も有用であろう[33]。

　早期治療については，発症前の脆弱な状態，初期の発症段階，本格的

96

障害へと進展する各段階に応じた治療ガイドラインが求められている。そのためには各段階の診断基準が定められ，それに応じた対象者についての研究が必要であるが，現在のところ，本格的な発症の段階における治療経験をもとにした指針しか示されていない。

　薬物療法に関して日本の場合「日本うつ病学会治療ガイドライン：双極性障害 2012」が出され，2014 年 3 月 31 日に一部が改訂された。本ガイドラインでは，躁病エピソード，大うつ病エピソードにおける薬物療法が，各薬物ごとにエビデンスとして示されている [34]。

・再発予防

　日本うつ病学会治療ガイドライン（2014 年 3 月改訂）には，再発予防（維持療法）について次のごとく記載されている。「双極性障害においては，生涯にわたって再発しない率は低いと考えられている。維持療法開始の時期は，再発によるリスクと治療の負担などの分析に基づき患者と医師が話し合って決めるべき事柄であり，一定の基準を設定することは難しいが，1）重症の躁病エピソードが 1 回でもあった場合，2）2 回以上の躁病エピソードがあった場合，3）重症のうつ状態を繰り返している場合，4）家族歴がある場合などには維持療法を考慮する」としている [34]。

　上記ガイドラインでは，双極性障害の維持療法の基本は薬物療法であり，具体的にリチウム，ラモトリギン，バルプロ酸，カルバマゼピン，オランザピン，クエチアピン，リスペリドン，アリピプラゾールが取り上げられ，エビデンスが紹介されている。心理社会的治療として心理教育 [35]，集団心理教育 [36]，対人関係 – 社会リズム療法 [37]，家族心理教育 [38]，認知療法 [39]，認知行動療法 [40] などが有効だとされている。有効性が証明されている「双極性障害に対するバルセロナ心理教育プログラム」の概略を表 7-3-1 に示した [41]。

第 7 章　主な精神障害・病態の予防　　97

表 7-3-1　双極性障害に対するバルセロナ心理教育プログラム

ユニット	セッション	具体的内容
	1	導入：紹介と集団のルール
1		障害への気づき
	2	双極性障害とは
	3	原因と誘因
	4	症状Ⅰ：躁と軽躁
	5	症状Ⅱ：うつ病と混合性エピソード
	6	経過と予後
2		服薬アドヒアランス
	7	治療Ⅰ：気分安定薬
	8	治療Ⅱ：抗躁薬
	9	治療Ⅲ：抗うつ薬
	10	気分安定薬の血中濃度
	11	妊娠と遺伝カウンセリング
	12	薬物療法と代替療法
	13	治療中断に関するリスク
3		精神活性物質乱用の回避
	14	精神活性物質：双極性障害におけるリスク
4		再発の早期発見
	15	躁病エピソードと軽躁エピソードの早期発見
	16	うつ病エピソードと混合性エピソードの早期発見
	17	新しい病相がみつかったら何をすべきか？
5		規則正しい生活習慣とストレスマネジメント
	18	生活習慣を正しくする
	19	ストレス・コントロール
	20	問題解決の戦略
	21	終結

Colom F らの文献（7-41）を引用した。

・認知症併存の予防

双極性障害は，認知症の併存率が高いとの報告がある。対象は，台湾における健康保険研究データベースから認知症と診断された患者群（n＝9,304）と性・年齢などを対応させた認知症のない対照群（n＝55,500）である。

統計解析の結果，双極性障害の罹患は認知症発症のリスクを高めた[42]。したがって双極性障害の発症予防は，認知症の発症予防の可能性を高めることになる。双極性障害の病相における重症度，病相回数などと認知症との併存率については不明であるが，軽度であればあるほど，病相回数が少なければ少ないほど併存率が下がる可能性があるかもしれない。

第4節　うつ病

本病の診断には，抑うつ気分，興味または喜びの著しい減退，集中力の減退または決断困難，死についての反復思考，疲労感などの症状のうち5つ，あるいはそれ以上が同じ2週間の間に存在し，病前の機能からの変化を起こしている，などの要件が求められている[1]。

・脆弱要因

遺伝要因として，本病を持つ人の第一度親族の本病の危険性は，一般人口の2〜4倍である。相対危険度は早発性や再発性である場合に高いようである。遺伝率はおよそ40％であり，この遺伝的罹病性のかなりの部分を神経症的特質というパーソナリティ特性によって説明できる[1]。

気質要因としては，神経症的特質（否定的感情）は本病を発症する危険要因として確立されており，この傾向が強いと，ストレスの多い人生上の出来事に反応して抑うつエピソードを生じる可能性が高いようである[1]。わが国では，伝統的にうつ病の発症要因として病前性格が注目され，特に下田の執着性格とテレンバッハ Tellenbach H のメランコリー

親和型性格はよく知られている[43]。一方，パーソナリティ心理学は，パーソナリティ特性論の領域において著しく進歩しており，とくに5因子モデル理論が欧米の精神病理学の基幹の一部となっている。

うつ病との関連では，ニューロチシズム neuroticism（神経症的特質）と呼ばれるパーソナリティ特性が，その発症リスクとして強い影響力を有することが定説になっている。しかし本特性は不安障害とも関係し，うつ病に特異的というわけではない[43]。

環境要因としては，幼少時の不幸な体験，特に異なるかたちでの複数の経験は，本病の強力な危険要因の一群を構成する。ストレスの多い人生上の出来事は，よく知られた抑うつエピソードの発病促進因子であるが，エピソードの発症前後での好ましくない人生上の出来事の存在の有無は，予後もしくは治療選択の有用な指標にはならないように見える[1]。

・レジリエンス

学生・生徒（n＝2,464，平均年齢：13.7歳）を対象にした追跡調査の結果，自殺企図者は非企図者に比べ，トラウマ的人生上の出来事が多く，より抑うつ的で，レジリエンスのレベルは低かった。レジリエンスは，人生上の出来事に対する反応，自殺行為に対して調節機能を果たしているとしている[44]。

報酬体験（日常生活上の楽しい出来事から陽性感情を生み出す能力）と抑うつ症状との関係が，女性の双子（n＝498）を対象にして，前方視的に追跡調査された。小児期におけるストレス的人生上の出来事，現在のストレス的出来事が質問紙を用いて調べられたほか，報酬体験，抑うつ症状が継時的に4回にわたって評価された。その結果，調査開始時での報酬体験は，遺伝的リスクのレベルを問わず追跡後の抑うつ症状を予測できなかった。しかし，追跡時では高い報酬体験レベルと過去のあるいは最近の不遇な環境による抑うつ症状レベルの低さと相関していた。これらの結果から，高い報酬体験レベルは，逆境後におけるレジリエン

スを高めるので，報酬体験を高めることは治療的介入の新しい分野となろう，と述べている[45]。

養育の差と精神症状出現との関係が，孤児院に入所中の孤児を対象に検討された。第6章第4節で既に述べたごとく，良好な養育環境が精神症状の発現を予防することが示唆されていた。

・発症予防

発症予防を目的とした無作為化対照比較試験（n＝32）の成績が，メタ解析された。対象は児童期から成年期まで幅広く，介入も認知行動療法，対人関係療法など多様であり，介入期間も3～60か月と幅があった。対象者は，試験開始時に何らかの精神症状はあっても精神医学的診断基準を満たしていなかった。解析の結果，介入群は非介入群と比較して抑うつ障害群の出現率が21％低かった。介入のタイプ（特定的，選択的，全般的），介入方法（認知行動療法，その他）による差はなかった。このことから，うつ病の予防は可能であろう，と述べている[46]。

総説「ライフイベントと精神疾患」の中で以下のことが指摘されている[47]。1）ストレスとなるライフイベントへの曝露とその後の大うつ病エピソードの発症には関連があることは多くの研究で一致している。2）ライフイベントとしての重さとうつ病との間に用量－反応関係があり，より重大な出来事ほどうつ病との関連性が高まる。3）多くのうつ病患者は発症直前にストレスとなるイベントがあったと報告するが，一方そのようなイベントに曝露した者の中で，後にうつ病を生じる者はごく一部である。発症しない者の少なくとも一部には，レジリエンスの要因が関与しているのであろう[47]。

本症の発症予防は，他の精神障害と同様に，脆弱要因の影響を軽減させ，レジリエンスを増強させることであるが，とくにパーソナリティの神経症的特性，幼少期の不幸な体験，トラウマ的人生上の出来事に対する対策が重要となる。

・早期発見・早期治療

うつ病の早期発見・早期治療は，その重要性を一般市民，学生・生徒，職場の勤務者などを対象に教育することである（全般的介入）。早期発見のための自己記入式調査表が開発されているので，それらを用いてスクリーニングを実施し，診察が適当と判断されれば医師の面接へと繋ぐことになる（選択的介入）。自己記入式調査表については，第8章で述べる。その際，第4章で述べた倫理的配慮は欠かせない。

早期発見に関してプライマリケア医の役割は重要で，内科，プライマリケアといった専門領域の中で精神科的対応ができるよう努力がなされている[48]。その場合，自殺の危険性，重症，あるいは治療抵抗性などのあるケースでは，精神科との連携は欠かせない。

うつ病の早期段階における治療として，英国国立臨床研究所 National Institute for Health and Clinical Excellence（NICE）のガイドラインは，軽症の場合，生活習慣の見直しによる睡眠衛生指導，コンピュータを用いた認知行動療法による自己学習を勧めている。例外はあるものの抗うつ薬療法は勧められていない[48]。日本うつ病学会の治療ガイドラインにおいても，諸外国とほぼ同一の基準となっている[49]。

・米国で全成人に「うつ」スクリーニングを推奨

米国予防医療サービス対策委員会（USPSTF）は，成人の「うつ」スクリーニングに関する2009年の勧告を，エビデンスの見直しなどにより改定した。勧告の全文と，もとになったエビデンスの解説はJAMA（The Journal of American Medical Association, 米国医師会雑誌, 2016）に掲載された[50][51][52]。

概略は以下のごとくである。すなわち，高齢者と妊産婦を含む成人全般に対し，「うつ」スクリーニングをグレードBのエビデンスをもって推奨している。ちなみにグレードBのエビデンスとは，当該サービスによる純便益が中等度であるという高い確実性が存在すると定義している。

今回の勧告がグレードBに止まった理由として，うつ病患者が臨床的に異質性の高い集団であり，スクリーニング後，個々の患者に最適な治療法を提供できるシステムが確立されていないことをあげ，「アドヒアランス不良や治療失敗に関連する重要な因子に対し，柔軟かつ確実に対応できるシステム」の採用が必要であるとしている。

治療が奏功するか否かは，最初の14日間の症状の改善の有無により予測できるとのエビデンスが存在することから，治療開始の早期にウェブを利用した症状モニタリングを行うことで，治療法を迅速に修正したり，手際よく専門医に紹介することを通じて，治療の失敗の可能性を減らすことができるかもしれないと指摘している。

・再発予防

薬物療法に関して，日本うつ病学会の治療ガイドラインには次のごとく記載されている。再発性うつ病の患者に対して抗うつ薬を1～3年間，急性期と同用量で継続使用した場合の再発予防効果は立証されている。したがって，再発例では2年以上にわたる抗うつ薬の維持療法は強く勧められる。認知行動療法あるいは対人関係療法を薬物療法と併用した場合，薬物療法単独に比べ再発予防効果が高いことが立証されている[49]。

米国食品医薬品局（FDA）は，「大うつ病性障害の維持療法研究についての総説—FDAデータの25年間の展望」を示している。結論として，本障害の寛解後の実薬の継続は再発率を低下させている。この効果は6か月間は持続するが，回復後6か月間を超えてどれだけの期間にわたって抗うつ薬による治療を続けるべきか不明としている[53]。このことは，6か月後の再発予防に関する実証データが乏しいことによろう。現在のところ，再発予防効果に優れた薬物は特定されていない。

精神療法に関して認知行動療法などの精神療法が，再発予防に有効であることは，既に示されている。近年，マインドフルネス認知療法 mindfulness-based cognitive therapy（MBCT）の再発予防効果が注目

されている。

　MBCT の再発予防効果に関する無作為化対照比較試験が実施されている。対象は，大うつ病性障害（DSM-Ⅳ）の患者で少なくとも過去 2 回以上のうつ病相がみられた者（n＝160，年齢：18～65 歳）のうち，抗うつ薬療法によって寛解状態にある患者（n＝84，52.5%）であった。対象者は，MBCT（服薬中止）群（n＝26），抗うつ薬維持療法群（n＝28），プラセボ（服薬中止）群（n＝30）の 3 群に無作為に割り付けられ，18 か月間追跡調査された。

　その結果，再発予防に関して，MBCT 群と抗うつ薬維持療法群では，プラセボ群に比較して勝っていたが，MBCT 群と抗うつ薬維持療法群との間に差は認められなかった。長期間の抗うつ薬維持療法を望まないうつ病患者，副作用などのために服薬できない者にとって，MBCT はうつ病相の再発予防に抗うつ薬と同様の効果を有する，と述べている[54]。

　MBCT の再発予防効果に関する大規模な無作為化対照比較試験が実施されランセット誌 Lancet（2015）に掲載された[55]。対象は，プライマリケアで抗うつ薬維持療法を受けており，過去に 3 回以上のうつ病相を経験したうつ状態の患者（n＝2,188）であり，その中から無作為に MBCT 群（n＝212），抗うつ薬維持療法群（n＝212）に割り付けられた。24 か月間追跡調査され，効果の判定は再発までの期間とした。

　その結果，再発までの期間に両群間の差は認められなかった。MBCT，抗うつ薬維持療法のいずれも，再発危険性のある患者に対して，再発予防，残遺抑うつ症状と QOL の改善に関して良好な効果を示した。

　うつ病の再燃・再発防止に関する 10 ステップが示されている[56]。具体的には，1）ストレスマネジメントなどのコーピングスキルを学ぶ，2）喪失感や怒りといった心理問題に対処する，3）活動的になって人生を楽しむ，4）うつ病の初期の再燃・再発症状への対処計画を立てる，などである。対処計画を立てるためには，1）初期症状をリストアップする，2）再燃・再発リスクが高い状況をリストアップする，3）再燃・

104

表 7-4-1　レジリアンスを念頭に置いた抗うつ薬治療私見

・抗うつ薬は「きっかけ作り」と捉える

・わずかな「きっかけ」を逃さない

・「きっかけ」が生じた場合には徒らに用量を増加させるのではなく,
　むしろ精神療法的な関わりを増やしていく

・特に自分が安心できるような行動や,達成感を得られる活動,不安
　の中身を明らかにするような段階的な挑戦,などを増やしていく

・回復しようとする変化を,治療者や薬剤が邪魔をしない

・症状が改善しないときには,抗うつ薬が悪さをしているのではない
　かと疑う

菊地俊暁の文献 (7-57) を引用した。

再発時の再燃・再発緊急計画を準備しておく,としている。

　再発予防は,レジリエンスを高めながら,薬物療法の利益・不利益を
考慮しながら,家族などの協力を得て,可能な対策を実行することであ
ろう。各治療の具体的な内容の概略は第9章で述べる。

　レジリエンスを念頭に置いた抗うつ薬療法に関して私見が述べられて
いるので,参考までに紹介した (表 7-4-1) [57]。実証できるエビデンスが
求められている。

第5節　不安症群

　不安症群は,各疾患に共通して過剰な恐怖および不安と,それに関連
する行動障害の特徴を含んでいる。恐怖は,現実の,または切迫してい
ると感じる脅威に対する情動反応であり,不安は将来の脅威に対する予
期である [1]。

第7章　主な精神障害・病態の予防　　　105

・分離不安症

　本症の診断的特徴は，家または愛着を持っている人物からの分離に関する，過剰な恐怖または不安である。

　脆弱要因のうち遺伝要因については，6歳の双生児における本症の遺伝率は73%で，女児ではいっそう高いと見積もられている[1]。生理学的要因として本症の子どもは，二酸化炭素を多く含む空気を用いた呼吸刺激に特に高い感受性を示す。

　環境要因としては，本症は特に喪失（例：身内またはペットの死，自身または身内の病気，転校，両親の離婚，新しい土地へ転居，移民，愛着を持っている人物から分離された期間での災害）のような，人生上のストレスの後で，しばしば起こる。若年の成人では，実家から出たり，恋愛関係が始まったり，親となったりすることも，人生上のストレスに含まれる。親の過保護や過干渉も分離不安症と関連があるかもしれない[1]。

・選択性緘黙

　本症の診断的特徴としては，社会的交流の中で他者と接するとき，本症の子どもたちは，他者から話しかけられても話し始めたり，あるいは相互に応答したりしない[1]。

　脆弱要因のうち遺伝要因については，本症と社交不安症の間で顕著な重複があるので，両者間で遺伝要因が共通しているかもしれない[1]。本症の気質的危険要因は，十分明確化されていない。親の恥ずかしがりの既往歴，社会的孤立，そして本人の否定的感情（神経症的特質）または行動抑制が脆弱要因となっているかもしれない。本症の子どもは，受容性言語はあくまでも正常範囲内ではあるが，同年代児に比べると，わずかに同言語の困難さを示すこともある。

　環境要因としては，親の社会的抑制が，子どもにおける寡黙や本症の発症モデルとなるかもしれない。さらに，本症の子どもの親は，過保護である，あるいは他の不安症群を持っていたり，なんら障害を持たない

子どもの親たちよりも，管理的であるとの報告もある[1]。

・局限性恐怖症

　本症の診断的特徴は，恐怖または不安の出現が，恐怖刺激と称される特定の状況や対象の存在する場所に限定することである[1]。

　脆弱要因のうち遺伝に関して，ある型の本症に特異的な遺伝的感受性（例：第一度親族に動物限局性恐怖症を持つ人がいる人では，他の型の恐怖症より有意に高率に同種の本症がみられる傾向がある）があるかもしれない[1]。血液・注射・負傷恐怖がある人は，恐怖刺激の存在下で血管迷走神経性失神（失神）を起こしやすいという特有の傾向を示す。否定的感情（神経症的特質），または行動抑制といった本症の気質的危険要因は，他の不安症群でも同様に危険要因である。

　親の過保護，親の喪失や分離，身体的または性的虐待といった本症の環境的危険要因は，他の不安症群をも予測する傾向がある。恐怖の対象や状況との否定的な，または心的外傷をもたらす出会いは，時に（ただし常にではなく）本症の発症に先行する。

・社交不安症

　本症の本質的な特徴は，他者によって注視されるかもしれない社交状況に関する著明または強烈な不安である[1]。

　脆弱要因のうち遺伝に関して，本症の素因となる傾向，例えば行動抑制は，遺伝要因に強く影響されている[1]。この遺伝的影響は遺伝－環境相互作用を受ける。すなわち，行動抑制の強い子どもは，両親により社交不安をモデル学習するなど，環境の影響をより受けやすい。第一度親族は，本症を持つ機会が2～6倍高く，本症特異的な遺伝要因（例：否定的評価の恐怖）と非特異的な遺伝要因（例：神経症的気質）の相互作用が，本症になりやすさと関連している。

　気質要因として，本症にかかりやすくさせる潜在的傾向としては，行

第 7 章　主な精神障害・病態の予防　　107

動抑制と否定的評価に対する恐怖が含まれる。環境要因として，小児期の虐待，他の早発性の心理社会的困難の頻度増加は，本症の発症に原因的役割を持っていないが，小児期の虐待と困難は本症の危険要因である。

・パニック症

本症は，繰り返される予期しないパニック発作に適用される[1]。

脆弱要因のうち遺伝に関しては，複数の遺伝子が本症への脆弱性に関与すると考えられる[1]。しかし，正確な遺伝子，遺伝子産物，または遺伝子領域に関連した機能はいまだに不明である。本症に関する現在の神経システムモデルでは，他の不安症群におけるより，扁桃体とそれと関連した構造が強調されている。不安症群，抑うつ障害群，双極性障害群を持つ親の子どもでは，本症の危険が増大している。喘息のような呼吸器の障害は，既往歴，併存症，家族歴に関して，本症と関連する。

気質要因として，否定的感情（神経症的特質，すなわち否定的情動を体験する傾向）と，不安への過敏さ（すなわち，不安症状は有害であると信じる素因）は，パニック発作出現の危険要因である。"恐怖の期間"の既往（すなわち，パニック発作の完全な診断基準を満たさない症状限定発作）は，その後のパニック発作や本症の危険要因であることがある。特に重度の場合，小児期の分離不安は，後に本症の発症に先行するものかもしれないが，確立された危険要因ではない。

環境要因として，小児期の性的および身体的虐待の経験の報告は，他の不安症群と比して，パニック症でより頻度が高い。喫煙はパニック発作と本症の危険要因である。ほとんどの人は，最初のパニック発作の前数か月の間に，特定できるストレス因（例：違法薬または処方薬の不快な経験，病気，家族の死のような対人関係のストレス因，そして身体的健康に関するストレス因）があったと述べる[1]。

・不安症群におけるレジリエンス

レジリエンスと不安・抑うつ・強迫症状との関連が検討された[58]。これらの病態・症状に関しては，これまで脆弱要因に研究の焦点が当てられ，防御要因についての関心は乏しかった。そこで，高校生（n＝307，年齢：16.4歳）を対象に，青年向けレジリエンス尺度 The Resilience Scale for Adolescents（READ），抑うつ・不安・ストレス尺度，強迫調査表（改訂版）を用いて，レジリエンスと精神症状との関連が調べられた。

性・年齢が調整された統計解析の結果，高いレジリエンス評点は，抑うつ・不安・強迫のいずれの症状に関しても評点の低さを予測させた。高いレジリエンスは，抑うつ・不安・強迫症状レベルを低下させるといえる。このことは，臨床家，研究者に対して有益な情報を提供したことになる，としている[58]。

・不安症群の発症予防

本症群の発症予防は，他の疾患・障害と同じく，脆弱要因の影響を可能な限り軽減させることであるが，とくに親の喪失・分離，性的および身体的虐待，過保護，心理社会的困難に対する介入が重要となろう。そして，本症群でもレジリエンスの増強は有効であろう。

・不安症群の早期発見・早期治療

パニック症の早期介入効果に関する無作為化対照比較試験が実施された。対象は，域値下あるいは軽度の本症者で，介入群（n＝109，平均年齢：42±12.9歳）と対照群（n＝108，平均年齢：42±11.8歳）で比較された。介入法は，認知行動療法的技法を中心にした集団療法（1グループ6〜12名）で，週1回，1回2時間，計8週間実施された。対照群は，本症に対する通常の治療を受けた。その結果，介入群では43/109（39%）名，対照群17/108（16%）名に臨床的に改善がみられた。改善率に両群間で有意差が認められた。効果は，追跡期間後6か月の時点でも維持されていた[59]。

第7章　主な精神障害・病態の予防　　109

　不安症群の発症予防，早期介入・治療，再発予防については，薬物療法の適切な使用は必要であるが，主たる対応は心理社会的介入である。したがって支持的精神療法だけでなく，心理教育，対人関係療法，家族療法，認知行動療法などが，気軽に受けられる体制が望まれている。

第6節　強迫症

　本症は強迫観念および，または強迫行為の存在で特徴づけられる。強迫観念は繰り返し生じ持続する思考，衝動，イメージであり，侵入的で望ましくないものとして体験される。強迫行為は繰り返される行動または心の中の行為である[1]。

・脆弱要因

　本症を持つ成人の第一度親族における本症の発症率は，本症を持たない成人の第一度親族と比べ約2倍である。小児期または青年期に本症を発症した人たちの第一度親族における率は10倍にも増加する[1]。家族内伝達は，部分的に遺伝要因によっている（例：一卵性双生児における一致率0.57に対し二卵性双生児における一致率は0.22）。眼窩前頭皮質，前帯状回，および線条体の機能不全がもっとも強く推定されている[1]。

　小児期における内在化された症状，より強い否定的情動性および行動抑止は，気質的脆弱要因である。環境要因としては，小児期の身体的および性的虐待，および他のストレスに満ちたあるいは外傷的な出来事は，本症発症の危険性を高める。強迫症状が突然発症する子どももおり，それは種々の感染物質と感染後の自己免疫症候群を含む異なる環境要因と関連している[1]。

・レジリエンス

　強迫症状に関するレジリエンス研究が，中学生（n = 3,185）と青年期の

強迫症患者（n＝288），健常対照者（n＝246）を対象に実施された。中学生についてはレイトン強迫症状目録で「はい」が15以上の生徒を面接し診断し，強迫症群に組み込んだ。強迫症群は対照群に比較し個人特性（自己達成感・柔軟性・自尊感情）に関する評点のいずれも低かった[60]。

・発症予防

本症の発症予防は，小児期の身体的および性的虐待を防止し，ストレスに満ちた外傷的出来事を可能な限り減らすことであろう。自己達成感，柔軟性，自尊感情などレジリエンスを高める介入も試みる価値はあろう。

第7節　心的外傷後ストレス障害

心的外傷後ストレス障害 posttraumatic stress disorder（PTSD）の本質的特徴は，ひとつまたはそれ以上の心的外傷的出来事に曝されたのちに生じる特徴的な症状の発現であり，臨床症状は多様である[1]。

・脆弱要因

脆弱要因は，一般的に前トラウマ要因，周トラウマ要因，後トラウマ要因に分けられる[1]。

前トラウマ要因：女性であること，および（成人では）心的外傷的出来事への曝露時の年齢が若いことが脆弱要因となる。ある種の遺伝子型は保護的かもしれないし，危険性を増加させるかもしれない。気質要因としては，6歳以前の小児期における情動面の問題（例：以前の心的外傷への曝露，外在化または不安に関する問題）と以前の精神障害（例：パニック症，抑うつ障害，PTSD，または強迫症）が含まれる。

環境要因としては，低い社会経済的状態，低学歴，以前の心的外傷への曝露（特に小児期），小児期の逆境（例：経済的貧困，家族の機能不全，

親との別離または死別），文化的特性（例：諦めや自己批判による対処戦略），低い知性，少数派の人種や民族であること，および精神疾患の家族歴が含まれる。出来事への曝露に先行する社会的支援は保護的である。

周トラウマ要因：環境要因としては，心的外傷の苛酷さ（量，心的外傷が重大であるほど，本障害を発症する可能性が高くなる），生命への脅威の自覚，身体障害，対人暴力（特に養育者によって行われた，または養育者への脅威を目撃したことによる子どもの心的外傷），そして軍関係者については，加害者になる，残虐行為を目撃する，または敵を殺すことが含まれる。心的外傷の最中に生じてその後も持続する解離症状は危険要因となる。

後トラウマ要因：気質要因としては否定的な評価，不適切な対処戦略，および急性ストレス障害の発症が含まれる。環境要因としては，動揺させる思い出の繰り返しに曝露されること，人生の不運な出来事が続くこと，および心的外傷に関連して経済的または他の損失を被ることが含まれる。社会的支援（子どもでは安定した家族を含む）は，心的外傷後の転帰を改善する保護要因である。

脆弱要因に関する最近の研究を紹介する。妊婦（n = 2,654）についてPTSD の有無と妊娠期間前出産（37 週未満）との関係が調べられた。PTSD を有する妊婦は，妊娠期間前出産が多く，うつ状態も多かった。統計処理の結果，PTSD とうつ状態は妊娠期間前出産のリスクを 4 倍高めた。このリスクは，抗うつ薬，ベンゾジアゼピン系薬物，抑うつ・不安症状のリスクより高いとしている[61]。さらに妊娠期間前出産は，生まれた子どもに各種疾患の脆弱要因を生むことになる。

幼年期に受けた自然災害（森林火災，1983 年）の影響が 20 年間にわたり追跡調査された。対象は，被災者（n = 540），対照者（n = 471）で，両群間で各種の指標が比較された。その結果，対照群に比較して被災者群では，DSM-IV の診断基準を満たす疾患を有する者は有意に多かったが，災害による直接の影響は少なかった。得られた結果から，PTSD の

112

有病率を正確に知るためには，生涯にわたるトラウマ的観点からの評価が必要である，と述べている[62]。

・レジリエンス

　PTSD とレジリエンスとの関連が調べられた。対象は，米国退役軍人（n＝3,157）で，PTSD の評価は，PTSD 評価尺度の DSM-IV 版などを用いて実施された。統計解析の結果，PTSD（確実ではないが多分）の生涯有病率は 8.0（標準誤差：0.48）%，現在の有病率は 4.8（標準誤差：0.40）% であった。対象者の 87.0% は心的外傷の原因となる出来事を経験しており，愛する人との死別，性的虐待などが多かった。PTSD と抑うつ・不安・物質使用障害・自殺企図との関連が認められた。

　レジリエンス・地域との良好な関係・安全な愛着などの心理社会的要因と PTSD との間に負の相関が認められた。自己防衛的な心理社会的要因を強化することが PTSD の発症リスクを低下させるであろう，としている[63]。

　過酷な心的外傷を受けたハイリスク女性（n＝159）について，レジリエンスと予後との関連が調べられた。対象は，精神科的診断が過去・現在ともにされていない者（診断なし群，n＝56），過去には診断されたが現在はされていない者（回復群，n＝31），現在ひとつ以上の診断がされている者（診断あり群，n＝72）に分けられ，3 群間で各種の指標が比較された。

　その結果，卓越感 mastery と社会的サポートの高得点と診断なし群，卓越感と外傷後の成長の高得点と回復群と，それぞれに相関が認められた。診断なし群と回復群では，診断あり群に比較して健康に関連した QOL レベルが高かった。過酷な心的外傷後の障害の予防，治療戦略を考える上で，レジリエンスは有用である，としている[64]。

　第二次世界大戦中に沖縄での地上戦（1944～1945）を体験した高齢者（n＝401，平均年齢：82.3±5.1 歳）について，PTSD と精神健康に関す

第 7 章　主な精神障害・病態の予防　　　113

表 7-7-1　外傷後成長質問表における 5 要因

1　新たな可能性（人生や仕事への優先順位が変わる）
2　他者との関係（より深く，興味ある人間関係を体験する）
3　人間としての強さ（自己の強さの認識が増す）
4　精神性的変容（存在や霊性への意識が高まる）
5　人生に対する感謝（生に対しての感謝が増える）

Tedeschi RG らの文献（7-66）を引用し筆者が表にした。

る調査（2012〜2013）が実施された。改訂出来事インパクト尺度日本語版，WHO-5 精神的健康状態表などを使用し各種の評価が実施された。その結果，PTSD が疑われた者は 359 名中 141 名（39.3%），精神健康不良とされた者は 17 名（4.7%）であった。PTSD が疑われ現在も PTSD の症状が認められても，精神健康状態は比較的良好であった。このことは，沖縄戦体験者にレジリエンスがあることを示しているのではないか。沖縄には「ユイ」という相互扶助の精神があって，地域共同体との繋がりがあるからではないかと考察している[65]。

・外傷後成長

　外傷後成長 posttraumatic growth（PTG）が注目されるようになった。外傷的出来事を経験した者から報告されたポジティブな側面を評価するための外傷後成長質問表 Posttraumatic Growth Inventory が開発されその内容が報告された。内容は表 7-7-1 に示すごとく，1）新たな可能性，2）他者との関係，3）人間としての強さ，4）精神性的変容，5）人生に対する感謝，の 5 要因を含む 21 項目であった[66]。

　本質問表を使用して調査した結果，女性は男性に比べ外傷的出来事からより多くの利益を得ていた。異常な外傷的出来事を経験した者は，経験していない者に比べ多くのものを得ていた。PTG は，楽観主義と外

交性との間にある程度の関連性を示した。さらに本質問表は，災害を受けた個人が災害を乗り越えて行けるかどうかを判断する際有用であろう，としている[66]。

　自然災害である津波について，生存者の QOL が，PTG，抑うつ症状，外傷性ストレスとの関連で調査された。対象は，東南アジア津波（2004）時にカオ ラック Khao Lak（タイ国）に在住していたノルウェイ人（n=58）で，災害 2 年後，6 年後に各種の評価尺度を使用して調査された。PTG は，先に述べた質問表が使用された。

　統計解析の結果，外傷的ストレスと抑うつ症状は，QOL と負の相関を示した。PTG は QOL と相関しなかったが，交互作用は認められた。すなわち津波 6 年後の時点において PTG レベルの低い者では，高いレベルの外傷的ストレスと低い QOL は相関していた。一方 PTG レベルの高い者では低いレベルの抑うつ症状と高い QOL とが相関していた。結論として，自然災害時における外傷後のストレスと抑うつ症状とは，QOL と負の相関を示すが，PTG はこの関係に及ぼす要因を減弱させるのであろうとしている[67]。

・発症予防

　発症予防は，脆弱要因として前トラウマ，周トラウマ，後トラウマ要因が指摘されているので，これらの脆弱要因を軽減させることであろう。レジリエンスとして卓越感レベルの高さ，社会的サポートの良さが報告されているが，これに留まらず，本人にとって苦痛の少ない，生活しやすい環境の整備が有効であろう。

　PTSD は，外傷的出来事と遺伝要因との複雑な相互作用により現れると考えられており，その中でエピジェネティックな調節がこの相互作用の中心である[68]。このエピジェネティック調節は，遺伝子調節に及ぼす環境の影響を持続させることを伝達している。外傷に対するレジリエンスを増強する環境要因，遺伝要因，エピジェネティック要因について

第7章　主な精神障害・病態の予防　　　　115

研究することは，この領域における重要な進展をもたらすであろう，と
している。

　動物実験も含め PTSD に関する生物学的研究が進んでおり，PTSD
に関する遺伝子として，ホスホリボシルトランスフェラーゼ領域1
phosphoribosyl transferase domain 1（PRTFDC1）が報告された[69]。脆
弱性・レジリエンスに関するマーカーが見出され，それを生かした予防
活動が可能となる日が到来するかもしれない。

第8節　摂食障害

・神経性やせ症

　本症には3つの必須の特徴がある。1) 持続性のカロリー制限，2) 体
重増加または肥満になることへの強い恐怖または体重増加を阻害する行
動の持続，3) 体重および体型に関する自己認識の障害，である[1]。

　脆弱要因のうち遺伝に関しては，本症の者の生物学的な第一度親族は
本症および神経性過食症を発症する危険が高い[1]。本症，特に過食・排
出型の第一度親族では，双極性障害群と抑うつ障害群の発症の危険も高
い。一卵性双生児における本症発症の一致率は，二卵性双生児と比較し
て有意に高い。気質要因としては，小児期に不安症群を発症したり強迫
傾向を示したりする者は，本症の発症の危険が高い。

　環境要因に関して，本症の有病率が時代および文化によって異なるこ
とは，痩身に価値を置く文化および環境と，この障害が関連しているこ
とを裏付けている。モデル業および上流社会の競技のごとき痩身を奨励
する職業および趣味も，危険の増大と関連している[1]。

・神経性過食症

　本症には3つの本質的特徴がある。1) 反復する過食エピソード，2)
反復する体重増加を防ぐための不適切な代償行為，3) 体型および体重

によって過度に影響を受ける自己評価である。

脆弱要因のうち遺伝に関しては，本症の家族内伝達が存在するようであり，この障害の遺伝的脆弱性もあるかもしれない。小児期の肥満と早い二次性徴は，本症の危険を高める[1]。

気質要因として，体重への関心，低い自尊心，抑うつ症状，社交不安症，小児期の過剰不安症は，本症の危険の上昇と関連している。環境要因として，痩身を理想とする風潮を取り込むことによって体重への関心が増大する危険が高まり，さらに本症が発展する危険が高まることが分かっている。小児期に性的あるいは身体的虐待を経験した人は，本症を発症する危険が高い[1]。

・摂食障害の発症予防

発症予防の目標は，社会のやせ礼賛風潮に対抗し，幅広い体型を「個性」や「自分らしさ」として認めることである。これは一般市民を対象とした全般的介入，ハイリスク群を対象とした選択的介入でも共通している[70]。

スタンフォード摂食障害予防プログラムは，対象者（n＝931，年齢：11〜13歳）を高危険群と低危険群に分け，介入の効果が2年間にわたって評価された。その結果，高危険群に「知識の増加」がみられたものの，食行動異常に対する効果は認められなかった。この結果を踏まえ，高危険者に焦点を当てる予防活動は効果的であるが，さらに強力で広範な予防活動が必要であると述べている[71]。

発症予防の今後のあり方について，生野は関連論文を引用しながら次のことを指摘している。1) 高危険者集団を対象にしたプログラムが効果的，2) ダイエットを取り上げると効果的，3) 学校での予防活動が重要，4) 社会のメディアを利用した広報活動，5) 予防と治療を組み合わせた統合的プログラム，6) 予防活動に対する資金援助，7) 男性の高危険者集団（モデル，俳優，騎士，ランナーなど）対策，8) 一般市民教

第7章　主な精神障害・病態の予防　　117

育, などを取り上げている[70]。

・早期発見・早期介入

　早期に治療したケースは経過がよいとされており, 極めて早期なら助言やカウンセリングで改善することも可能である。しかし, 多くのケースでは発症から治療開始までに時間が経っている。

　早期治療を阻害する患者側の要因として, 1) 病識の乏しさ, 2) 自然治癒への期待, 3) 軽症だとの思い込みなどが, 治療者側の要因として, 1) 病識の乏しさ, 2) 早期スクリーニング法の少なさ, 3) 早期治療・介入法が確立されていないこと, などがあげられている[72]。

第9節　睡眠障害

　睡眠・覚醒障害群のうちもっとも頻度が高く, 本障害群の中核群と考えられる睡眠障害, とくに不眠障害のみを取り上げた。

　不眠障害の基本的特徴は, 睡眠の開始や維持が困難であるとの訴えをともなった, 睡眠の量と質に関する不満足感である[1]。

・脆弱要因

　脆弱要因のうち遺伝に関しては, 不眠の有病率は, 二卵性双生児に比べて一卵性双生児で高く, また一般人口に比べて第一度親族で高い。この関連性が遺伝的要因によってどの程度受け継がれるのか, あるいは親をモデルとして観察することでどの程度学習されるのか, または他の精神病理の副産物としてどの程度生じるかについては, いまだ明らかになっていない。しかし, 途切れがちな睡眠および不眠は家族性の素因を示し, 女性と加齢は, 不眠に対する脆弱性を増大させる[1]。

　気質要因としては, 不安または心配しやすいパーソナリティ, あるいは認知様式, 覚醒亢進の素因, 感情を抑制する傾向は, 不眠に対する脆

弱性を増大させる。

環境要因として騒音，光，不快な高温あるいは低温，高地は，不眠に対する脆弱性を増大させるかもしれない[1]。

脳体積と睡眠障害との関連が報告された。対象は，慢性原発性不眠症（DSM-Ⅳ）で，第1研究では患者群（n＝20），健常対照群（n＝15），第2研究では患者群（n＝21），健常対照群（n＝20）であり，方法は2研究間で同一であった。脳体積はMRIを用いて計測された。統計解析は各研究ごとに独立して実施された。

両研究を合わせた結論は以下のごとくであった。患者群では対照群に比較して吻側前帯状回皮質体積が大きかった。この体積は臨床的重症度と相関していた。本所見は，慢性不眠に対する代償的な脳の反応であり，この部位の体積が大きいことは，うつ病に対するレジリエンスのマーカーとなり得る可能性があるかもしれない，と考察している[73]。

・不眠障害の発症予防・慢性化予防

本障害の発症予防として重要なことは，睡眠衛生を守ることである。不適切な睡眠衛生は不眠障害を引き起こす。適切な睡眠衛生のための基本事項として次のことが指摘されている。1) 規則的な睡眠スケジュールを守り，就床時刻と起床時刻を一定にする，2) 着替えなどの就寝前の行動も一定にし，決まった就寝儀式を確立する，3) 朝起床時，できるだけ太陽の光を浴びるようにし，午後や夕方早い時間には適度な運動を毎日定期的に行う，4) カフェインを含む飲み物など睡眠を妨げる物質はとらないようにする，などである[74]。

不眠障害者の多くは，不眠が翌日の仕事や日中の活動能力に重大な支障をきたすとの過大な恐れを抱いており，眠ることが達成されなければならない課題のようになっている。こうした場合，睡眠に関する正しい知識を与え，誤解を解くことが大切である。森田療法，認知行動療法なども有用である。

第10節 アルコール使用障害

物質関連障害および嗜癖性障害群のうち，頻度が高く，うつ病，自殺，身体併存症などとの関連が重要となるアルコール使用障害（アルコール依存症）を取り上げた。物質関連障害および嗜癖性障害群に含まれる他の障害についてもアルコール使用障害と共通する事項は多い。

本障害は，離脱，耐性，渇望を含む一群の行動的，身体的症状として定義される[1]。

・脆弱要因

脆弱要因のうち遺伝については，本障害は家族性の発現様式を持ち，危険要因の分散のうち40〜60%は遺伝的影響により説明される。この障害を持つ人の割合は，本障害の近親者では3〜4倍になる。本障害を持つ親族が多く，その親族と遺伝的に近く，親族のかかえるアルコールに関連した問題がより重度である人では，その危険性は最大となる[1]。

本障害を持つ人の二卵性双生児の同胞に比べて一卵性双生児の同胞が本障害になる危険性は有意に高くなることが分かっている。本障害を持つ人の実子で，生後すぐに養子に出され，この障害のない養父母に育てられた人でも，危険性は一般の人の3〜4倍になることが明らかにされている[1]。

中間的特徴（または中間表現型）を介して本障害の危険性に影響を与える遺伝子に関する理解の進展は，本障害の危険性が特別低いまたは高いと考えられる人々を同定するのに役立つ。危険性が低い表現型の中には，急性のアルコールに関連した皮膚の紅潮（アジア人でもっとも目立った形でみられる）がある。高い脆弱性は，衝動性（すべての物質使用障害とギャンブル障害の頻度を高める）だけでなく，本障害に先行する統合失調症，双極性障害の発症と関連している[1]。

アルコール使用障害に特異的な高い危険性は，アルコールに対する低反応性（低感受性）と関係している。複数の遺伝的変異がアルコールに対する低反応性の要因となったり，あるいはドパミン報酬系を調節するかもしれない。しかし，単一遺伝子の変異はいずれも，これらの障害の危険性の1〜2%しか説明できないだろうということに注意を払うことが重要である。一般的に高い水準の衝動性は，早期発症やより重度の本障害と関係している[1]。

環境的危険性と予後要因には，飲酒と中毒に対する文化的態度，アルコール入手の可能性（値段も含む），身についた個人的なアルコールの経験，そしてストレスの程度が含まれるであろう。脆弱性を持つ人がアルコール問題を発展させる仕方を媒介する可能性のある補足的因子として，仲間との行きすぎた物質使用，アルコールの効果に対する誇張された前向きな期待感，そしてストレスに対する最適とはいえない対処法などが含まれる[1]。

脆弱要因をまとめると，本障害に対する遺伝的関与は大きい。アルコールに対する低反応性（皮膚の紅潮が目立たない）などの体質，高い衝動性，飲酒と中毒に対する寛容さなどの地域文化，アルコールの入手の容易さなどが脆弱要因となる。

・レジリエンス

アルコール乱用とレジリエンスとの関連が調べられた。対象は，イラクとアフガニスタンで参戦した退役軍人（n = 1,090）で，戦闘経験，PTSD（疑い），レジリエンス，アルコール乱用に関する事項が，各種評価尺度を用いて調べられた。

統計解析の結果，心理的レジリエンスの高いこととアルコール乱用との間に逆相関が認められた。得られた結果から，心理社会的レジリエンスを高めることは，アルコール乱用を防御することになる。さらにアルコール乱用を予防するにはアルコール使用に関するスクリーニングの

際，レジリエンスも評価することの重要性が示唆されている[75]。

　有害な飲酒・不法ドラッグ使用とレジリエンスに関する調査が実施された。対象は，幼少時に児童虐待の既往を持つ成人（n＝2,024）で，児童虐待，アルコールと不法ドラッグ使用，レジリエンスなどが各種の評価尺度を用いて調べられた。調査地域は，児童虐待などの発生率の高い都市部であった。統計解析の結果，レジリエンスは生涯にわたるアルコール使用問題を減らすことが示された。同様に不法ドラッグ使用に関しても効果が認められた[76]。

・発症予防

　本障害の発症予防は，他の障害と同様に脆弱要因の影響を軽減させ，レジリエンスを増強させることであるが，とくに本障害に関しては以下のことが指摘できる。一般市民を対象とした全般的介入に関しては，アルコールの健康被害についての教育・啓蒙活動が重要である。アルコール飲料の過剰な宣伝，一部で実施されている自動販売機の設置，アルコール飲料価格（酒税）など考慮すべきことは多様である。

　発症の可能性の高いと考えられる者を対象とする選択的介入に関しては，飲酒の機会が多い職場，さらには学校での教育も有効であろう。

　特定的介入については，本障害の脆弱要因の数が多く，かつ脆弱要因の影響力が強い個人に対する介入がある。この場合，当事者の意思など倫理上の問題が生ずる。さらに費用対効果も考慮される必要があろう。

　レジリエンスの増強については，既に本章の他の障害で述べたごとき事項が，本障害の予防についても有効と考えられる。まず，CD-RISCのようなレジリエンススケールが身近に使用できる状況が望まれよう。

・早期発見・介入

　アルコール依存症（本障害）までに至っていないが，何らかのアルコール関連問題を有している症例をプレアルコホリックと称している[77]。

診断基準としては，1) 何らかのアルコール関連問題を有している，2) 2日を超える連続飲酒の経験がない，3) 明らかな離脱症状を経験したことがない，の3項目をすべて満たす状態としている。この状態の治療目標，治療方法，治療成績はアルコール依存症とは異なり，必ずしもアルコール依存症の専門施設での治療は必要でなく，一般外来，会社の健康管理室でもケアが可能である[77]。

アルコール依存症のコンサルテーションは，早期発見プロセスであり，治療導入へのプロセスでもある。コンサルテーションで評価すべき項目として次の事項が指摘されている。1) アルコール依存の程度（プレアルコホリックかアルコール依存症か），2) 身体合併症（緊急な治療が必要か），3) 離脱症状（緊急な治療が必要か），4) 精神的問題（アルコール問題以外に問題があるか），5) 家族（配偶者，子どもはどの程度の影響を受けているか），6) 社会問題（職場，近隣との関係，警察），7) 治療（依存の治療の必要性，どこで治療するか）の7項目を取り上げている[77]。

治療の必要性があるにもかかわらず，本人が拒否することも多い。この場合，いわゆるインターベンションが有効なことがある。インターベンションとは，本人の飲酒問題に直接係わったことのある人たちが一堂に会し，問題を本人に直面化させる技法である[77]。

第11節　アルツハイマー病による認知症または同病による軽度認知障害

認知症および軽度認知障害は，既知もしくは推測される病因や病理の単位，または認知機能低下の基盤となる単位によって，アルツハイマー病，前頭側頭葉変性症，レビー小体病などの下位分類に分けられる[1]。これらのうち頻度の高いアルツハイマー病 Alzheimer's disease（AD）と血管性認知症のみを取り上げた。認知症および軽度認知障害は，認知と機能の障害において連続したものである（図7-11-1）。

第7章　主な精神障害・病態の予防　　　123

・脆弱要因

　年齢は AD のもっとも強い危険要因である。遺伝的感受性アポリポ
蛋白 E4 多型は，特にホモ接合体の人で危険を増大させ，発病年齢を引
き下げる。同様にきわめてまれな原因となる AD 遺伝子がある。ダウ
ン症の人は中年まで生存すると，AD を発症する。多数の血管性の危険
要因は AD の危険度に影響し，脳血管性の病理を増大させたり，AD の
病理に直接作用したりするかもしれない。外傷性脳損傷により AD に
よる認知症または AD による軽度認知障害の危険が増す[1]。

・レジリエンス

　認知機能が正常であった高齢者における死後脳の剖検において，約
30% の高齢者に AD の病理が確認されている。しかし，この不一致の
原因は解明されていない[78]。レジリエンスの観点から以下のごとき研
究が実施されている。

　「レジリエントな脳の加齢：AD の病理と認知機能障害との不一致
の特徴」のテーマで，大規模な研究の結果が報告された。対象者は，
死亡までの 15〜18 年間，年 1 回の各種の評価を受けた。その中から死
後，脳の剖検が行われた高齢者（n＝966，女性の割合：64%，平均年齢：
87.9±6.7 歳）が，本研究の最終対象者となった。生前に各種の認知機能
が評価されたほか，AD の危険因子とされるアポリポ蛋白 E（APOE）
ε4 なども調べられた。認知機能評価で，対象者966人のうち正常は
32%，軽度認知障害 mild cognitive impairment（MCI）25%，認知症 43%
であった。

　統計解析の結果，認知機能状態は，人生早期の社会経済状態，老年期
の読書能力，老年期の認知能力，APOE ε4 との間に相関が認められた。
読書能力と認知能力がレジリエンスと関連することが示唆された[79]。こ
のレジリエンスが，AD の病理と認知機能状態の不一致の原因であろう
としている。

ADの分子生物学的病理所見と認知機能におけるレジリエンスとの関連が検討された。対象は高齢者（n＝54）で，ADの分子生物学的指標として脳脊髄液中のアミロイド-β1，頭部MRIを用いた各種の指標，認知機能，教育歴などが調べられた。その結果，発症前の頭蓋内容積の大きさは，AD病理に対する保護要因となっていた。この事実は，ADに対するレジリエンスの脳予備能仮説 brain reserve hypothesis を支持する。本仮説は，議論のあるところだが，認知予備能の高い者は，脳の障害があっても日常生活においてより良い対処が可能なのであろう。例えば，より高い教育は，より高い認知予備能を有するとの研究報告がある[80]。

パーソナリティとADに対するレジリエンスとの関連が検討された。対象は，死亡時に剖検され病理所見が得られた高齢者111名であり，発症まで11年間（中央値），死亡まで15年間（中央値）にわたり追跡調査された。病理所見などから正常群（n＝27），ADの病理所見はあるが臨床症状が認められない群（n＝29），AD群（n＝55）であった。

統計解析の結果，調査開始時の評価においてストレス，不安，抑うつに対する脆弱性のスコアが高い者，規律遵守能力と適応能力の低い者は，ADの病理が認められても臨床症状が認められない状態に留まっている者が少なかった。ニューロティシズムと低い調和性は，ADの進行した状態と関連していた。レジリエントなパーソナリティは，ADの病理を持っている者にでも臨床的な認知症に発展する危険性を低下させる，進行を遅らせるであろう[78]。

・診断マーカー

脳萎縮，アミロイド主体の老人斑，およびタウ主体の神経原線維変化は，ADの病理診断の証明となるものであり，死後の病理組織学的検査によって確認されるかもしれない。常染色体性優性遺伝のある早発型症例においては，AD原因のひとつとしてよく知られている遺伝子の変異，すなわちアミロイド前駆物質蛋白質（APP），プレセニリン1

第 7 章　主な精神障害・病態の予防　　125

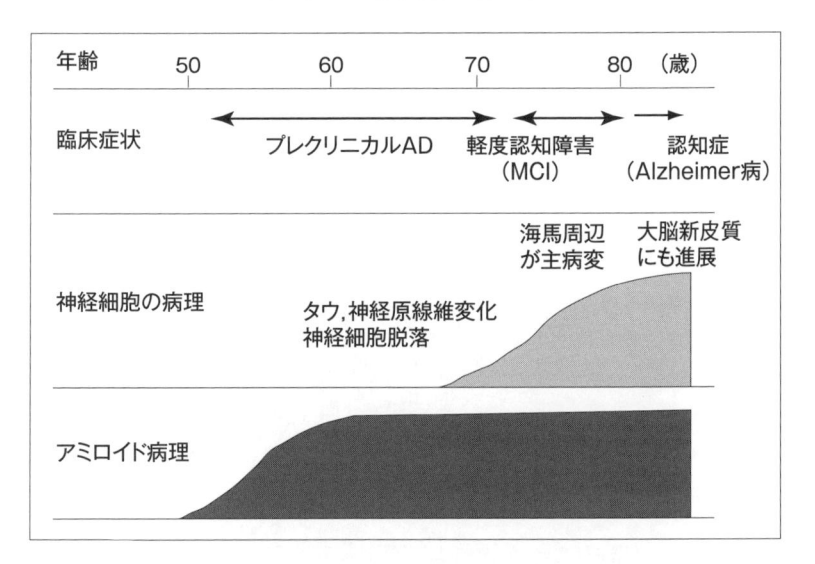

図 7-11-1　アルツハイマー病の臨床と病理の経過
岩坪威の文献 (7-81) を引用した。

（PSEN1），あるいはプレセニリン 2（PSEN2）が関係しているかもしれ
ない。このような変異に関する遺伝子検査は市販され入手可能であり，
少なくともプレセニリン 1 についてはそうである[1]。

　脳におけるアミロイド β 42 の沈着が病態生理学的カスケード上に早
期から起こるので，脳の陽電子断層撮影法（PET）によるアミロイドイ
メージングのようなアミロイドに基づいた診断検査，および脳脊髄液中
のアミロイド β 42 の減少には，診断価値があるだろう[1]。

・**発症予防**

　AD の病理と経過：AD の経過における臨床症状，神経細胞の病理，
アミロイド病理の関連が図 7-11-1 で示されている[81]。臨床症状は認め
られていないものの，アミロイド前駆体蛋白由来のアミロイドが沈着し
ている状態が存在し，この状態はプレクリニカル AD と定義されてい

る[82]。しかし，プレクリニカル AD に分類される個人のすべてが生涯のうちに MCI，AD に進展するとは考えにくい。アミロイド陽性を示した個人が，10数年続くと考えられるアミロイド陽性無症候期の中でいかなるステージに位置し，その生涯のうちに認知機能障害を発症する危険性がどの程度かを判定することが，今後の超早期介入には必須であろう[81]。

　タウ（タウ蛋白質）は，脳に含まれる蛋白の一種で，主に神経細胞の軸索に分布し神経細胞の形成と維持に関係している[83]。このタウの沈着による神経原線維変化，神経細胞脱落などの神経細胞の病理が，アミロイド病理に続いて出現する。病変部位は，海馬周辺から大脳皮質にも進展することになる。

　現在のわが国における治療薬は，臨床症状が認められる時期に存在する神経伝達物質の異常を標的にしており，ドネペジル，ガランタミン，リバスチグミン，メマンチンの4種の薬物が臨床で使用されている。プレクリニカル AD に対する治療薬，予防薬，例えば抗アミロイド薬，タウ標的薬の開発は進んでいるが，現在のところ有効性が証明された薬物はない。山田（2014）は以下のごとく述べている[84]。タウの蓄積や神経細胞障害が進む認知症の進行期には，抗アミロイド療法のみを実施しても十分な効果は期待できないことなどが議論され，早期治療さらには予防的治療（先制医療）の必要性が主張されている。予防的薬物療法は，本療法を望む者が受けるにしても費用対効果，生命倫理などの問題が生じよう。

　老年期における認知機能の低下に及ぼす危険要因と可能性のある予防要因に関する総説がある[85]。それをもとに朝田は，表 7-11-1 を示している[86]。認知機能低下に対する予防要因，すなわち防御要因としては運動と認知トレーニングのみが取り上げられている。栄養に関しては低い評価となっているが，栄養は有用な防御因子だとする報告は少なくない。

　運動療法：運動は高齢者の認知機能低下を抑制し，認知症の発症率を

第 7 章　主な精神障害・病態の予防　　127

表 7-11-1　認知機能低下に対する防御因子としての評価

介入のタイプと方法	概括評価
栄養	
ビタミン B・葉酸	× ?
ビタミン C・ベータカロチン	×
銀杏葉エキス	×
ω 3 不飽和脂肪酸	×
医薬品	
スタチン	×
降圧剤	× ?
NSAIDS（非ステロイド性抗炎症薬）	×
性ホルモン	×
コリンエステラーゼ阻害薬	×
社会・経済・行動要因	
運動	○
認知トレーニング	△〜○

○：危険性低下　△：軽度危険性低下　×：相関なし
?：例外もあるのか？　　　　朝田隆の文献 (7-86) を引用し一部改変した。

低下させることが，多くの疫学研究によって明らかにされている。

　認知症に関する前方視的コホート研究の対象として，地域在住の 65 歳以上の高齢者（n = 9,008）がまず取り上げられた。そのうち，認知機能に異常がない高齢者（n = 6,434）が最終的な対象者となった。5 年間の追跡調査が可能であった 4,615 名のうち 3,894 名（84.4%）には認知機能の低下はなく，436 名（9.4%）に認知機能の低下は認められたが認知症の診断基準を満たすに至っておらず，285 名（6.2%）は認知症と診断された。運動を行っている者は，行っていない者に比べ認知機能障害，AD，他のタイプの認知症のいずれのリスクも低かった。歩行より強度

の高い運動を週3日以上実行した群は，歩行と同程度の運動を週3日以上実行した群，それ以下の運動しか行わなかった群に比較し，認知機能障害，認知症のリスクは低かった[87]。

　ウォーキングと認知症との関連が検討された。対象は，運動可能な高齢者（n＝2,257，71〜93歳）であり，1991〜1993年，1994〜1996年，1997〜1999年の3回，認知症の検診が行われたほか，運動状況などが調べられた。その結果，追跡調査により158名が認知症と診断された。歩行距離が1日0.25マイル（約400m）以下の群は，1日2マイル（約3.2km）以上の群に比べ認知症全体で1.93倍，ADで2.21倍リスクが高かった，としている[88]。認知症の発症予防には，1日0.25マイル以下のウォーキングより2マイル以上のウォーキングが望ましいことになる。

　余暇時間における運動と認知症の危険度との関連が，中年期の対象者（n＝1,449）について追跡的に検討された。運動習慣として中年期から週2回以上，息が上がって汗ばむ程度の運動を20〜30分実行することによって，20年後の高齢期における認知症の発症危険度が認知症全体で0.48倍，ADで0.38倍に減少した，と報告されている[89]。

　軽度認知機能障害（MCI）を対象とした運動プログラムの効果を検証するためのランダム化対照比較試験が実施された。対象は，MCIを持つ高齢者（n＝100，平均年齢：75歳）で，対象者を健忘をともなうMCI群（n＝50）とその他のMCI群に分け，各群内で運動プログラム群と対照群に1対1の割合でランダムに割り付けられた。運動プログラム群では，注意・記憶を刺激する複数の課題条件下で運動プログラムが実施され，対照群では，教育クラスに2回出席させた。

　その結果，健忘をともなうMCI群の場合，運動プログラム群では対照群に比較して知的機能評価尺度であるMini-Mental State Examination（MMSE）の評点，論理記憶の評点のいずれも高く，全脳皮質の委縮は小さかった。この結果は，健忘をともなうMCIを有する高齢者に対する運動介入は，論理記憶の改善，一般的な認知機能の維持などに有益で

第7章　主な精神障害・病態の予防　　　　129

あることを示唆している，としている[90]。

　運動には有酸素（性）運動と無酸素（性）運動がある。有酸素運動は，
酸素を摂取しながら行う運動の総称で運動生理学用語であり，ジョギン
グ，水泳，体操ダンス，縄跳び，自転車こぎなどの運動を，3〜5回 /
週，15〜30分 / 回，息を止めずに継続し，少しきついと感じる程度まで
行うのが効果的として推奨されている。この運動の効果は，冠動脈疾患
の危険性の減少，慢性疾患の発症率の低下などとして実証されている[91]。

　認知症の予防に関しても，この有酸素運動が注目されている。健常対
象者（n = 124，年齢：60〜75歳）に，有酸素運動としてウォーキングを
課したところ，前頭葉や前頭前野が関与する遂行機能は高まったが，無
酸素運動では効果は認められなかった。したがって有酸素運動が，身体
疾患の予防に有効であるのみならず，認知症の発症予防にも有効である
可能性があろう，としている[92]。

　食事療法：食事療法は，第12節で述べる血管性認知症の予防に際し
特に重要な予防対策となるが，AD に関しても古くから注目されてきて
いる。そこで，AD と食事との関連についての研究報告の中から，発症
予防対策上，有用と思われる論文を以下に取り上げた。

　MCI を有する高齢者の栄養状態が調べられた。対象は，入院中の
MCI を有する高齢者（n = 623）で，栄養状態は「ミニ栄養評価 Mini-
Nutritional Assessment（MNA）」を用いて調査された。対象者のうち
「栄養状態良好」は18%，「不良の危険性あり」58%，「不良」24% で
あった。MCI と認知症を有する者は，認知機能が正常な者に比べ，「栄
養状態良好」が少なく，「不良の危険性あり」と「不良」が多かった。
入院中の高齢者のうち，軽度であっても認知機能障害を有する者は，栄
養状態はよくなかった。彼らに栄養状態を改善させれば，認知症への進
行を遅らせることができるか，今後の課題であろう，としている[93]。

　食材のうち魚，肉と認知症との関連が検討された。対象は，認知症に
罹患しておらず自宅で生活している68歳以上の高齢者（n = 1,674）で，

食事に関する調査，認知機能評価などが実施された。追跡調査が2年，5年，7年後に行われた。追跡期間中にAD 135名を含む170名の認知症が認められた。統計処理の結果，少なくとも週に1回は魚か海産食品を食べる高齢者では，ADを含む認知症の発症危険性が低かった[94]。

　地中海食とAD危険度との関連が，認知症に罹患していない地域住民（n＝2,258）を対象に調べられた。地中海食を守る程度を10段階に評価した。追跡期間4±3.0年の間に262名のADが認められた。地中海食を守る率が高いほどADの危険度は低かった。地中海食を食べる率が高いほどAD危険度は低下すると結論づけている[95]。

　抗酸化物質であるビタミンCならびにビタミンEの摂取とAD危険度との関連が検討された。対象は，認知症に罹患していない在宅者（n＝5,395，年齢：55歳以上）で，平均6年間にわたり追跡調査された。追跡期間中に146名のADを含む197名が認知症を発症した。性，年齢，認知機能，アルコール摂取，教育歴，喫煙などの情報が調整され解析された結果，食物中のビタミンCとビタミンEの摂取量が多いほどADの危険度は低かった[96]。

　魚の摂取，オメガ3脂肪酸と認知機能の低下との関連が検討された。対象は，研究開始時70〜89歳の男性高齢者（n＝210）で，食物中のエイコサペンタエン酸（EPA）とドコサヘキサエン酸（DHA）の量，認知機能が調べられ，5年後に再調査された。その結果，魚の摂取者は，非摂取者に比べ5年後の認知機能の低下が少なかった。EPAとDHAの摂取と認知機能の低下との相関は直線的であった[97]。EPAとDHAはいずれもオメガ3脂肪酸で，イワシやサバなど青魚類の油に含まれ，血中脂質低下作用，抗炎症作用などを示すとされている[98)99]。

　オメガ3脂肪酸のADに対する治療効果に関する無作為化二重盲検対照比較試験が実施された。対象は，アセチルコリンエステラーゼ阻害薬で治療中の軽度ないし中等度のAD患者（n＝204，平均年齢：74±9歳）で，DHA 1日量1.7gとEPA 1日量0.6gを服用する群（治療群）と

プラセボ服用群（プラセボ群）の両群間で治療効果が比較された。期間は6か月であった。治療試験の条件を満たした者（n＝174）について統計解析が行われた。その結果，治療効果に両群間の差は見出せなかったが，極く軽度のAD患者群（n＝32）では，プラセボ群に比べ治療群で認知機能の低下が有意に少なかった[100]。

　食事のパターンと認知症危険度との関連についての研究が福岡県久山町で実施された。対象は地域住民（n＝1,006，年齢：60〜79歳）で，15年間（中間値）追跡調査された。食事内容は7パターンに分けられた。追跡期間中AD 144名，血管性認知症88名を含む271名に認知症が発症した。豆類，豆類製品，野菜，海藻類，牛乳，酪農製品の摂取量が多く，米の量が少ないパターンが認知症発症危険性の低さと相関していた[101]。本研究の結果から，主食（米）に偏らない野菜豊富な日本食に，牛乳・乳製品を加えた食事が認知症予防に有効と考えられる[102]。

　アルコール摂取：漢詩に「酒は百薬の長」とあるごとく，酒は疲労回復，食欲増進などの効果があり，嗜好品として広く親しまれている。一方，アルコールによる肝障害をはじめアルコール依存症など各種の健康被害が知られており，認知症も例外ではない。「心臓血管研究」の参加者（n＝5,888，年齢：65歳以上）について，飲酒状況，認知機能，MRIによる脳画像などが，平均6年間にわたり継時的に調査された。その結果，1週間当たり2〜12ドリンク飲酒する群で認知症の危険度がもっとも低かった。したがって，この群では，飲酒しない群より危険度が低いことになる[103]。

　アルコール摂取と脳の体積などとの関連が検討された。対象は，認知症，軽度認知障害のいずれにも罹患していない高齢者（n＝3,363，年齢：67〜99歳）で，アルコール摂取，認知機能，脳体積などが調べられた。その結果，女性ではアルコール摂取なし群，以前摂取していたが現在は摂取なし群のいずれと比較しても，現在摂取している群で認知機能は高かった。認知機能はアルコール摂取量と相関していた。しかし，脳体積

132

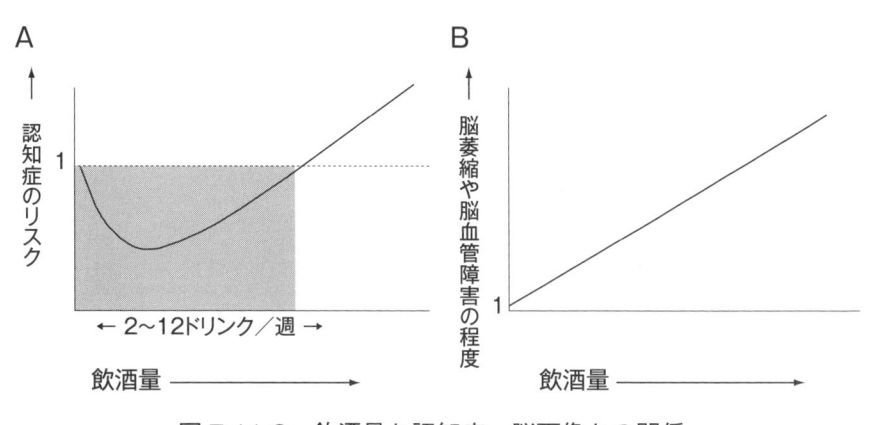

図 7-11-2　飲酒量と認知症，脳画像との関係
松井敏央の文献（7-106）を引用した。

とアルコール摂取状態，摂取量との間に相関はなかった。男性では，い
ずれの指標についても相関は認められなかった[104]。

　アルコール摂取と認知症，認知機能低下との関連に関する研究報告
（n＝23）をもとにメタ解析が行われた。その結果，少量のアルコール
摂取は，AD の発症に防御的であったが，血管性認知症ではその効果は
認められなかった[105]。

　松井ら（2015）は，飲酒量と認知症との関連について図（図 7-11-2）
を示すと同時に次のごとく述べている。少量飲酒の効果として HDL コ
レステロール増加作用，フィブリノーゲン低下作用，内因性エストロゲ
ン活性化作用，また，とくにワインにおけるポリフェノールやレスベラ
トロールの抗酸化作用などがあげられる，としている[106]。

　喫煙と多量飲酒との併存が，中年期からの認知機能低下に及ぼす影響
について調べられた。対象は，成人（n＝6,473，72％ 男性，平均年齢：
55.8±6.0 歳）で，短期言語記憶テストなど4種のテストを用いて，認知
機能が10年間で3回測定された。認知機能の総合評価において，喫煙
と多量飲酒群は，喫煙なしで中等量飲酒群に比べ10年間で 36％ 認知機

第7章　主な精神障害・病態の予防　　133

能低下が早かった。この値は，10年間の追跡期間における2年間に相当した[107]。

　認知症における修正可能なライフスタイルに関する継時的研究報告（n=75）を展望した論文がある。認知症に対する保護要因として余暇活動は広く認められている。しかし，危険要因としての喫煙，保護要因としての少量から中等量のアルコール摂取，食事性の抗酸化剤（ビタミンC，ビタミンE，ポリフェノールなど），地中海食などについては矛盾した結果となっている。その理由は，ライフスタイルの数値化，例えば頻度，密度，持続時間などに大きなばらつきがあり，統計処理においても同様に差がある。標準化した数値化が求められている[108]。

　βアミロイド沈着に対する危険因子，とくに血管性因子（高血圧）が検討された。対象は，認知機能障害が認められない中〜高年者（n=118，男性38.1%，年齢：47〜89歳）で，高血圧群（n=69），正常圧群（n=49）に分けられ，さらにADの遺伝的危険因子とされるアポリポ蛋白Eのε4対立遺伝子を保有する群（n=27），同遺伝子を保有しない群（n=91）に分けられた。ABPET（陽電子放射断層撮影）を用いて脳内のアミロイド沈着が調べられた。その結果，アポリポ蛋白Eのε4対立遺伝子を保有する高血圧群では，他の群に比較してアミロイド沈着が多かった[109]。

　高血圧はコントロールが可能なAD危険因子なので，生涯のできるだけ早い時期における危険因子，高血圧対策が望まれる。今後，遺伝と環境の相関に関する研究の進展が期待されている。

　脳の灰白質体積とアルコール摂取との関連が検討された。対象は，アルコール依存症に罹患していない日本人男性（n=405）で，MRIを用いて脳の灰白質体積が計測された。その結果，灰白質体積と生涯アルコール摂取との間に負の相関が認められた。このことは，アルコール依存症に至っていない者にも，アルコール摂取により脳の灰白質体積が減少していることを示したことになる[110]。

　巻頭言「アルコール関連認知症：21世紀に静かな流行」が英国精神

医学雑誌に掲載され，要旨は以下のごとくであった。少量のアルコール
は，脳に対する保護作用があるようだ。しかし多くの国でアルコール消
費量は容赦なく増え，アルコール関連認知症の数も不相応に増加してい
る。しかし，このことはあまり理解されていない。新しい流行を防ぐた
めに早急な行動が必要である[111]。

・早期発見・治療

　早期発見・治療については，第8章第4節「地域における精神保健と
予防」で述べるので，ここでは最近報告された研究1編を紹介するに留
める。

　ADの前臨床段階におけるアミロイドβ，不安，認知機能との関連が
多施設共同前方視的コホート研究により検討された。対象は，アミロイ
ドβの神経画像検査を受けた健常高齢者（n＝333，平均年齢：70.0±6.8
歳，男性：48%，アミロイド陽性：25.8%）であり，先に述べた神経画像
検査のほかに，不安・抑うつなどの精神症状，記憶などの認知機能が継
時的に評価された。

　対象者は高不安群（n＝136），低不安群（n＝194）に2分された。アミ
ロイドβが陽性で高不安群の者（n＝36）は，アミロイドβが陽性で低
不安群の者（n＝47）に比較し認知機能の低下が顕著であった。しかし，
年齢，社会・教育レベル，IQなどとの間に相関はなかった[112]。

　この結果は，ADの前駆期においてアミロイドβ値が高いことは認知
機能を低下させるとのこれまでの知見を支持するとともに，アミロイド
値が高くとも不安を軽減することにより認知機能低下を防ぐことの可能
性を示したことになる。

第12節　血管性認知症または血管性軽度認知障害

　本症または本障害の診断には，神経認知障害の基準を満たすこと，お

第7章　主な精神障害・病態の予防　　135

および脳血管性疾患が，たとえそれだけが単独の病理ではないにしても，認知欠損を説明する中心的な病理であることの確認が必要である[1]。

・脆弱要因

血管性認知症または血管性軽度認知障害の大きな危険要因は脳血管疾患と同様であり，高血圧，糖尿病，喫煙，肥満，高コレステロール値，高ホモシステイン値，アテローム性動脈硬化と細動脈硬化をもたらす他の危険要因，心房細動，脳塞栓の危険を増加させる他の病態が含まれる。脳アミロイドアンギオパチーは，動脈にアミロイドを蓄積させる重要な危険要因である。鍵となる他の危険要因には，皮質下梗塞と白質脳症をともなう常染色体優性遺伝性脳動脈症（CADASIL）がある[1]。

血管性脳損傷の神経認知的転帰は，教育，身体運動，精神的活動といった神経可塑性要因に影響される[1]。

・診断マーカー

MRIやCTを使用した構造画像検査は診断過程に重要な役割を有している。本症または本障害には確立された他の生物学的マーカーはない[1]。

・発症予防

血管性認知症は，卒中後認知症，多発梗塞性認知症，ビンスワンガー型認知症がある[113]。血管性認知症の大部分を占める多発性小梗塞，あるいは単独の大梗塞による虚血性の認知症は，その原因疾患である脳梗塞の発症あるいは再発を予防することによって防ぎうる，予防可能な疾患である。それには，生活習慣病（高血圧，糖尿病，高脂血症，不整脈）の早期発見と治療，およびライフスタイル（肥満，飲酒，喫煙）の修正によって脳血管障害の発症・再発を抑えることにつきる[114]。

・発症予防の具体策

具体策については，総説「血管性痴呆の危険因子と予防」[114]の中から一部を抜粋して紹介したい。

高血圧対策について述べる。脳血管性障害の一次予防には，性，年齢，人種を問わず高血圧治療は有用である。しかし，脳梗塞の二次（再発）予防に関してはいまだ意見の一致をみていない。既に脳卒中を起こした例では動脈硬化が強く，時に降圧治療が脳卒中を再発させ有害となる場合もある。脳卒中をともなわない高血圧は降圧治療により血圧は正常化する。一方脳卒中既発症の高血圧は血管障害の重症度を考慮して降圧治療を行う。いずれにせよ適切な降圧が肝要で，降圧は決して過度，急速であってはならない。

糖尿病については，治療の基本は食事療法と運動療法であるが，経口血糖降下薬の服用やインスリン注射が必要なこともある。その場合，非可逆性の細胞障害を生じる高度の低血糖の出現には十分留意する。特に，知的機能低下例では服薬が不規則になりがちで，十分な管理が必要となろう。

高脂血症は，心筋梗塞の危険因子として知られているが，脳梗塞にも関係がある。低HDL（高密度リポ蛋白質）コレステロールあるいは動脈硬化指数の増大は独立したリスクである。高脂血症の治療も肥満の管理や食事療法が基本であるが，正常化しない場合は薬物療法の適応となる。

喫煙は頸動脈や冠動脈の硬化性変化を促進するばかりでなく，血漿フィブリノーゲン値，ヘマトクリット値を上昇させ，血小板凝集能を亢進させる脳梗塞のリスクでもあり，禁煙が望ましい。

飲酒については，少量（日本酒1合）の飲酒は脳卒中の発症をむしろ減らす。小量の飲酒がHDLコレステロール増加作用を有するためと考えられている。一方，過量（1日に日本酒1.5合以上）の飲酒は脳卒中（脳梗塞，脳出血）の発症を明らかに増加させる。飲酒は脳血管性認知症の危険因子とされており，日本酒1日に1合以上の飲酒は慎むべきであろう。

第 7 章　主な精神障害・病態の予防　　　137

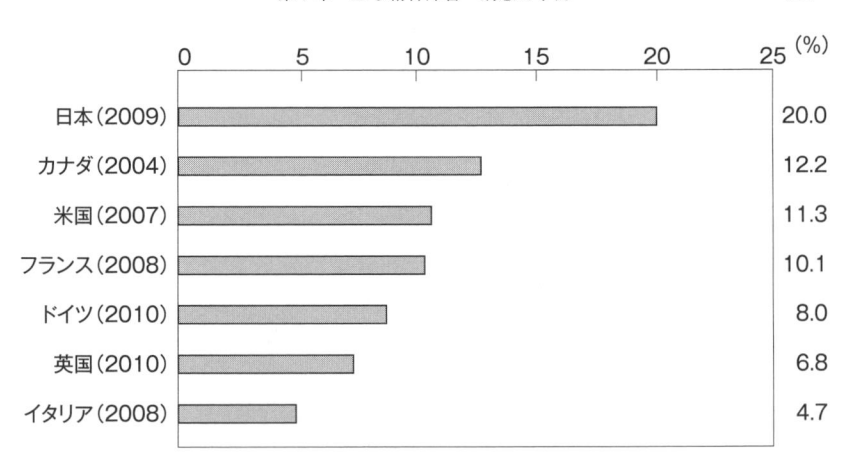

図 7-13-1　先進 7 か国の自殺死亡率（15〜34 歳）

括弧中は調査年を示す。死亡率とは，人口 10 万人当たりの死亡者数をいう。自殺対策
白書—平成 26 年版の資料（文献 7-115）から作図した。

第 13 節　自殺予防

・わが国における自殺の現状

　わが国の自殺者数は，『自殺対策白書平成 26 年度版』によると，1998
年以降，14 年連続して 3 万人を超える状態が続いていたが，2012 年に
3 万人を下回り，2013 年に 2 万 7,283 人と減少した。しかし，年齢階級
別の自殺者数の推移をみると，75 歳以上の階級は，一貫してなだらか
に増加している上に，若い世代の自殺は深刻な状況にある[115]。

　年代別の死因順位をみると，自殺は，男性では 15〜44 歳で 1 位，女
性では 15〜34 歳で 1 位となっている。この状況は国際的にみても目立
つ。15〜34 歳の若い世代で死因の第 1 位が自殺となっている国は，先
進諸国の中で日本のみである。人口 10 万人当たりの自殺死亡者数（自
殺死亡率，15〜34 歳）は，日本 20.0，カナダ 12.2，米国 11.3，フランス
10.1，ドイツ 8.0，英国 6.8，イタリア 4.7 である（図 7-13-1）。

表 7-13-1　自殺の危険因子

1　個人的因子	2　状況的因子
過去の自殺企図	失業や経済的損失
精神疾患	関係性または社会性の喪失
アルコールまたは薬物の乱用	自殺手段への容易なアクセス
絶望感	地域における，波及的影響を及ぼ
孤立感	すような自殺の群発
社会的支援の欠如	ストレスの大きいライフイベント
攻撃的傾向	
衝動性	3　社会文化的因子
トラウマや虐待の経験	支援を求めることへのスティグマ
急性の心的苦痛	ヘルスケアへのアクセスの障害（特
大きな身体的または慢性的な	に精神保健や物質乱用の治療）
疾患（慢性的な疼痛を含む）	特定の文化的・宗教的な信条（例
家族の自殺歴	えば，自殺は個人的葛藤に対す
神経生物学的要因	る崇高な解決手段だとする信念）
	自殺行動（メディアを通じたものも
	含む）や自殺者の影響への曝露

日本精神神経学会・精神保健に関する委員会：日常臨床における自殺予防の手引き—平成25年3月版（文献7-116）を引用した。

　わが国の自殺者数は全体としては減少傾向にあるが，高齢者と若い世代ではむしろ増加し，とくに若い世代の自殺者が目立っている。

・脆弱要因

　脆弱要因として，『WHOの自殺予防のための公衆衛生活動』に記載されている危険因子が，翻訳され日本精神神経学会による『日常臨床における自殺予防の手引き，平成25年3月版』（以下「手引き」と略す）に掲載されている。危険因子は，個人的因子，社会文化的因子，状況的因子に分けられ，具体的な内容が示されている[116]（表7-13-1）。

第 7 章　主な精神障害・病態の予防　　139

表 7-13-2　うつ病における自殺の危険因子

自殺手段の選択と徴候

1　自殺企図歴および患者自身が自殺を暗示する
2　自殺の家族歴あるいは知人の自殺を認める
3　自殺すると脅す
4　自殺の実行や準備を具体的に言葉に出す
5　不穏な状態が先行した後の「不気味な落ち着き」を認める
6　自己抹殺や破壊の夢をみる

症状の特徴

1　激しい不安・焦燥感
2　頑固な不眠
3　過度で統制不能の攻撃性
4　うつ病相の初期，回復期，躁うつ混合期
5　生物学的な危機の年代（思春期，妊娠期，産褥期，更年期）
6　重度の自責感と不全感
7　不治の疾患，心気妄想
8　アルコール症

環境要因

1　崩壊家族の出身
2　喪失体験
3　職業および経済的な困難
4　課題や人生の目標が達成できない
5　宗教的な絆の喪失

中村道彦らの文献 (7-117) を引用した。

　うつ病は，精神障害の中で自殺率がもっとも高く，自殺予防上重要な障害なので，うつ病における自殺の危険因子を表 7-13-2 で示した。「自殺手段の選択と徴候」については，自殺の実行や準備を具体的に言葉に出すなど，「症状の特徴」としては，激しい不安・焦燥感，うつ病相の初期，回復期，躁うつ混合期など，「環境要因」としては，喪失体験，課題や人生の目標が達成できない，などが指摘されている [117]。

　家族環境は，自殺の脆弱要因のうちとくに重要なので，自殺高危険者の特徴を取り上げた。表 7-13-3 に示すごとく，「分離に耐えられない」

表 7-13-3　自殺の高危険者の家族の特徴

1. 必要な変化を受け入れる能力に欠ける
　1）分離に耐えられない
　2）共感性を伴わない共生関係を認める
　3）その後の愛着を犠牲にしてまで初期の愛着に執着する
　4）悲哀を経験することができない

2. 役割と対人的な葛藤，失敗，病的な執着

3. 家族の構造の障害
　1）閉ざされた家族のシステム
　2）家族以外の者と親密な関係を持つことへの禁止
　3）自殺の危険の高い人を家族内で孤立させる
　4）家族全体の持つ脆弱性

4. 釣り合いが取れず一方的な家族内の関係
　1）特殊なスケープゴートづくり
　2）二重拘束の関係
　3）自虐的かつ加虐的な関係
　4）両価的な関係

5. 感情の障害
　1）一方的な攻撃のパターン
　2）家族全体に認めるうつ病

6. 交渉の障害
　1）コミュニケーションの障害
　2）極端な秘密主義

7. 危機に対する耐性の低さ

中村道彦らの文献（7-117）を引用した。

　といった「必要な変化を受け入れる能力に欠ける」，「自殺の危険の高い人を家族内で孤立させる」といった「家族の構造の障害」，「一方的な攻撃のパターン」といった「感情の障害」などである[117]。

　自殺リスクを予測する指標として，脳構造の変化がある，との研究結果が報告されている。対象は，自殺行動の既往のある気分障害者（n＝67），既往のない同障害者（n＝82），健常対照者（n＝82）であった。気分障害者はいずれも寛解状態であった。MRI を用いて眼窩前頭皮質，

前頭前皮質（腹外側，背側，内側）の4部位について容積，表面積など
が計測され，3群間で比較された。その結果，自殺企図既往のある気分
障害者では左腹外側前頭前皮質における容積の減少が認められた。この
ことから，気分障害患者における自殺行動の背景には同部位の構造変化
が存在することが示唆された[118]。

・レジリエンス

自殺とレジリエンスに関する研究報告を紹介する。

統合失調症スペクトラム障害について希死念慮とレジリエンスとの関
連が調べられた。詳細は第6章第3節で述べたので，結論のみを記載す
ると，肯定的自己評価は，絶望感と希死念慮との相関を低くさせた。レ
ジリエンスのレベルが高い者は，絶望感のレベルが高くても自殺企図に
及ぶ率が低かった。レジリエンス，とくに肯定的自己評価は，自殺予防
に有効である可能性がある[119]。

うつ病，不安障害における希死念慮とレジリエンスとの関連が調べら
れた。対象は，うつ病，あるいは不安障害と診断された精神科患者（n
=436）で，子ども時代の養育不良の既往，現在の抑うつ・不安レベル，
問題飲酒，社会的支援，希死念慮などが調査された。

その結果，中等度から重度の希死念慮が24%に認められた。高い抑
うつレベルと高い不安レベルは，それぞれ独立して中等度から重度の希
死念慮と相関していた。高いレジリエンスレベルは，抑うつ・不安レベ
ルの高い患者において，中等度から重度の希死念慮に対して保護的で
あった。このことは，レジリエンスはうつ病，不安障害の患者における
希死念慮に関連する抑うつ・不安症状を強力に緩和させることを示して
おり，レジリエンスを高めることは自殺を予防することになるだろうと
している[120]。

自傷行為に関して，危険要因と防御要因が調べられた。対象は，ホー
ムケアを受けている地域在住高齢者（n=222,149，年齢：60歳以上）

で，そのうち 1,000 名当たり 9.3 名に自傷行為が認められた。自傷行為の危険要因は，若い年齢（60〜74 歳），精神科的診断，アルコール依存症の診断，向精神薬の使用，抑うつ症状であり，防御要因は，結婚している，前向きな社会との関係がある，であった。この結果は男性で目立った。興味深いことは，性差がみられることであり，自殺予防を考える際重要であるとしている [121]。

　自殺とレジリエンスとの関係が調べられた。対象は，米国退役軍人（n＝1,962，男性，年齢：60 歳以上）で，調査時点での希死念慮 suicidal ideation（SI），過去の自殺企図 suicide attempt（SA）などが調査された。その結果，全体の 6% の者に過去 2 週間以内の SI を認めた。SI は，うつ病と身体的困難のそれぞれと相関し，SA は社会との繋がりと反比例していた。精神・身体の困難を軽減すること，社会との繋がりを促進させることが，自殺予防に役立つであろう，としている [122]。

　心的外傷経験，抑うつ症状，レジリエンスの関連が調べられた。対象は，学生・生徒（n＝2,464，平均年齢：13.7 歳）で，レジリエンススケールなどの評価尺度を用いて，調査開始時点，1 年後，5 年後と追跡して調査された。その結果，自殺企図者は，非企図者に比べ暴力の目撃ではなく直接の被害者であり，より抑うつ的であり，レジリエンスレベルは低かった。このことから，レジリエンスは，生涯における暴力的出来事と自殺企図とを調整する機能を持っている，としている [123]。

　自殺とレジリエンスとしての宗教儀式への参加との関連が前方視的に検討された。対象は，米国の Third National Health and Nutrition Examination Survey より抽出された 18 歳以上の 20,014 名で，社会経済状況，飲酒・薬物乱用歴，社会的機能，精神科既往歴，希死念慮，自殺企図に関する情報などが調べられた。

　死亡に関する転帰については，調査開始後 13〜19 年後に再調査された。死亡の転帰に関する情報は，National Death Index より求められた。その結果，25 名の自殺者が確認され，男性，高年齢，大麻乱用は

第7章　主な精神障害・病態の予防　　143

自殺までの期間が短くなること，宗教儀式への高頻度参加（年24回以上参加）は自殺までの期間が長くなることを予測させた。年に24回以上宗教儀式に参加する者は，それ未満の者に比較し67%自殺に至りにくかった。宗教儀式への参加は自殺の防御因子となり得ると結論づけているが，限界として防御的に働く機序（社会的ネットワーク，宗教の種類など）が解明されていないことを指摘している[124]。

・自殺予防

　日本精神神経学会の「手引き」によると，自殺は関連する要因が複雑であるため，自殺予防は多くの領域が関連した複雑な活動となる。自殺の危険性のある者に対して，自殺と関連する危険因子を減らし，保護因子を強化する活動は，自殺予防につながる可能性がある[116]。

　全般的介入：全般的介入は，国民・地域住民に対する啓蒙活動である。『自殺対策白書平成26年版』によると，1) 自殺予防週間・自殺対策強化月間の実施と取組，2) 児童生徒の自殺予防に資する教育の実施，3) うつ病についての普及啓発の推進，4) 自殺や自殺関連事業等に関する正しい知識の普及，などを含む「国民一人ひとりの気づきと見守りを促す取組」が実施されている。その他，職場，学校におけるメンタルヘルス対策の推進を含む「心の健康づくりを進める取組」も実施されている。しかし，活動の活発さ，進捗状況は地域によって異なっている[115]。

　選択的介入：「白書」によると，被災地における取組として「福島県ピアカウンセリング事業」などが実施されている。同事業の目的は，災害によるストレスを始め，様々な悩みや困難を抱える青少年を支援するため，同じような経験をした同年代の者同士が，悩みや問題を共有するための交流会などを行い，自己有用感を高め，社会的自立の促進を図る，としている。

　特定的介入：メンタルヘルスに不調があって，医療機関などに受診，あるいは相談があった場合の介入が重要となる。「手引き」には，「自殺

144

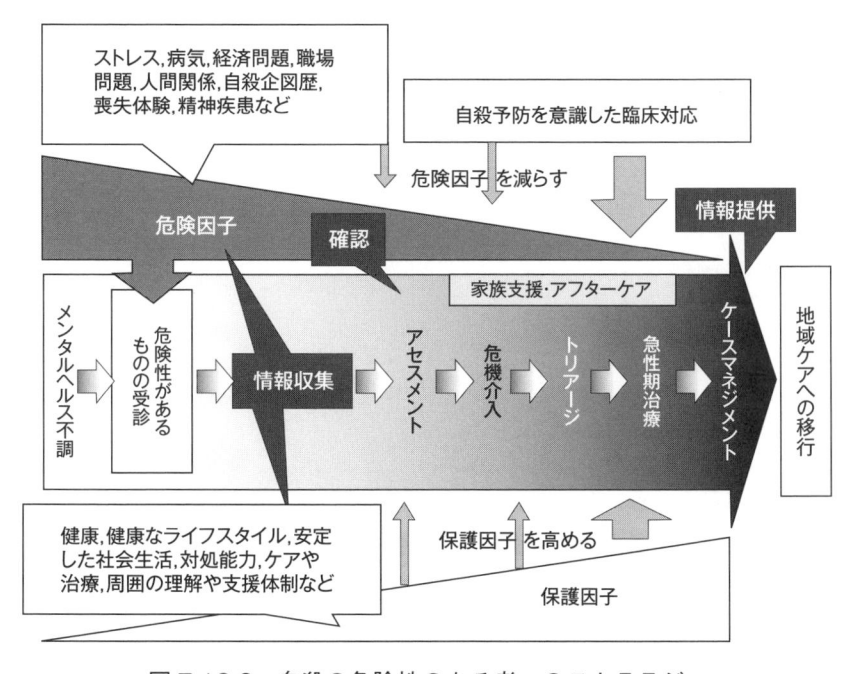

図 7-13-2　自殺の危険性のある者へのストラテジー

日本精神神経学会・精神保健に関する委員会：日常臨床における自殺予防の手引き
—平成 25 年 3 月版（文献 7-116）を引用した。

の危険性のある者へのストラテジー」との標題で介入の手順が示されて
いる。自殺の危険性のある患者が受診した場合，情報の収集，アセスメ
ントの実施，危機介入，患者の状態に応じた治療，地域ケアの移行のた
めのケースマネジメント，との流れである（図 7-13-2）[116]。

　特定的介入に至るまでに自殺が遂行されるケースが問題となる。自殺
の危険性の高い者を，いかにして受診させるか，介入を受け入れるか，
図 7-13-2 の左端の段階での介入である。「白書」によると，「早期対応
の中心的役割を果たす人材を養成する取組」が行われ，具体的には，1)
かかりつけ医師等の精神疾患の診断・治療技術の向上，2) 教職員に対
する普及啓発等の実施，3) 介護支援専門員等に対する研修の実施，4)

民生委員・児童委員等への研修の実施，5) さまざまな分野でのゲートキーパーの養成の促進などである[115]。

・再発予防

わが国で，「自殺企図の再発防止に対する複合的ケース・マネジメントの効果：多施設共同による無作為化比較試験（ACTION-J)」のテーマで研究が実施され報告された。研究は救急医療部門と精神科が連携関係にある17施設群により実施された。対象は，自殺を企図して救急医療施設に搬送され入院した自殺未遂者（n＝914，男性：400名）で，心理教育，受療支援，社会的支援の導入などが行われた介入群（n＝460）と通常の治療が行われた非介入群（n＝456）に割り付けられ，2群間で自殺企図（自殺既遂および未遂）の再発が比較された。

その結果，自殺再企図者の割合は，介入群では非介入群に比較して1か月後で5分の1（リスク比：0.19)，3か月後でも同様の効果がみられ（同：0.22)，6か月後では2分の1（同：0.50）であり，本介入は自殺再発予防に有効であった。この効果は女性，40歳未満，過去に自殺企図歴があった自殺未遂者に顕著であった，としている[125]。

・統合失調症の自殺予防

精神障害の中ではうつ病が自殺率のもっとも高い障害であるが，統合失調症の場合，自殺リスクの高い患者にみられる臨床像の特徴として以下のことが指摘されている。1) 急性の精神症状（例えば自殺を命令する幻聴など)，2) 急性症状消退後の状態（例えば病識の発現にともなう現実との直面化など)，3) 一見症状が安定した慢性の経過をたどる患者（例えば社会的孤立や社会的不利など）が指摘されている。

したがって他の精神障害と比べ予防に困難をきたしやすく，特別な注意が望まれている[126]。統合失調症をはじめとする精神病における，発症前期，前駆期，急性病期などの病期ごとに自殺反応の特徴が示されて

146

表7-13-4　精神病の各病期における自殺反応

病　期	自殺反応のタイプ
病　前	喪失に対する反応，トラウマ，適応の困難さ，併発状態パーソナリティ
前駆期	蓄積したストレスに対する反応，前駆期の気分の変化や悪化
急性精神病期	命令幻覚 滅裂思考，意図しない自傷を引き起こす危険行動 精神病性体験による恐怖や苦悩からの逃避 抑うつ状態による苦痛からの逃避 疾患が引き起こした帰結や困窮，喪失の影響
回復期初期	病識やスティグマ，甚大な喪失の影響 精神病症状による苦痛の持続 精神病後抑うつの一形態 陰性症状の減弱 治療またはサービスの効果（副作用，継続性の乏しさなど）
回復期後期	病前の役割機能の再獲得に繰り返し失敗すること 孤立，拒否，喪失，永続的な社会的障害の影響 適切なサポート体制の欠如または中断
再発期	再発の誘因に対する反応 再発の結果に対する病識 精神病性体験や苦悩に対する直接反応

Power P らの文献（7-127）を引用した。

いる（表7-13-4）[127]。

　自殺について大規模な調査が実施された。対象は，カナダ・トロント

で自殺と判定された死亡者（n＝2,886）で，死亡に関する検視官記録を
もとに各種の指標が調査された[128]。検視官は家族，知人に聞き取りを
行ったほか，ケースによっては主治医への聴き取り，診療録の閲覧も
行った。全自殺死亡者のうち，統合失調症または統合失調症スペクト
ラム障害（統合失調症群）は258名，双極性障害（双極性障害群）は169
名，両群が認められなかった群（健常者を含む，両群なし群）2,459名で
あった。

　統合失調症群にみられた特徴は，他の群と比較して年齢が若い（平均
年齢：41.0歳），婚姻歴のない割合が高い（75.6%），一時的な住居・支
援住居・刑務所で暮らしている割合が高い（9.3%），1年以内にストレ
ス因があった割合は低い（26.7%），過去の自殺企図率が高い（36.4%）で
あった。そのほか統合失調症群では暴力的手段による死亡（81.4%），高
所からの飛び降りまたは車両への飛び込みによる死亡が多く，遺書を残
す割合が少なく，自殺前1週間以内に精神科医または救急外来受診が多
かった。

　結論として統合失調症者の自殺は，統合失調症と双極性障害を有しな
い患者に比べ，明確なストレス因が少なく，より暴力的手段を選びやす
い，としている[128]。

・わが国における自殺予防対策の現状

　自殺予防のために「自殺対策基本法」（2006年）が制定され，自殺総
合対策大綱（2012年）が出され，予防対策が実施されている。自殺に関
する統計資料の分析結果をもとに，政策的合意として以下の2点があげ
られている。すなわち，1）自殺の主要な原因・動機である「健康問題」
「経済・生活問題」に関する医療・福祉，経済分野での根幹的対策，2）
人口規模の小さい市町村では，高齢者層の人口構成比，自殺死亡率が高
いことから，高齢者層向けの医療や介護サービスの充実を中心とした総
合的対策である[115]。

148

　自殺総合対策における基本認識としては，1) 自殺は，その多くが追い込まれた末の死，2) 自殺は，その多くが防ぐことができる社会的問題，3) 自殺を考えている人は何らかのサインを発していることが多い，4) 社会的要因への働きかけ，5) マスメディアの自主的な取り組みへの期待，としている[115]。

　自殺は，家族など強い絆のあった多くの者に深い心の傷を残すとともに，労働力の低下による国家的損失は計り知れない。わが国の自殺死亡率は，「白書」によると主要国の中でロシアに次いで高い。自殺対策基本法が制定され，自殺総合対策大綱が出され，予防対策が本格化したこともあって，2010年以降は減少を続けている[115]。この減少傾向が鈍化しないこと，すなわち自殺率が再び上昇しないことが望まれている。それと同時に，若者と高齢者対策は喫緊の課題である。

　精神科医療関係者としてなすべきことは多々ある。1) 国の施策として進められている各種の自殺対策がさらに進展するよう監視・指導・協力する，2) 身近な問題としては，メンタルヘルス不調のため患者が医療機関を受診した場合，自殺の可能性を評価し必要に応じて予防的な介入を実施する，3) 予防的介入は患者の治療と矛盾しないのみならず，むしろ相乗的である，4) レジリエンスを増強させることは，ストレス耐性を増強することでもあり，障害の治療・予防にも有益であろう。

　統合失調症の自殺予防は，明確なストレス因が少ないことなどもあって，他の疾患に比べ困難であるが，手懸りはある。

第14節　精神障害者による犯罪の予防

・犯罪の実態

　「犯罪白書平成27年版」によると，2014年における精神障害者等（精神障害者および精神障害の疑いのある者）による一般刑法犯の検挙

第 7 章　主な精神障害・病態の予防　　　149

表 7-14-1　精神障害等による一般刑法犯検挙者（2014 年）

区分	総数	殺人	強盗	傷害・暴行	脅迫
検挙人員 総数（A）	251,115	967	2,096	47,404	2,726
精神障害者 等（B）	3,834	124	78	868	85
B/A（%）	1.5	12.8	3.7	1.8	3.1

区分	窃盗	詐欺	強姦・強制 わいせつ	放火	その他
検挙人員 総数（A）	131,490	10,489	3,521	598	51,824
精神障害者 等（B）	1,504	146	70	104	855
B/A（%）	1.1	1.4	2.0	17.4	1.6

精神障害者等とは，精神障害者と精神障害の疑いのある者をいう。法務省法務総合研究
所：犯罪白書平成 27 年版（文献 7-129）を引用した。

人員を罪名別にみると，表 7-14-1 のごとくであった。精神障害者等に
よる検挙人数は，3,834 名で検挙人員総数の 1.5% であった。精神障害者
による犯罪の中で「窃盗」が 1,504 名（39.2%）でもっとも多く，傷害・
暴行 868 名（22.6%），詐欺 146 名（3.8%），殺人 124 名（3.2%），放火 104
名（2.7%）などで，殺人・放火の比率は高くなかった。しかし，検挙人
員総数にしめる精神障害者等の割合は，重大犯罪である殺人で 12.8%，
放火で 17.4% と著しく高かった[129]。精神障害者による犯罪のうち，殺
人・放火対策が最重要課題といえる。

　精神障害者による重大犯罪の実態調査が，筆者らの講座で実施され
た。対象は，1984 年度から 1988 年度までの 5 年間に，沖縄県内の司法
関係公的機関に事件として受理された殺人と放火事件であった。調査の

結果，調査期間における1年間の平均値でみると，殺人事件の発生件数は，人口10万人につき2.76件で，そのうち心神喪失として処理された件数は0.49件，比率は17.8%であった。放火の発生件数は，人口10万人につき1.23件で，そのうち心神喪失として処理された件数は0.20件，その比率は16.3%であった[130]。

精神障害者による犯罪の実態をさらに詳しく把握するため，県内において心神喪失または心神耗弱のため不起訴処分となった精神障害者（n＝158）について各種の検討を行った。罪名については，殺人がもっとも多く34名（21.5%），次いで窃盗（n＝31, 19.6%），放火（n＝17, 10.8%），などであった。精神医学的診断については，統合失調症（n＝117, 74.1%）がもっとも多く，次いでアルコール依存症（n＝16, 10.1%），躁うつ病，心因反応，非定型精神病はいずれも4名（2.5%）であった。殺人については，34名中統合失調症が29名（85.3%）でもっとも多かった[130]。

殺人・傷害における犯行時の主な精神症状（n＝65，重複あり）については，妄想は45名（69.2%）でもっとも多く，次いで幻覚（n＝35, 53.8%），情意鈍麻（n＝25, 38.5%），思考障害（n＝13, 20.0%），酩酊（n＝8, 12.3%）などであった。殺人・傷害における犯行に係わる誘因（n＝62，重複あり）については，「被害者から加害者に要求・注意」（n＝11, 17.7%），「被害者が加害者の要求を拒否」（n＝2, 3.2%），「誘因なし」（n＝39, 62.9%）などであった[130]。

殺人・傷害における犯行前の問題行動については，表7-14-2のごとく「異常な言動」がもっとも多く，次いで「粗暴行為」などがみられた。犯行前において問題行動を主とする精神状態の変化が，家族にどの程度に認知されているかについて調べた。その結果，「状態の変化に気付き何らかの対応をした」，「状態の変化に気付いていなかった」がいずれも（n＝19, 31.1%）でもっとも多く，次いで「気付いていたが対応はしなかった」（n＝16, 26.2%）であった。状態の変化に気付きながら犯

第 7 章　主な精神障害・病態の予防　　151

表 7-14-2　殺人・傷害における犯行前の問題行動

罪名	異常な言動	粗暴行為	治療拒否	浮浪	無兆候	計
殺人	11 (34.4)	5 (15.6)	2 (6.3)	0	14 (43.8)	32 (100)
傷害	10 (40.0)	6 (24.0)	1	3 (12.0)	5 (20.0)	25 (100)
計	21 (36.8)	11 (19.3)	3 (5.3)	3 (5.3)	19 (33.3)	57* (100)

件（％）。　＊問題行動不明 8 人を除く。　前田並恵：精神障害者による重大犯罪の実態―沖縄県における 5 年間の調査から（文献 7-130）を引用した。

罪を予防できなかったケースが約 60% に達していたことになる。

　心神喪失などとして扱われた者の治療状況については，155 人中「通院治療」は 55 名（35.5%）でもっとも多く，次いで「通院中断」44 名（28.4%），「未治療」35 名（22.6%），「退院後中断」13 名（8.4%），「入院中」6 名（3.9%）であった。未治療の理由としては，「本人，家族とも病気とは思わなかった」が 16 名中 9 名（29.2%），「他科との接触はあったが精神医療に繋がらなかった」5 名（7.7%），「家族からの相談のみで本人は受診せず」2 名（3.1%）であった[130]。

・脆弱要因

　精神障害者による犯罪の予防に関して，世界各国で調査研究がされている。1) 犯罪者群内での横断的な研究，2) 犯罪者の追跡調査，3) 多数の未犯罪群の追跡調査，4) 重大犯罪のケースレポート，の 4 種に大別される[131]。横断的研究については，犯罪を以下の 8 類型に分類した研究報告がある[132]。1) 労働嫌忌性職業犯，2) 抵抗力薄弱による財産犯，3) 攻撃傾向による暴力犯，4) 性的抑制欠如による犯罪者，5) 危機犯罪者，6) 原始反応犯罪者，7) 確信犯，8) 社会的訓練不足による犯罪者，

表 7-14-3　精神障害者による犯罪に関する脆弱要因

1　社会的特性	3　医学的特性
1) 独居者	1) 統合失調症の罹患
2) 住居が不安定	2) アルコール依存症の罹患
3) 職業が不安定	3) 被害妄想などの病的体験
4) 家庭内不和	4) 抑制欠如をともなう病的亢奮
	5) 酩酊
2　犯罪特性	6) 未治療
1) 前科歴が多い	7) 治療中断を含む不十分な治療
2) 少年時から反社会的行動	
3) 発病前から反社会的行動	

前田並恵の文献 (7-130) を引用し一部を改変した。

である。

　統合失調症については，体系的妄想，病前の反社会的人格，家族との緊迫した相互関係などが重要とされている[133]。追跡調査では，再発予測因子として逮捕歴，職業・住居の不安定性，希薄な家族関係，医療中断傾向などが示唆されている[131]。

　精神障害者による犯罪に関する研究報告[134)135)]，筆者らの沖縄での研究結果をもとに，脆弱要因を示した（表7-14-3）。

・レジリエンス

　電子文献検索システム PudMed, PsycINFO で，resilience, offender, violence をキーワードとして関連文献を検索したが，適当な論文を見出せなかった。犯罪とレジリエンスに関する研究は実施されていても少ないと思われる。レジリエンスを増強する積極的な活動は，犯罪予防に有益と考えられる。

第7章　主な精神障害・病態の予防　　153

・犯罪予防

　精神障害者による犯罪の予防は，先に「脆弱要因」で示したごとく，個人の一般特性，犯罪特性，医学特性，家族要因など脆弱要因の数を減らし影響力を軽減させることであろう。沖縄県における調査では，通院中の者が35.5%，通院していたが中断している者28.4%，退院後通院に繋がらなかった者8.4%，入院中3.9%であった。したがって日常診療における診療技術レベルを高めることにより，予防できる可能性はあろう。

　犯罪白書平成27年版によると，「精神疾患型」に該当する者に対しては，精神疾患の診断や状態に応じた適切な医療措置が求められ，医療機関に適切につなぐ必要性がある。そのためには，地方公共団体や医療機関も含めた関係諸機関の間で，事案に応じて適切な連携を図ることが求められる，としている[129]。

　沖縄県では，統合失調症者による殺人事件が連続して発生したこともあって，沖縄県精神保健・医療・福祉連絡協議会でこの問題を取り上げた。そして，重大犯罪の防止に関する実行委員会を立ち上げ，「精神保健・医療・福祉を推進するための具体的提案—事件・事故の防止対策を含めて」をまとめ，2002年12月に県庁内の記者会見で公表した[136][137]。

　報告書の目次は以下のごとくであった。1) 精神疾患，精神科治療等についての患者・家族の理解の促進，2) 相談窓口の充実・強化，3) 連絡調整会議の設置と役割，4) 沖縄県精神科救急医療システムの利用方法の紹介，5) 地域生活支援センターの役割，6) 精神保健・医療・福祉についての啓蒙活動，7) 当事者が利用できる社会資源と利用方法の紹介，8) 自助組織の育成，9) 精神障害者による事件・事故が発生した場合の緊急対応，10) 精神保健・医療・福祉関係者の人材確保と資質の向上，11) 当事者等の意見，要望の受け入れ体制の確立，12) 精神保健・医療・福祉を円滑に進めるための施設内システムの確立，13) 報道関係

者との情報交換，14）司法関係者との情報交換，15）事件・事故の検証と防止，16）ヒヤリ・ハット経験の蓄積と分析，17）おわりに，の17項目から構成されていた。その後現在までの精神障害者による犯罪発生状況は調査されていないが，少なくともマスコミで大きく報道される事件は発生していないように思う。

沖縄司法精神医学懇話会が，2003年4月発足した。世話人には県内の精神科医のみならず法律学者，弁護士，検事，裁判官，精神保健福祉士など司法に係わる多職種メンバーで構成されている。代表世話人には沖縄県立総合精神保健福祉センター長が就任している。例会では事例報告，講義，話題提供などが行われ，毎回30人前後が集まっている。例会は1～2か月に1回程度開催され，2016年3月の例会で第75回を数えている。関係者のネットワークづくりが進んでおり，精神障害者による犯罪防止に貢献することが期待されている。

第15節　おわりに

主な精神障害について，診断の概要，脆弱要因，レジリエンス，発症予防，早期発見・早期治療，再発予防について述べた。いずれの障害についても病態は解明されておらず，決定的な治療法は見出されていない。したがって病態解明・治療法の開発に関する研究，とくに分子遺伝学の技術を含む生物・心理・社会的な包括的ゲノムコホート研究の進展が望まれている。さらに年齢が増すにつれて同一個人でも発症する障害が異なることから，長期間にわたる追跡研究が必要となる。

各障害ごとに脆弱要因，レジリエンスについて知見を紹介したが，いずれの障害においても同一障害内の遺伝的脆弱要因の関与は大きく，しかも障害間で共通する脆弱要因も少なくない。例えば，神経発達症群，統合失調症については，母親の妊娠中・周産期における産科合併症，感染症，親の高年齢などは両障害で共通している。うつ病と不安症群では

第7章　主な精神障害・病態の予防　　155

パーソナリティ（神経症的特質ニューロチシズム），不幸な体験，人生上のストレスは共通してみられることが多い。したがって発症予防，早期発見・早期介入に際し，単一の障害を目標とするのではなく，複数の障害を念頭に置く必要がある。

　レジリエンスの有用性についても各障害にほぼ共通している。第6章の表6-3-1「レジリエンスに関与する個人の特性と環境」で示した個人特性（5項目），家族・親族との関係（3項目），地域の社会資源・機会（3項目），計11項目のすべては，いずれの障害に対してもレジリエンスとなり得ると考えられる。したがって患者個人の精神状態，パーソナリティ特性，置かれた環境などを勘案し，増強が望ましいレジリエンスを選び，使い分けることも必要かもしれない。しかし現在のところ，レジリエンスの有用性は一部の病態にしか検証されていない。

　精神障害の予防は，本章で示された研究から得られた知見などを勘案し，次章で述べる家庭，学校，職場，地域の中で活動を実施することである。

第8章 各領域における 予防対策

第1節 家庭における精神保健と予防

・胎生期における予防

　精神障害における脆弱要因のうち，第5章第3節で環境要因について述べた（表5-3-1，表5-4-1）。胎生期における母親の貧血，低栄養，ウイルス感染，精神的ストレス，精神障害の罹患，喫煙，飲酒などは，精神障害に対する脆弱要因を胎児に与えることが明らかとなっている。したがってこの事実を，妊婦は理解し，脆弱要因を回避，あるいは軽減することが必要で，さらに産科医療従事者，関係者もこのことを十分に把握し，妊婦が実行できるよう支援する必要性がある。

　妊婦が精神障害に罹患している場合，環境要因の上に遺伝的な脆弱要因も加わることになる。さらに精神状態が悪化すれば，胎生期のみならず周産期，さらには成長・発達の時期に子どもに悪影響を及ぼす可能性が高くなるので，精神状態の悪化予防も重要となる。

・周産期における予防

　周産期についても明らかな脆弱性環境要因が示されている。妊娠中の母親における精神障害の罹患，分娩合併症などの産科合併症である（表5-3-1）。

　専門外来「子づくり子育て支援専門外来」が，2000年4月琉球大学医学部附属病院に設置された。対象は，精神科と産科の十分な管理が必

要な妊娠中の精神障害者であり，妊娠・出産・育児支援活動を体系化することを目的とした。本専門外来の開設により関係者の連携を密にし，将来は外来の待合室で複数の妊婦，子ども，家族の交流が行われるようになり，さらには，妊産婦教室，家族教室，育児教室と発展し，この活動を通して親の精神科治療，リハビリテーション，子どもの発症予防と早期発見・早期対応を目指している。

　専門外来発足後約14年間で，124例を支援した。当時の教室員であった平松と西澤は次のごとく述べている[1]。1) 統合失調症女性の挙児希望を全面的に支援することが重要であり，子どもとともに成長することは統合失調症女性のリカバリー過程そのものである。2) そのためには本人を中心とする家族，医療・福祉・保健関係者，市民ボランティアのネットワークを，具体的な目標を立てて構築することである。3) 母親の精神状態が悪くても挙児希望が明らかであれば，「無事な出産を願う」ことを共通の目標としたチームを作り，チームの理解と結束を高める。4) 妊娠初期はできるだけ服薬量の減量を行い，本人および配偶者の希望が強ければ服薬中止をあえて行うこともある。

　最後に以下の文章で結んでいる。「統合失調症女性の妊娠・出産・育児について，精神科・産科スタッフは特別な困難を感じないばかりか，本人の挙児希望を，本人，家族，支援者とともに実現できることが，医療スタッフとして，この上ない喜びとなっている」[1]。本専門外来での経験は，わが国の精神科関連の学術雑誌などで報告されている[2]。現在のところ本プロジェクトの初期の目標を達成するにはまだ経過年数が短い。

・幼児期における予防

　幼児期における明らかな脆弱要因は，第5章，第7章で述べたごとく母親・父親の不在による養育の剥奪，施設入所，親の不良な養育行動，母親の対人関係障害，ストレスの多さ，精神的外傷などである。これら

第8章　各領域における予防対策　　159

の脆弱要因の数を減らし，影響力を軽減させる活動が可能であれば，発
症予防に寄与できるかもしれない。

・児童期における予防

　児童期における環境性脆弱要因として，ストレスの強いライフイベン
ト，不良な家族関係が明らかになっている。幼児期で見出されている環
境要因の影響は，その関与の程度に差はあっても，基本的には児童期で
も考えられよう。

　児童期における虐待は，その後の成長・発達に及ぼす影響が大きいこ
とを第7章で述べた。虐待には，社会が貧しく子どもの人権を考えない
「社会病理としての虐待」と，親の個人病理や家族の病理として起こ
る「個人・家族病理としての虐待」に分けられる[3]。後者には身体的虐
待，保護の怠慢ないし拒否（ネグレクト），心理的虐待（言語的虐待），
性的虐待が含まれる。身体的虐待の予防，とくに再発予防は，まず確実
にその児童がそれ以上，傷を受けないために保護されるようにし，そし
て，まったく虐待が起こらないよう予防することである[4]。

　保護の怠慢ないし拒否は，捨て子にするなど衣食住や清潔について健
康状態を損なうような放置で，その結果，子どもは栄養失調になり，不
潔のために病気になる。病気になっても治療を受けさせず，義務教育の
年齢になっても登校させない。心理的虐待は，打ったり殴ったりしない
が，心理的に子どもを傷つけることである。心理的虐待は，子どもの自
尊心をむしばみ，自分には価値がなく，親にとって不用な邪魔者だとい
うことを確信するようになる[3]。

　性的虐待とは，DSM-5によると，親，養育者，その子どもに責任を
持つ他の人が，性的に満足を得る目的でその子どもが関与して行われる
あらゆる性的行動を含む，とされている。米国疾患管理予防センター
は，性的虐待による精神障害の予防に関して重要な勧告を行った。これ
には，児童に「悪い手の触れ方」について教え，性的虐待を行う者に対

して抵抗するよう力づけることなどが含まれている。学校を基盤にした一次予防プログラムは，特にそのプログラムが長期間にわたり用いられるときには，認識を高めるのに効果的であることが示されてきた[4]。

　虐待のうち性的虐待，身体的虐待はもとより，言語による虐待でさえ，脳の発達に影響を与え，形態学的変化が生ずることを，第5章で述べた。

　幼少期の家庭の貧困が成人期の脳体積の減少をもたらす，との研究成果が報告された。対象は，健常児（n＝167）で生後3か月から25歳時まで継続的な観察と評価が実施された。生後3か月の時点でドイツにおける国民平均所得の60%以下の家庭を貧困群とし，25歳時にMRIにより脳の体積が計測された。

　その結果，貧困群（n＝33）は，非貧困群（n＝134）に比較して素行障害とADHDの症状が多く，情緒ないし動機づけをコントロールするとされている眼窩前頭皮質の体積が小さかった。貧困により，社会心理的逆境，在胎中における母親の喫煙，栄養不良などが大脳の発達に悪影響を及ぼした可能性がある。今後，経済的な原因による環境問題を改善することを目的とした，出生時早期に介入するプログラムが求められている，としている[5]。

　統合失調症をはじめとした精神障害の発症予防に関して，児童期からの介入の重要性が，2014年11月に東京都内で開催された国際学会で報告された。対象は，統合失調症の血縁者で発症危険性の高い若年者（n＝168，平均年齢：15.9歳）で，3年間追跡し精神障害の発症とその発症年齢が調べられた。

　その結果，対象者の約60%に1ないし2以上の精神障害の発症が認められた。注意障害／素行障害／学習障害がもっとも若い年齢で発症し，次いで不安障害，気分障害，物質使用障害と続き，統合失調症の前駆状態，最後に統合失調症（最初は間歇的でその後は慢性的状態）が発症した。つまり統合失調症は追跡の最終段階で発症したことになる（図

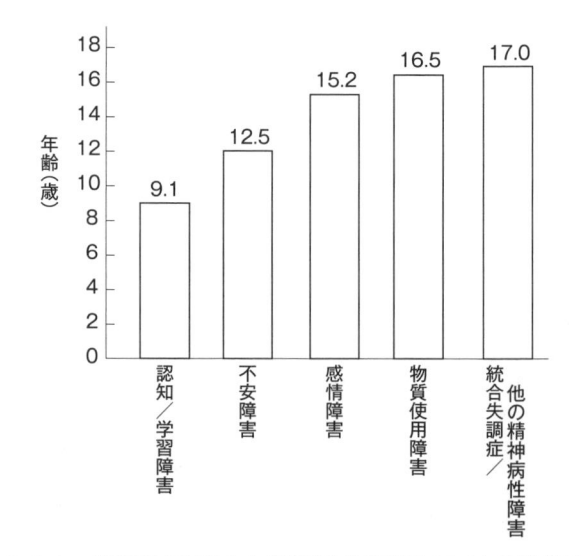

図 8-1-1　精神病は統合失調症発症過程における後期段階
―統合失調症患者 168 人の子どもを 3 年間追跡した結果から

数値は発症年齢の平均。Keshavan MS らの文献 (8-6) を引用した。

8-1-1）。統合失調症の高危険者にみられる統合失調症の病前期，前駆期は，児童期から青年期に出現する精神病理の軌跡の一部であり，この考え方は早期発見・早期介入にとって重要であろうと報告された（図 8-1-2）[6]。

・家族のレジリエンス増強

　障害児を持つ家族のレジリエンスについては，第 7 章第 1 節でも一部述べたが，そのほかにも研究成果が報告されているので紹介する。

　自閉スペクトラム症児の保護者（n＝95）を対象に，保護者が持つ各種の苦悩・重荷（脆弱指標）と肯定的認知（レジリエンス指標）の子どもに及ぼす影響が調べられた。その結果，レジリエンス説が支持されるとともに，本症児の保護者に対して肯定的思考を増強するための介入の必要性が示唆された[7]。

162

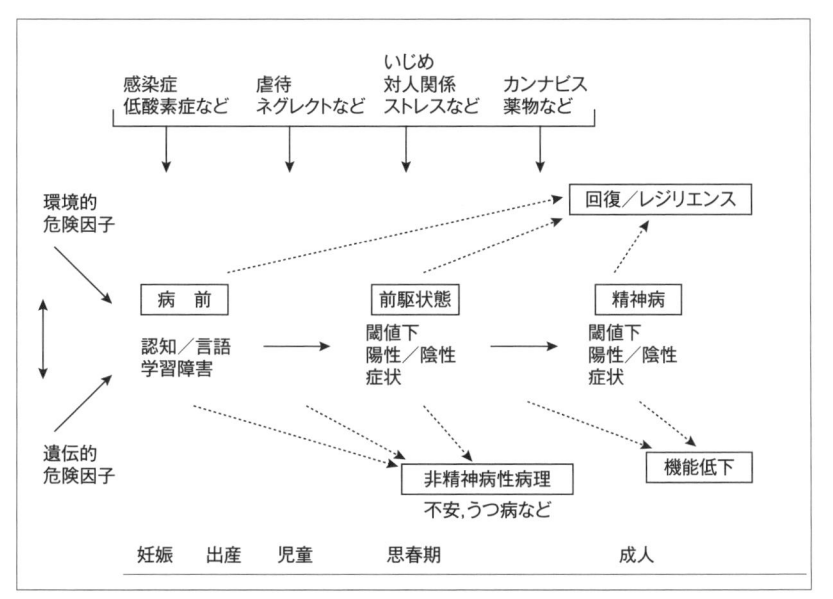

図 8-1-2　精神病の家族内高危険者における危険因子・軌道・結果（予後）
Keshavan MS らの文献（8-6）を引用した。

　子どもが持つ問題行動，家族が抱える困難な状況の中で，効果的な養育を促進する要因が検討された。対象は，就学前児童を持つ家族（n＝232）で，まず非促進要因として子どもの発達の遅れ・問題行動，家庭の低収入，そして促進要因として母親の教育・健康・楽観主義の各レベルが取り上げられ，3歳と5歳の時点で各種の評価が実施された。その結果，母親の高い教育レベルと楽観主義が3歳時と5歳時における効果的養育に対する促進要因であり，母親の健康は5歳時の促進要因であった。3歳時には相互作用が認められ高い教育レベルは，低い教育レベルに比べ困難な状況においても効果的な養育ができていた。

　本研究は，困難な状況においても効果的な養育に導く要因を明らかにした。母親の高い教育レベル，心身の健康，楽観主義がレジリエンスとなっている[8]。

第8章　各領域における予防対策　　163

　高機能自閉スペクトラム症の子どもの養育者について，レジリエンス
が調べられた。対象は，両親，あるいは他の第一養育者計175名で，子
どもの年齢は2〜18歳であり，各種の評価尺度が使用された。その結
果，養育者にとって，子どもの持つ障害は自分にとって有益なものとの
考え，各種資源の利用，家族の一体感と親密感，人生における感謝の気
持ち，精神的な強さの獲得などが，レジリエンスに関連する事項として
示唆された，としている[9]。

　障害と行動上の問題を持つ子どもの家族（n＝538）についてレジリエ
ンスが調べられた。その結果，社会的支援のレベルが高く経済的困窮
のレベルが低い家族は，うまくやれている"do well"との意識がある一
方，社会的支援のレベルが低く経済的困窮のレベルが高い家族は，子ど
もの行動上の問題の数が少なく重症度が低くても，養育に苦悩してい
た。レジリエンスは，本来備わっている個別的，家族的要因より，適切
な資源の入手可能性と接近性と関連している。家族が子どもの行動上の
問題を変化させるより，親の社会性の強化と経済的困窮の改善がより重
要であろう，としている[10]。

　発達障害の子どもを持つ家族のレジリエンスが調べられた。対象は，
本障害を持つ家族（n＝40）で，7種の自己記入式質問紙などが使用され
た。その結果，状況の受容，家族間のコミュニケーションにおける有益
なパターン，家族単位の参加，新しい経験に対する積極的な態度・挑戦
は，家族適応と正の相関を示した。一方，扇動的なコミュニケーショ
ン，子どもの年齢は，家族適応と負の相関を示した。コミュニケーショ
ンのパターンの質は，家族適応を予測するもっとも意義のある指標であ
る。得られた所見は，家族のレジリエンスを高めるための介入に役立つ
であろう，としている[11]。

　自閉スペクトラム症を持つ子どもの養育者に関するレジリエンスに
ついて，関連論文58編の中から22編を厳選し，それを概観し以下の
ごとく述べている[12]。本症の子どもを養育する両親のうち，レジリエ

ンス指標を多く持つ者は，子どもの世話にともなう逆境により良く対応できていた。本症の子どもを抱える家族メンバーのレジリエンスを高めることは，ケアを提供する者，受ける者のいずれにとっても有益であろう[12]。

　レジリエンス増強に関する研究内容を要約すると，肯定的思考，楽観主義，子どもの障害を有益なものと考える，人生における感謝の気持ちが，レジリエンスを増強させる個人的な事項として示された。家族に関しては，家族の一体感と親密感，家族間の良好なコミュニケーション，家族単位での参加，新しい経験に対する積極性と挑戦などが指摘されていた。その他，社会資源の入手可能性と接近性，経済的に困窮していないこと，母親が健康であることもレジリエンスを増強させる要因として示された。レジリエンスを構成する要因の数が多いこと，介入時の子どもの年齢は若いほど介入効果が高いことも報告された。

　内閣府から出された『子ども・若者白書』（2014年，全体版）によると，特別支援学校の在学者数（2013年度）は，全体で123,570名，そのうち知的障害は118,225名（89.2%），次いで肢体不自由24.2%（重複あり），聴覚障害6.5%，視覚障害4.5%などで，知的障害が大部分を占めていた[13]。特別支援学級の在籍者数（2013年度）は，全体で174,881名で，そのうち知的障害は51.7%，自閉症・情緒障害42.4%，言語障害0.9%などであり，これら4障害で95.0%となり，在籍者の殆どが精神障害者であった。

　特別支援学級において通級による指導を受けている者（2013年度）を小学校・中学校別に表8-1-1で示した。難聴は小学校，中学校を合わせて2,044名で全体の2.6%，弱視は0.2%などであり，言語障害など全体の97.1%は精神疾患・精神障害であった[13]。白書に示されたこれらの事実は，既に述べたごとく妊娠・出産・育児・養育などにおける介入が精神障害を予防するうえで，重要であることを示唆している。

第 8 章　各領域における予防対策　　165

表 8-1-1　特別支援教育を公立の小学校・中学校で受けている児童・生徒数

疾病・障害	小学校	中学校	合計	
言語障害	33,305 (47.0)	301　(4.3)	33,606 (43.1)	＊
自閉症	10,680 (15.1)	1,628 (23.4)	12,308 (15.8)	
学習障害	8,785 (12.4)	1,984 (28.5)	10,769 (13.8)	97.1％
注意欠如・多動性障害	9,105 (12.8)	1,219 (17.5)	10,324 (13.3)	
情緒障害	7,189 (10.1)	1,424 (20.5)	8,613 (11.1)	
難聴	1,674　(2.4)	370　(5.3)	2,044　(2.6)	
弱視	156　(0.2)	23　(0.3)	179　(0.2)	
肢体不自由	19　(0.0)	7　(0.1)	26　(0.0)	
病弱・身体虚弱	11　(0.0)	2　(0.0)	13　(0.0)	
合計	70,924 (100)	6,958 (100)	77,882 (100)	

名 (％)。　＊：これらの疾患・障害は，「DSM-5」の精神疾患・精神障害に含まれている。ただし，情緒障害は「DSM-5」に含まれていないが「ICD-10」では含まれているので，精神障害の中に加えた。
資料は平成 26 年版こども白書（文献 8-13）を引用した。

第 2 節　学校における精神保健と予防

・児童・生徒の精神病様症状体験

　幻覚や妄想などの精神病様症状体験 psychotic-like experiences（PLEs）は，思春期一般人口の 10％ 以上に認められ，成人期の精神病性疾患の発症を予測させることなどが報告されている[14]。PLEs に関する精緻な出生コホート研究がニュージーランドで実施され，その報告は世界的に強いインパクトを与えた。対象は，一般人口標本から抽出された 761 名で，11 歳時に妄想・幻覚体験が調査され，その後 26 歳時まで追跡調

査された。その結果，11歳時に自己評価されたPLEsは，26歳時における統合失調症様障害の非常に高い危険性を予測させた（オッズ比：16.4%，信頼区間：3.9‐67.8）。11歳時のPLEsは，躁病，うつ病を予測できなかったので，この結果は統合失調症様障害に特異的であることを示唆している，としている[15]。

わが国でもPLEsに関する研究が実施された。対象は，三重県津市内の中学生（n＝4,894）で，PLEs，精神・身体健康度，ライフスタイルなどが質問紙法を用いて調査された。その結果，約15%にPLEsが認められ，そのうち約半数が精神的不調を訴えていた。PLEsは，衝動的暴力行為，衝動的自傷行為，希死念慮，アルコール使用，集団場面における過度の緊張などの思春期精神病理項目とも相関が認められた，としている[16]。

・包括的学校精神保健プログラム（WHOモデル）

学校精神保健増進モデルが，世界保健機関（WHO）から1994年に発表された（図8-2-1）。このモデルは，精神保健の増進，予防，早期介入に対する学校全体のアプローチの指針を示し，介入を4段階に分けている。第1段階は安寧の増進につながる環境作り（全般的介入），第2段階はすべての生徒と教員を対象に，一般カリキュラムの中での精神保健教育（全般的介入），第3段階は問題を体験している20～30%の生徒に対する追加支援（選択的介入），第4段階は追加的介入を要する3～12%の生徒に評価と介入（特定的介入）を行う，との内容である[17]。

・オーストラリアにおける学校精神保健プロジェクト

同国では，学校ベースの精神保健・安寧増進プロジェクト「Mind Matters（心が大事，との意味）」が2000年に設立された[17]。「Mind Matters」は，学校と地域のスタッフが精神保健とその増進に関する理解を深めることができるよう，教育用資料キットのほか，ウェブサイト（http://www.mindmatters.edu.au/），専門能力開発プログラムを提供

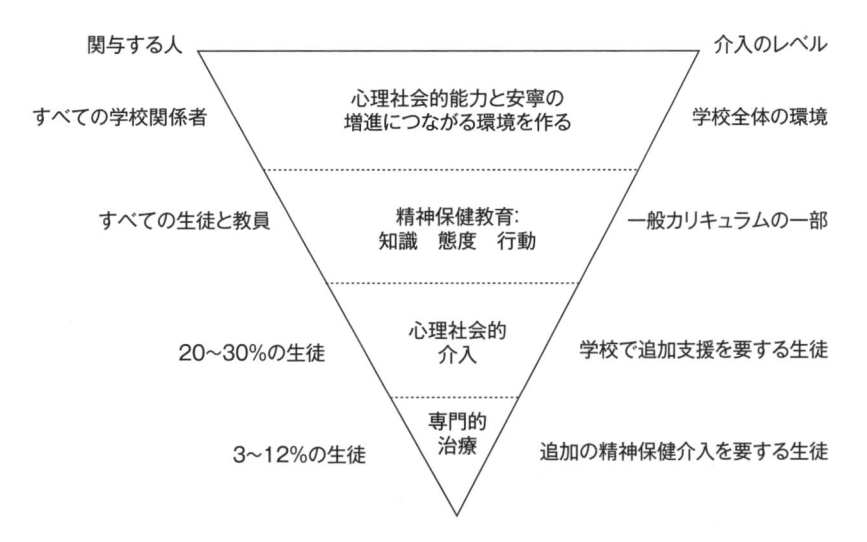

図 8-2-1　4 段階の学校精神保健増進モデル（WHO, 1994）
針間博彦の文献（8-17）を引用した。

している。資料キットには，学校のための背景情報，学校と地域全体の
中で安寧の問題を取り扱うためのプラン作成，自殺・自傷行為といった
総論と，レジリエンス，いじめといやがらせ，喪失と悲嘆など，トピッ
クスに関する授業での活動を取り扱った各論が含まれている。

　「Mind Matters」ではレジリエンスの増強が重要事項となっており，
レジリエンスを育むプログラムが，学年の進行に沿って準備されてい
る。主な内容は，1）ストレス，2）対処，3）学校から疎外されるリスク
のある生徒，4）援助希求行動，などである。レジリエンスを育むプロ
グラムで学んだ概念と技法を，いじめ，自殺，精神疾患といった個別的
な問題に対して効果的に生かすことが期待されている。具体的な内容は
文献[17]を参照されたい。

　オーストラリアとわが国の学校精神保健政策の違いについて，西田
（2008）は次のごとく述べている[18]。わが国の学校精神保健活動や政策

は，発達障害に偏ったものが多く，精神疾患を広く包括的にとらえる視点が欠けている。英国，オーストラリアなどでは，発達障害よりもうつ病や精神病に関する知識教育，早期介入方策に力点が置かれている。うつ病や精神病に関する精神的不調は，若者の多くが経験するものであり，スティグマ問題も含めて，早期から積極的に教育することが重要視されている。

・児童・生徒に対する予防対策

学校における集団認知行動療法的介入の効果が調べられた。対象は，生徒（n＝2,844，年齢：11〜12歳）で，集団認知行動療法によるレジリエンスプログラム介入群と通常の対応による対照群に分けられ，介入（計18時間）の効果が，評価尺度（抑うつ症状，不安症状，レジリエンス）を用いて両群間で比較された。調査は介入開始時と終了時，終了1年後，2年後に実施された。

その結果，介入群は非介入群に比較して抑うつ症状のレベルは低下したが，1年後，2年後には両群に差はなく，効果は持続しなかった。このことは，介入が終了し通常の学校職員により指導される時には，介入のインパクトが失われるのではないかと考察している[19]。

高校生の煙草，アルコール，マリファナ使用を減らすための介入の効果が検討された。対象は，高校生（n＝1,449）で，介入1年後に再調査（n＝1,205）された。その結果，介入はレジリエンスと防御要因を増強し，煙草，アルコール，マリファナの使用を減少させた[20]。

学校でのうつ病予防プログラムについて文献を検索したところ，無作為化比較試験が42件検出され，大部分のプログラムは認知行動療法を基礎にしていた[21]。プログラムは精神保健専門家かあるいは大学院生により実施され，期間は8〜12セッションであった。抑うつ症状のレベルの高い学生・生徒を対象としたプログラムでは，効果がもっとも良好であった。今後の課題についてプログラムに対する学生・生徒の注意・関

心の評価，長期間にわたる追跡調査，継続して従事できるプログラム指導者の育成，指導者の能力評価などが必要である，としている[21]。

わが国で，子どものためのユニバーサル抑うつ予防プログラムが実施され，その媒介変数が検討された。対象は，小学校4～6年生3学級93名（女性：52名）であった。プログラムは，学級活動の時間を利用して計7セッションを月に1～2回のペースで実施し，1セッション当たりの時間は45分であった。プログラムの内容は，心理教育，社会的スキル訓練，認知再構成法を主な構成要素とした。介入実施者は，小学校の教員免許を有する心理学専攻中の大学院生であった。介入補助者として大学院生もしくはクラス担任教師が加わった[22]。

効果指標として以下の5指標が用いられ，介入前後で評価された。1) Depression Self-Rating Scale for Children（DSRS：Birleson, 1981：村田ら, 1986），2) Children's Depression Inventory（CDI：Kovacs, 1985：真志田ら, 2009），3) 目標スキル児童評定尺度（藤枝ら, 2001），4) 認知の誤り尺度改訂版（石川ら, 2003：佐藤ら, 2004），5) 児童用自動思考尺度（佐藤ら, 2006）であった。統計解析の結果，介入後に抑うつ症状の低減が認められた。社会的スキルのうち，「やさしい言葉かけ」スキルの向上と，認知の誤りやネガティブな自動思考の減少が，抑うつ症状の低減に影響を及ぼしていた，と結論づけている[22]。

精神障害の脆弱要因を持つ生徒に対する学校での予防的介入の効果が調べられた。介入が，生徒と係わる看護師・教師の理解（脆弱要因を持つ生徒の心理社会的ニーズ）に及ぼす影響と，生徒のレジリエンス（自尊感情，社会との繋がり），不安，抑うつに及ぼす影響が検討された。その結果，6か月間の介入によって，看護師・教師の理解は深まり，生徒の抑うつ症状レベルは低下するとともにレジリエンスも改善した。しかし，不安レベルには変化はみられなかった[23]。

対処（コーピング）スタイルが，青年期から成人期（17～33歳）まで継時的に調べられ，精神障害との関連で考察された。対象は，高校から募

集された 970 名で，17, 24, 29, 33 歳時に「ストレス状況における対処スタイル評価尺度 Coping Inventory for Stressful Situations」を用いて対処スタイルが評価されたほか，精神健康度も調査された。

　その結果，適応的とされる「課題指向性対処」は，17 歳から 24 歳にかけて急増し，その後，安定化した。適切的でないとされる，目立った自己非難と陰性感情反応を示す「感情指向性対処」は，時間経過とともに持続的に減少した。24 歳の時点で「感情指向性対処」により依存することは，うつ病と不安障害のリスクと関連していた。17 歳時に「課題指向性対処」を用いる群では，薬物・アルコール乱用・依存のリスクが低かった。

　これらのことから，青年に対する保健の授業，若年者向けの精神作用物質使用障害プログラムなどで，「課題指向性対処」の使用を推奨することで，これらの障害の発症を予防する可能性があるかもしれない，としている [24]。

・児童相談所における予防対策

　わが国の児童相談所は，児童福祉法第 12 条に基づき，各都道府県に設けられた児童福祉の専門機関である。相談業務は 1) 養護相談（父母の家出，死亡などによる養育困難，被虐待児など），2) 保健相談（未熟児，虚弱児など），3) 心身障害相談（障害児，発達障害など），4) 非行相談（性的な逸脱，触法行為など），5) 育成相談（性格，行動，不登校）に大別される。対象は 0 歳から 17 歳の者（児童福祉法第 4 条）となっている。

　沖縄県中央児童相談所から琉球大学医学部精神神経科学講座に精神科嘱託医を依頼された。そこで，通常業務のほかに予防的介入に必要な情報を得るための調査を実施した。1984〜1989 年度までの 6 年間に来所相談があり，措置会議が開かれた件数は 607 件であった。児童の両親のうちいずれか，あるいは両親ともに精神医学的問題があったのは 358 件（59.0%）であった。父親ではアルコール乱用が 105 名（47.7%）でもっと

も多く，統合失調症は18名（8.2%）であった。母親では統合失調症が82名（32.0%）でもっとも多かった[25]。

統合失調症の親100名（父親：18名，母親：82名）を取り上げた。親100名の子どもは83名で，措置会議での問題点は保護者（主として親）の家出，失踪，入院などによる養育困難，子どもの知的障害，家出・浮浪などの虞犯行為，触法行為，不登校などであった。これらの子どもを5〜10年間追跡調査した結果，41名（49.4%）に何らかの精神医学的問題があり，統合失調症が2名（2.4%）に認められた。対象となった児童は10代が多いので，将来，成長とともに統合失調症発症の可能性はあると考えられる[25]。

児童相談所は，児童の健全な成長・発達を支援するとともに，精神障害の早期発見・早期対応活動が可能な場と考えられる。その役割は児童福祉法第11条第2項に示されているごとく，1) 児童に関する家庭その他からの相談のうち，専門的な知識および技術を必要とするものに応ずること，2) 児童およびその家庭につき，必要な調査ならびに医学的，心理学的，教育学的，社会的および精神保健上の判定を行うこと，3) 調査に基づき必要な指導を行うこと，などとされている。

しかし，筆者の印象では，住民の要求に応えられる専門職の数は少なく，技術的レベルは必ずしも高くない。さらに他の関連機関との連携も不十分にみえる。地域による差はあろうが，時代のニーズに応えられる体制が望まれている。

・スクールカウンセラーと精神保健・予防対策

スクールカウンセラー（SC）は，不登校をはじめとする児童生徒の問題行動の未然防止，早期発見・早期対応のために，児童生徒の悩みや不安を受け止めて相談にあたり，関係機関と連携して必要な支援をするための「心の専門家」で，カウンセリングや臨床心理学の専門的な理論や技術を身につけている[26]。

SC 制度は 1995 年に創設され，全国の公立小学校，中学校，高等学校等に配置されている。主な役割としては，1) 児童生徒へのアセスメント活動，児童生徒や保護者へのカウンセリング活動，2) 学校内の各種会議に出席し，臨床心理学的視点からの援助・支援，3) 医療機関，児童相談所，警察などとの連携，がある [26]。

SC 導入の効果について，不登校への効果が報告されているほか，SCを 2 年以上継続的に配置した学校では，全国平均より「暴力行為発生件数」，「不登校児童生徒数」，「いじめ発生件数」のいずれにおいても発生状況が低く，中長期的継続的な係わりによる予防効果が報告されている。カウンセラー事業が開始されてから 10 年以上が経過し，SC が定着した今日では，一定の評価が現場の実感として受け止められている [27] [28]。

SC の勤務形態は「週 1 回」，「月 2〜3 日など」が全体の 90% を占めるなど，来校の頻度が低いことから，現状の勤務形態の増加・拡大を望む声が大きい [28]。「非常勤任用」のため平均年収は低く，いわゆるワーキングプア水準であるため，多くの SC は，複数の学校を掛け持ちしたりしている。

SC には，「スクールカウンセラー」と「スクールカウンセラーに準ずる者」の 2 種があり，資格要件も異なる。文部科学省は，専門性の高い（正規の）SC の活用を基本としているのに対し，財務省は準 SC の併用を提案するなど，相違もみられる [28-31]。

・大学保健管理センターにおける予防対策

大学保健管理センターの役割：大学保健管理センター（以下，センターと略す）は，1960 年代に入り全国の国立大学に設置されるようになり，現在では殆どの国立大学に設置されていると思われる [32]。琉球大学保健管理センター規則（1979 年 5 月制定）によると以下のことが定められている。

第 8 章　各領域における予防対策　　　173

　目的は，保健管理に関する専門的業務を行い，本学における学生およ
び職員の健康の保持増進を図ることとし，業務は，1) 定期および臨時
の健康診断，2) 健康相談および応急処置，3) 健康の保持増進について
必要な指導助言，4) 精神衛生に関する相談，助言，5) 学内保健計画の
立案についての指導助言，6) 調査研究，などである。職員としては，
所長，保健管理医，スクールカウンセラー，保健師または看護師を置く
ことが定められている。しかし，これらの業務をセンターの目的に沿っ
て，予防を念頭に置き実施するには，不十分な職員数しか配置されてい
ないとの筆者の印象である。他大学のセンター規則・業務についても，
琉球大学のそれと基本的には同一だと思われる。

　大学生の休学，退学，自殺の実態：精神障害に罹患すると社会での適
応は悪くなり，勤労者では欠勤，休職，退職などの問題が生じる。大学
生のメンタルヘルスの諸問題は，留年，休学，退学などの就学状況に現
れやすい。それゆえ，就学状況の現状と動向を知ることは，大学生のメ
ンタルヘルスの実態を把握する一助となり，学生支援に重要な手がかり
を与える[33]。

　国立大学学生の休学・退学・留年の実態が調査された。全国の国立大
学のうち，同意の得られた大学からの回答を集計し，休学・退学の理由
実態（有志大学のみ実施）と死亡実態が分析された。期間は 1979 年度か
ら 2011 年度までで，約 90% の国立大学の参加により，毎年 40 万人前
後の学生が対象となった[33]。休学・退学の事由の分類基準は**表 8-2-1** の
ごとくであった。

　休学者数は，2011 年度で 7,948 名，そのうち消極的理由群は 2,848 名
（35.8%）でもっとも多く，その中で「進路再考」が最多だった。積極
的理由群は 2,177 名（27.4%）で，その中で「留学」がもっとも多かっ
た。環境要因群は 1,461 名（18.4%）で「経済的理由」がもっとも多かっ
た。精神障害群は 653 名（8.2%），身体疾患群は 332 名（4.2%），不詳群
は 447 名（6.0%）であった。精神障害群は，身体疾患群の約 2 倍多いこ

表 8-2-1　休学，退学する事由の分類基準

分　類	具体的事由
1　身体疾患群	病気・障害，リハビリテーションなど 《傷病による死亡・事故死》
2　精神障害群	精神障害の診断（ステューデントアパシーは 除外），《自殺》
3　消極的理由群 　（大学教育路線から 　　離れるような理由）	ステューデントアパシーとの記載 精神障害の疑い，《自殺の疑い》 広義のステューデント・アパシー状態 　勉学意欲の喪失，単位不足 　学内活動（クラブ活動，学生運動など） 　学外活動（ボランティア，宗教，アルバイト， 　趣味） 進路再考，進路変更（短大，専門学校），《就職》 触法行為
4　積極的理由群 　（大学教育路線上に 　　あり，さらに積極 　　的な理由）	海外留学 進路変更（他大学・他学科再受験） 資格取得準備，就職再トライ 《飛び級》
5　環境要因群	経済的理由 家族の介護，家業を継ぐ 結婚・出産・育児など，災害
6　不詳群	一身上の理由，行方不明，未調査，調査不能など

注）表中の《　》は，退学者のみに該当する事由を示す。
内田千代子の文献（8-33）を引用した。

とになる。精神障害の予防対策上，とくに重要と考えられる精神障害
群，消極的理由群，環境要因群の3群を取り上げ，経年変化を図で示し
た（図8-2-2）。休学率は，消極的理由群で1994年度から急速に増え，

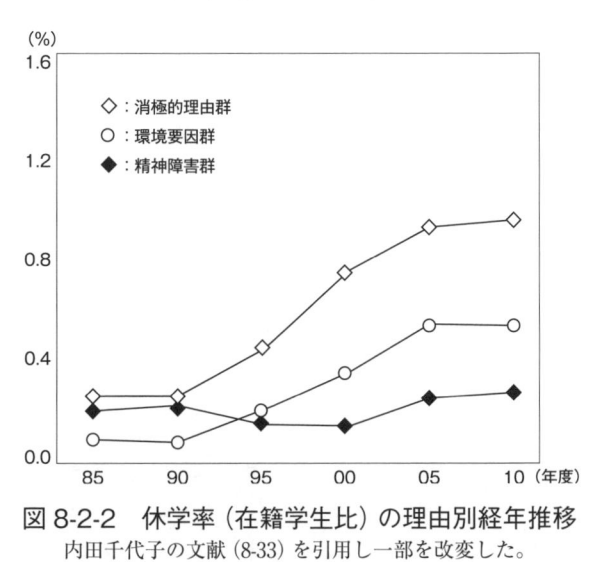

図 8-2-2　休学率（在籍学生比）の理由別経年推移
内田千代子の文献 (8-33) を引用し一部を改変した。

2011 年度ではもっとも高くなっていた。環境要因群も増加傾向にあるが，精神障害群では目立った経年変化はみられなかった。

退学率については，消極的理由群が，全期間を通してもっとも高く，しかも変動はみられるものの若干の増加傾向がみられた。その他の群には経年変化は殆ど認められなかった（図8-2-3）。

死因別死亡率についてみると，事故死，病死は激減しているが，自殺は 1990 年代から急増していた（図8-2-4）[33]。内田（2014）は考察で以下のごとく述べている[33]。休学，退学，留年のいずれも少ない 6 年制では，カリキュラムは過密であるが，系統的で，将来の職業などのコースが他の学部よりも明確であるため，流れに乗ってカリキュラムをこなして卒業するという点ではやりやすい。しかし，これまでの調査から自殺をみると，医学部で高い傾向がある。一度コースから外れると追い込まれて逃げ場がなくなり，それが極端な行動に結び付くのかもしれない。

各大学における予防活動の取り組み：佐賀大学では，チューター（担

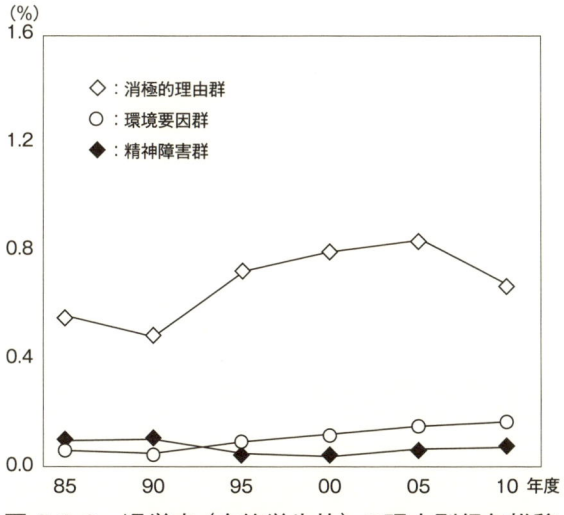

図 8-2-3　退学率 (在籍学生比) の理由別経年推移
内田千代子の文献 (8-33) を引用し一部を改変した。

任) 制度が導入されたほか, 2011 年 4 月からラーニングポートフォリオ
制度が立ち上げられた。しかし「学生と連絡がとれない」,「大学に来て
いるのか分からない」などの意見が聞かれたため, さらに個別のサポー
トを充実させる目的でキャンパス・ソーシャルワーカー (以下 CW) 制
度が 2011 年 7 月から導入された。2 年間で CW が対応した学生は 98 名
で, その内容が解析された結果, CW はラポール形成のもとに学生をア
セスメントし, 適切な支援ルートに乗せ, さらに学生のエンパワーメン
トを図っていくことが重要な役割であり, その目的のために, 親はもと
より教員との連携の強化, 事務職員および地域の支援が重要である, と
している[34]。

　和歌山大学では, これまでの常勤精神科医 (1 名) と看護師 (2 名) に
加え, 2007 年から非常勤の臨床心理士と精神保健福祉士 (PSW) を配
置し, 保健管理センター内に「メンタルサポート室」が新設された。学

第8章　各領域における予防対策　　　177

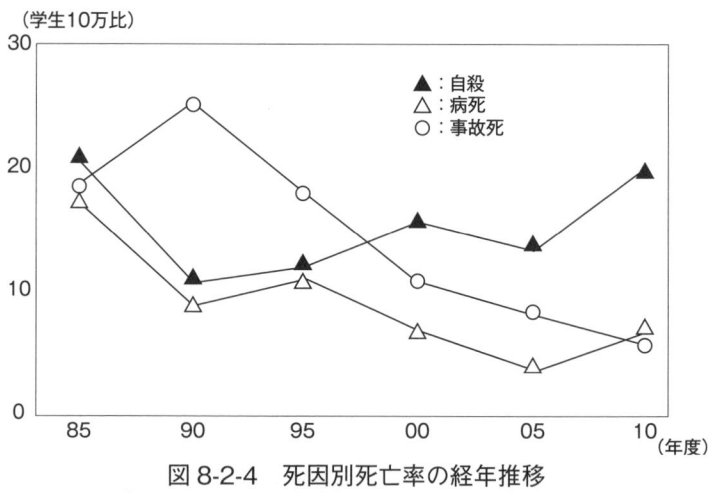

図 8-2-4　死因別死亡率の経年推移
内田千代子の文献 (8-33) を引用し一部を改変した。

業への不適応の原因と考えられる人間関係やキャンパス・スキルの未熟
さの向上を図ることを目的とした「集団精神療法」や「自助グループ」
の育成，精神障害による苦しみを抱えながら頑張っている学生の就学か
ら就労までを支援する「キャンパスデイケア」などが実施されてきた。
　本活動報告書の最後で，宮西 (2014) は次のごとく述べている。大学
でのメンタルサポートは，心の病の個人療法やケアだけでは解決できな
い。修学から社会参加まで幅広いサポートが必要だ。それゆえ，メンタ
ルサポート室のスタッフだけでなく，学内の修学や就職指導担当者との
連携はもちろん，学外のジョブカフェ，障害者職業支援センターなどと
の協力も必要となる。大学全入時代を迎え，メンタルな障害を抱えなが
ら大学で学ぶことを希望する学生はますます多くなり，保健管理セン
ターの役割は重要性を増すと考えられる[35]。
　名古屋工業大学では，うつ病を中心とする精神疾患の早期発見・早期
介入が試みられている。学部および大学院の新入生全員を対象に，UPI

（University Personality Inventory）を用いて精神健康度を測定し，その結果，面接が適当と判断された学生に精神医学的面接が実施され，必要に応じた対応がなされている。さらに毎年の定期健康診断には，気分障害の早期発見に有用とされる PHQ-9（Patient Health Questionnaire-9）を用いて，うつ病の早期発見・介入が実施されている[36]。

　精神障害の早期発見・早期対応を目的とした精神保健活動を，筆者らは琉球大学保健管理センターを中心に 1994 年から実施した。4 月に入学する新入生を対象に一般健康診断が実施されるので，その中に精神保健プロジェクトを組み込んだ[37]。

　一次スクリーニングテストとして「Psyhosis Proneness Scales（PPS，精神病脆弱性尺度）」ないし「General Health Questionnaire（GHQ，一般健康調査票）30 項目版」を使用した。本テストで高評点であった学生に封書にて結果の概略を知らせるとともに，面接が望ましいことなどを伝えた。センターに来所した学生に対し嘱託医を中心とする精神科医が面接し，さらに必要に応じてロールシャッハテスト，バウムテストなどの心理テスト，認知機能の生理学的指標とされる事象関連電位検査などを実施した。

　精神保健予防活動の 10 年間で一次スクリーニングを受けた学生は10,396 名，そのうち高評点者 1,444 名，精神医学的面接を受けた者 147名であった。面接を受けた者の精神医学的診断（DSM-Ⅲ-R，DSM-Ⅳ）は，統合失調症の前駆期 12 名，境界性人格障害 3 名，社会恐怖 3 名，強迫性障害 2 名，性同一性障害 1 名，解離性障害 1 名などであった。大部分の学生は，スクリーニングテストを受けた 4 月の時点では受験勉強，入学試験，高校卒業，入学，転居などが重なり，精神的に不安定な時期だったと推測されたが，精神医学的面接を受けた 5〜7 月には多くの学生で問題は改善していた[37]。

　精神医学的支援の概略を述べたい。面接した学生のうち継続的な面接が必要と判断し，同意を得て面接を行った学生は 57 名であった。統合失

調症の前駆期と診断された12名のうち10名（83.3%）が継続して面接を受けた。面接の回数は一人当たり2〜20回で，年に2〜3回が多かった。服薬が必要な学生は附属病院精神科に受診させ外来通院させた。この場合，保健管理センターの嘱託医が主治医となることがほとんどであった。継続して面接している学生の中で入院治療を要する者はいなかった。予防的介入を実施した一例を，第7章第2節で紹介した。

第3節　職場における精神保健と予防

・職場における精神障害の現状

　職場における精神障害の実態について，全国レベルでまとめられた資料は見出せなかった。そこで，心理的負荷による精神障害と認定され，労災補償の支給が決定された事例が，全国集計され報告されているので，その資料を基に各種の観点から現状を示したい。資料は厚生労働省の資料から得た[38)39)]。

　労災補償の支給が決定された件数は，2010年度で308件，2011年度325件，2012年度475件，2013年度436件，2014年度497件と増加し，2014年度は過去最高を記録した。2014年度について件数を年齢別にみると，40〜49歳でもっとも多く140件，次いで30〜39歳138件，20〜29歳104件の順であった。

　業種については，2014年度で製造業81件，卸売業・小売業71件，運輸業・郵便業63件，医療・福祉60件の順であった。職種別にみると，2014年度で専門的・技術的職業従事者が110件でもっとも多く，次いで事務従事者99件，サービス職業従事者63件の順であった。就労形態別にみると，殆どが正規職員・従業員であり，契約社員，パート・アルバイトなどは少なかった。

　労災補償の決定事由は，大きく以下の8類型に分けられた。1）事故や災害の体験，2）仕事の失敗，過重な責任の発生等，3）仕事の量・

質，4) 役割・地位の変化等，5) 対人関係，6) セクシュアルハラスメント，7) 特別な出来事（心理的負荷が極度なものなど），8) その他，である。類型をさらに具体的な内容に分け，件数を示した（表8-3-1）。

「悲惨な事故や災害の体験，目撃した」が72件で全体を通してもっとも多く，次いで「（ひどい）嫌がらせ，いじめ，または暴行を受けた」は69件，「1か月に80時間以上の時間外労働を行った」55件，「仕事の内容・仕事量の（大きな）変化を生じさせる出来事があった」50件などであった[38]。

労災補償の支給が決定された自殺（自殺未遂も含む）件数は，2010年度で65件，2011年度66件，2012年度93件，2013年度63件，2014年度99件と変動はみられるものの増加傾向が認められた。年齢別にみると，2014年度で40〜49歳が28件でもっとも多く，次いで30〜39歳と50〜59歳がいずれも23件，20〜29歳が19件であった[38]。

自殺件数を出来事別にみると，2014年度で「仕事内容・仕事量の（大きな）変化を生じさせる出来事があった」は20件でもっとも多く，次いで「特別な出来事：心理的負荷が極度なもの等」19件，「1か月に80時間以上の時間外労働を行った」13件，「会社の経営に影響するなどの重大な仕事上のミスをした」9件，「顧客や取引先からクレームを受けた」6件であった[38]（表8-3-1）。

心理的負荷による精神障害と認定され，労災補償の支給が決定された件数をみる限り，対象者は年々増え，自殺者も増加の傾向にある。心理的負荷の内容のうち，ひどい嫌がらせ，いじめ，暴行，セクシュアルハラスメントなどは，個人の努力で減らすことが可能な事柄なので，予防活動の身近な目標となり得る。

仕事や職業生活に関する強い不安，悩み，ストレスの具体的内容が調べられた[40]。その結果を図で示した（図8-3-1）。調査は3つまでの複数回答として集計された。もっとも多かったのは，「職場の人間関係」で41.3%，次いで「仕事の質」33.1%などであった。

表 8-3-1　職場における具体的出来事別にみた主な心理的負荷

出来事の類型	具体的な出来事	支給決定件数（自殺）
1　事故や災害の体験	悲惨な事故や災害の体験，目撃をした	72　(0)
	（重度の）病気やケガをした	43　(5)
2　仕事の失敗，過重な責任の発生等	会社の経営に影響するほどの重大な仕事のミスをした	17　(9)
	顧客や取引先からクレームを受けた	17　(6)
	会社で起きた事故，事件について責任を問われた	7　(3)
	達成困難なノルマが課された	5　(4)
	顧客や取引先から無理な注文を受けた	3　(2)
3　仕事の量・質	1か月に80時間以上の時間外労働を行った	55 (13)
	仕事内容・仕事量の（大きな）変化を生じさせる出来事があった	50 (20)
	2週間以上にわたり連続勤務を行った	15　(1)
4　役割・地位の変化等	退職を強要された	11　(1)
	配置転換があった	10　(4)
	転勤をした	4　(2)
5　対人関係	（ひどい）嫌がらせ，いじめ，または暴行を受けた	69　(4)
	上司とのトラブルがあった	21　(4)
6　セクシュアルハラスメント	セクシュアルハラスメントを受けた（女性のみ）	27　(0)
7　特別な出来事	心理的負荷が極度のものなど	61 (19)
8　その他		0　(0)
計		497 (99)

資料は，「心理的負荷による精神障害と認定され，労災補償の支給が決定された者（2014年度）」から得た（文献8-38, 39）。

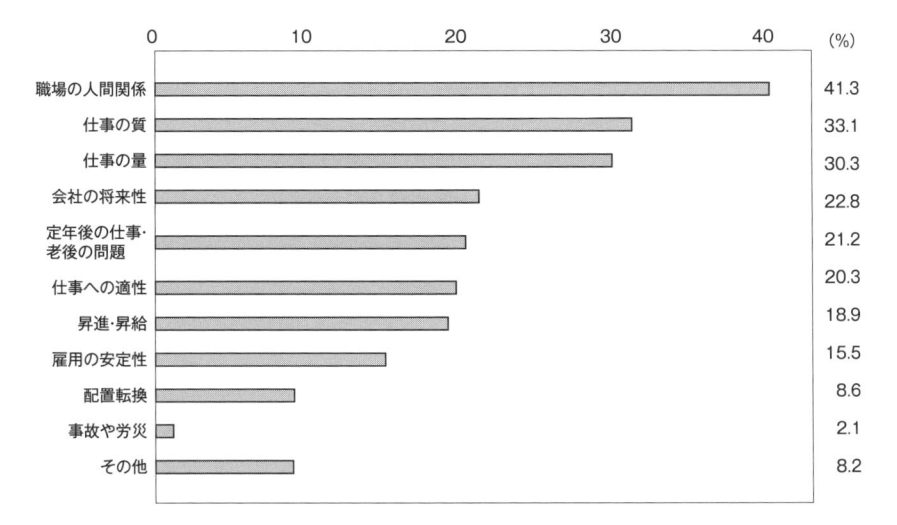

図 8-3-1　仕事や職業生活に関する不安，悩み，ストレスの内容
厚生労働省：平成 24 年労働者健康状況調査—調査の概要（文献 8-40）を引用した。

・職場における精神障害に対する脆弱要因

　脆弱要因には，第 5 章「精神障害における脆弱要因」で述べたごとく，働く者個人の遺伝要因，家庭などにおける環境要因，遺伝・環境相互作用があり，そのうえに，先に表 8-3-1 で示した「具体的出来事」が職場での環境的脆弱要因として加わることになる。

・職場における精神障害に対するレジリエンス

　職場における「いじめ」とレジリエンスとの関連が検討された。対象は，職場で「いじめ」の標的にされたと自己申告したソーシャルワーカー（n＝17）で，研究者が直接に面接し，いじめの心身に及ぼす影響について質的な調査を実施した。その結果，すべての対象者は身体的，精神的に負の強い影響を受けた。しかし，その苦痛の余波の中で，多くの者がレジリエンスを増強させていた。レジリエンスは，困難な状況を克服で

第8章　各領域における予防対策　　　183

きるとの意識が被害者にある場合，いじめに居合わせた人と職場のマネージャーからの支援があった場合，増強されていた。このことから，職場の組織においてレジリエンスを増強する体制が望まれている[41]。

　戦闘に参加し帰還した軍人のレジリエンス，社会的支援のレベル，精神健康問題が検討された。対象者（n＝512）について，戦闘から帰還3〜12か月後に調査し，さらに6〜12か月後に再調査された。その結果，苦難耐性のレベルの高さは，より良い精神健康状態，低いアルコール問題レベルと相関していた。しかしPTSD症状の重症度との間に相関はなかった。帰還後の社会的支援は，よりよい精神健康レベル，PTSDの重症度の低さ，アルコール・薬物使用の少なさと相関していた。これらのことから退役軍人の精神健康を向上させるには，帰還後にレジリエンスを増強させる介入が望まれる，としている[42]。

　職場の労働者に対する自主的「ストレスマネジメントとレジリエンストレーニング」プログラムの効果が調べられた。対象は，大規模メディカルセンター従業員（n＝37）で，印刷されたプログラムが配布され，印刷物に書かれている技法を各自で習得するよう説明された。内容は，ストレスの神経心理学などの理解，レジリエンスを増強する訓練，現在の瞬間に注意を向ける訓練などであった。効果の評価は，レジリエンス，気付かれたストレス，不安，QOLを指標にして行われた。

　対象者の89％は，プログラムを完全に実行した。解析の結果，12週後の時点でストレスレベルの低下のほか，レジリエンス，マインドフルネスmindfulness，不安，QOLの各レベルとも有意な改善が認められた。訓練時間が短く，1人で可能な本プログラムは，レジリエンスを高めるなど優れた効果を示した，としている[43]。労働者に一定以上の教育レベル，取り組む意欲があれば，手軽に実施できよう。

　労働者の中には一定の職場を持たない者も少なくない。これらの労働者についてレジリエンスが調べられた。対象は，無作為に選ばれた，街路を中心に働くアフリカ系アメリカ女性街娼（n＝562）で，レジリエン

スをはじめ各種の指標を用いて調査された。その結果，高いレジリエンスを持つ女性は，高い学校教育歴，さらに里親による養育歴と相関し，ホームレス，物質依存，重度の精神的苦悩，HIV の危険因子との間に負の相関が認められた。社会的支援とレジリエンスは相関していた。

得られた結果から，女性街娼を援助するための介入の目標は，シンデミック（2つ以上の疾患が集中して現れる）な危険因子への対処と良好な健康であり，そのためには教育と訓練，社会的支援が優先される，としている[44]。

心理的負荷による精神障害の場合，主観的な症状はあっても，それを裏付ける客観的所見が乏しい場合が少なくない。疲労感などもそのひとつである。疲労感とレジリエンスに関する研究がある。対象は，軽度頭部外傷患者（n＝67）と対照群（n＝34，整形外科患者）で，受傷1か月後にレジリエンス，抑うつ症状，疼痛，疲労感などについて，それぞれの評価尺度を用いて評価され，両群間で比較された。疲労感については受傷6か月後に再評価された。

その結果，疲労感は，不眠，疼痛，抑うつ症状と相関していた。これらの変数を調整しても，レジリエンスは受傷後1か月から6か月の時点において疲労感と逆相関していた。すなわち，レジリエンスの低い者に疲労感を訴える者が多いことになる。ちなみに，対照群ではレジリエンスと疲労感の間に相関はなかった[45]。

・職場に関するわが国の精神保健対策

日本政府は，「事業場における労働者の心の健康づくりのための指針」を2000年8月に公表し，本格的に職場のメンタルヘルス問題に取り組むようになった。事業者に「こころの健康づくり計画」の策定を求めるとともに，「事業場における四つのケア」の概念が初めて提唱された。さらに，2006年「労働者の心の健康の保持増進のための指針」が公表された。現在，行われている職場におけるメンタルヘルス対策はこ

の指針に従ったものである[46]。

心の健康づくり計画の策定に関する4つのケアは，1) セルフケア：事業者は労働者に対して，ストレスやメンタルヘルスに関する正しい理解，ストレスへの気づき，ストレスへの対処が行えるよう支援すること，2) ラインによるケア：職場環境等の把握と改善，労働者からの相談対応，職場復帰における支援など，3) 事業場内産業保健スタッフ等によるケア：具体的なメンタルヘルスケアの実施に関する企画立案など，4) 事業外資源によるケア：情報提供や助言を受けるなど，サービスの活用，などである[47]。指針が国により示されたが，これらがどの程度まで実施できるかが今後の課題であろう。

・「ストレスチェック制度」と予防

厚生労働省は，2014年6月25日に公布された労働安全衛生法の一部を改正する法律により，新たに「ストレスチェック制度」を設けた。この制度は，「労働者に対して行う心理的な負担の程度を把握するための検査（ストレスチェック）や，検査結果に基づく医師による面接指導の実施などを事業者に義務付ける制度。平成27年12月1日から施行」とされている。本制度に関して諸種のポイントが示されており，その一部は以下のごとくである[47]。

本制度の基本的な考え方として，この制度は，労働者のメンタルヘルス不調の未然防止（一次予防）が目的で，事業場におけるメンタルヘルスケアの総合的な取り組みの中に位置付けることが望ましい。ストレスチェックの実施方法などについて，ストレスチェックに用いる調査票は，事業者の判断により選択することができるものとするが，「職業性ストレス簡易調査票（5項目）」を用いることが望ましい。

心理的負担による心身の自覚症状に関する項目の評価点数が高い者などを高ストレス者として選定しなければならない。医師による面接指導が必要とされた者に対して，実施者が申し出の推奨を行うとともに，結

果の通知を受けた労働者が相談しやすい環境を作るため，保健師，看護師または心理職が相談対応を行う体制を整備することが望ましい，などとされている[47]。

　本制度に関して産業精神保健に詳しい精神科医から以下のごとき意見が述べられている。本制度が職場環境の改善といった一次予防を重視していることは理解できるものの，現在の産業保健活動の状況，事業所の風土，情報管理レベルなどからみて本制度がうまく機能するには相当なハードルがある。

　具体的には，多くの人間，組織が関与するが，個人情報保護は担保できるのか，本制度の趣旨は一次予防であるが，産業医，面接指導医師などが，適切な措置をとりうる見識とスキルがあるのか，検査を受ける労働者が正直な回答をしなければ意味がなくなるが，労働者が正直に回答できる体制を確保できるのか，高リスクと判定された労働者が医師の面接指導を申し出やすい枠組みにできうるか，などと指摘されている[48]。

　産業医科大学中村純名誉教授（精神医学）は次のごとく述べている。本制度が早期発見・早期対応（二次予防）ではなく，一次予防だとすれば，労働者個人の仕事の裁量権やサポート体制，勤務時間，人間関係まで把握するような産業保健活動が必要になってくると思われる。そのような活動が高ストレス者を発見し対応することで，メンタルヘルス不調者を発症させない職場づくりに繋がるのではないかと推察している。産業医には，これまで以上に積極的に職場環境や人間関係にまでも意見を出すなどの態度が必要になってくると思われる[49]。

　中村教授は，別の論文で次のごとく述べている。本制度により，外部の精神科医や健診機関などが，メンタルヘルスチェックを行うこともある。面接指導は医師が行うことから，そのような機関においても精神医学に精通した医師を準備しなければならない。こう考えてくると，精神科医の責任は大きく，眼前の病に陥った患者だけを診るのではなく，職場の状況や職位，職場環境などの情報を得て，予防的視点で労働者を指

導していく必要がある[50]。

　職場の精神保健を増進し，精神障害を予防するためには，職業生活でのストレス状況等を改善するなど，脆弱要因を軽減させることである。それと同時にレジリエンスを増強することが効果的であることを示した研究報告を可能な限り多く紹介することに努めた。厚生労働省は，ストレスチェック制度をスタートすべく準備を進めているが，倫理問題，人材の確保，国民の理解と協力など問題が山積しているのみならず，本制度の基本的な考え方の中に，「……が望ましい」との文言が並んでおり，目標を達成するには相当の努力が必要である。

第4節　地域における精神保健と予防

・地域医療とプライマリ・ヘルス・ケアの概念

　地域医療とは，「健康者も含めた地域住民全体を対象に，その健康の維持向上を目的として，健康増進，疾病予防から，診断治療，リハビリテーションまで含めて包括的，継続的に行われる組織的な活動。WHOのプライマリ・ヘルス・ケアの概念にきわめて近い」とされている[51]。

　プライマリ・ヘルス・ケアは，「人々の健康状態を改善させるに必要なすべての要素を地域レベルで統合する手段。国家保健システムに組み込まれて，予防，健康増進，治療，社会復帰，地域開発活動のすべてを含む」としてWHOにより提唱された[52]。したがって，地域における精神障害の予防は，地域医療，プライマリ・ヘルス・ケアの一部として，他の領域と連携して実施されることが望ましい。

・地域における脆弱要因

　都市居住，低気温での出生，幼児期・児童期における不良な家族関係，青年期における陰性の家族環境などは，既に第5章で述べたごとく環境的脆弱要因である。ストレスの多い人生上の出来事は，うつ病・不安症

群などの脆弱要因となる。低い社会経済状態・低学歴・少数派の人種や民族は PTSD などの，飲酒とその中毒に対する文化的態度・アルコール類の入手しやすさはアルコール依存症の，痩身に価値を置く文化および環境は摂食障害の，それぞれの脆弱要因となる。高齢期では，不良な食生活・栄養，薬物・アルコール使用障害，精神・身体疾患の併存などが，認知症などの脆弱要因である。

・地域におけるレジリエンス

統合失調症については，病む親のサポート不足を補う，良好な支援体制を持つ，家族レジリエンスプログラムの利用などが，レジリエンスとされている。沖縄戦体験者にみられる高いレジリエンスレベルは，沖縄の地域における相互扶助の精神が関連する可能性が示唆されている。

地域の治安，図書館・レクリエーションセンターなどの整備，社会福祉サービス・ヘルスケアの充実なども，表6-3-1 で示したごとくレジリエンスとなろう。

・諸外国における早期精神病のサービスモデル

初回エピソード精神病 first-episode psychosis（FEP），早期精神病 early psychosis を対象とした治療，研究を実施している代表的な施設を紹介する。マックゴーリ McGorry PD メルボルン大学教授は，現在（2016 年），国際早期精神病協会理事長であり，この領域の世界的指導者である。彼が編者の一人として刊行された「早期精神病の診断と治療」の中の第 21 章「早期精神病のサービスモデル：各国での取組」[53]を要約して紹介することにする。

早期精神病予防・介入センター Early Psychosis Prevention and Intervention Centre（EPPIC, メルボルン）：EPPIC は，精神病の早期発見および最適な治療の提供に焦点を絞った臨床サービスを提供しており，早期介入のひとつのモデルである。大規模な臨床研究プログラムと

の完全な統合がなされている。このセンターは20年以上にわたって目覚ましい発展を遂げ，徐々に，かつ大々的に治療マニュアル，臨床ガイドライン，科学論文，資料などを刊行してきている。

EPPIC は，精神病性疾患へと発展する可能性の高い超危険状態にあると推定される若者に対する治療を提供している Personal Assessment and Crisis Evaluation（PACE）クリニックと緊密な連係を持っている。

EPPIC は，メルボルンの北西部と西部の近郊（人口約100万人）に居住するメンタルヘルスに問題を持つ若者を対象とした臨床サービスである ORYGEN Youth Health（OYH）の一部である。EPPIC は，キャッチメント地域に居住している精神病の初回エピソードを経験（精神病に対しての薬物治療歴が6か月以上でない）している15〜24歳までの人々を対象に，包括的で地域ベースの専門化したサービスを提供している。このプログラムでは，最大18か月のケアを提供しており，平均して年間約260名の新患が受け入れられている。EPPIC は，地域内の公立メンタルヘルスサービスであり，地域内には民間の医療活動をしている精神科医はほとんどいないので，EPPIC の該当基準を満たしたすべての人々を治療する責任を負っている。

EPPIC のサービスは，以下の内容を含んでいる。1) 紹介されてきた人々に対するアウトリーチ評価，危機介入，地域治療を多職種治療チームにより，24時間，365日体制で対応するなど，ゲートキーパー機能，2) EPPIC で受け入れられた患者に対してケースマネージャーと医師が迅速に割り当てられ，治療が実施される継続的ケア，3) 自傷他害のリスク，治療に応じないなどの外来サービスでは対応が困難な者に対する入院治療（16床），4) 臨床サービスの利用者である若者に，プログラムやサービスの開発に参加してもらったり，彼ら自身や仲間の権利擁護をしてもらったりすることを含む「若者の参加と家族／援助者プログラム」である。

EPPIC のサービス活動の中から，疫学などの研究，介入方法の開発とその評価などが積極的に実施され，その成果が世界に向け発信されている。

ランベス早期開始サービス Lambeth Early Onset (LEO) Service（ロンドン）：LEO サービスは，ランベス（南ロンドンの中心部）地域に在住し，FEP を経験している 16〜35 歳までの全患者へ包括的治療を提供している。現在のサービスには，1）早期発見・危機評価チーム，2）専用入院病棟（18 床），3）サービス利用開始時点から 2 年間にわたり全患者をケースマネジメントする積極的アウトリーチチーム（地域チーム）があり，4）それに加えて LEO は，精神病超危険状態にある若者を支援するチームと密接に連携している。

　LEO の地域チームは，切れ目のないケアの促進と FEP に続く再発を予防することを目的とした実験的介入として設立された。この多職種チームは，精神科医，臨床心理士，職業支援専門家，地域精神科看護師からなる 10 人の臨床家で構成されている。ここではケースマネジメントの積極的アウトリーチモデルを提供しており，メンタルヘルスや福祉に関するすべてのニーズを満たすために，患者がアクセスするポイントとなっている。

　地域チームによる介入の効果が，無作為化対照比較試験により評価された。対象は，非感情性精神病を初めて経験した者（n＝144，年齢：16〜40 歳）で，介入群と標準的治療群との間で，各種の指標が比較された。その結果，18 か月間の追跡期間において介入群は，標準的治療群に比較して本サービスとの継続的な関わりのレベルが高く，処方薬へのアドヒアランスは明らかによく，残存する精神病症状に対する認知行動療法や家族介入，就労支援などの心理学的介入を利用する割合が高かった。介入群の患者は追跡調査において，就労をより長く継続し，人間関係が明らかに改善された。LEO の成果は，再発率や入院率，サービス満足度，QOL にも現れていた。

初回エピソード精神病プログラム First Episode Psychosis Program（FEPP，トロント，カナダ）：FEPP は，入院と外来を統合したプログラムとして設立された。統合失調症の神経生物学的理解をさらに進める

ためには，臨床転帰の決定要因（とくに薬理学的治療）を幅広く研究する必要があり，障害やその治療によって長期にわたる影響を受けていない患者で研究することが求められた。したがって FEPP は，歴史的にトロント大学精神医学講座とのかかわりが大きい。

FEPP サービスには，1) 入院サービス，2) 初回エピソード精神病外来，3) 精神病に対する家庭介入プログラム，4) 学習，教育，支援，レクリエーションネットワーク，5) 初回エピソード評価・ケアチームクリニック，6) 双極性障害の初回エピソードのためのサービスなどが含まれている。

精神病の早期段階における集中的総合的治療（OPUS, デンマーク）：OPUS サービスは，デンマーク政府によって開始され，コペンハーゲンとオルフスで実施されている。スタッフ数は，それぞれ 27 名，17 名である。患者は，ICD-10（WHO）の F20〜29 に該当する者（オルフスでは統合失調症のみ），年齢は 18〜35 歳まで，継続的な抗精神病薬の服用が 6 か月以上でない者が本サービスに受け入れられている。

サービスとしては，包括的地域治療（ACT），精神薬理学的治療，心理教育的家族介入，社会生活技能訓練が主なものである。OPUS による介入群と標準的治療（地域精神保健センターでの通常治療）群との間で無作為化比較試験により各種の指標が比較された。その結果，介入群では標準的治療群に比べ，陽性症状，陰性症状が改善し，物質乱用を併発することが少なく，治療へのアドヒアランスや治療の満足度も高く，病床利用率は 22% 少なかった，としている。

・精神病の早期発見・治療を目指したわが国での実践活動

わが国では，精神病の早期発見・治療を目指した本格的なプロジェクトは現在のところ存在せず，この分野に関心のある関係者が，関連する施設とスタッフの協力を得て小規模な活動に取り組んでいる段階だと思われる。そこで筆者の知る範囲で施設のホームページに掲載されている

情報（2015 年 10 月現在）の一部を紹介することにした。

東邦大学医療センター大森病院に「イルボスコ（イタリア語で森の意味）」が設置されている。「イルボスコでは精神科医，看護師，作業療法士，精神科ソーシャルワーカー，臨床心理士が一体となって 15〜30 歳の若者の心の病の早期発見と早期治療を目指しています。1 年間の期間を設け，ミーティングなどのコミュニケーションを通してレジリエンス（自己回復力）を高め，こころのバランスを取り戻すためのお手伝いをします。……精神科外来治療の一環として位置づけられている複合的デイケアです」と書かれている。本活動は 2007 年 5 月にスタートした。

東北大学病院精神科に SAFE（Sendai At risk mental state and First Episode）クリニックが開設されている。「こころの"リスク状態"や"初回の精神症（サイコーシス）"の専門外来です。こころの病をできるだけ早く的確に診断し，できるだけ早期に必要な相談や治療を行うことを目標にしています。このことで，こころの問題を抱えている若者がよりよい生活を行うことができるようサポートしたいと考えています。問題が大きくなる前に，早くから予防にかかわることが大切です」。同クリニックは，早期支援外来（初回病相の精神症の専門診療）と，こころのリスク外来（精神症になるリスクが高い"こころのリスク状態"の専門診療）の 2 部門から構成されている。

富山大学附属病院神経精神科は，富山県立心の健康センターと共同で「こころのリスク相談」を 2006 年 10 月に開設した。大学病院では「こころのリスク外来」を設けており専門医による面接，必要に応じて画像診断などを実施している。県立心の健康センターでは，県民の心の健康づくりの促進，ストレス関連疾患の予防，早期発見・早期治療を図ることを目的とした「リラックス体操」，「リラックスセミナー」，「ストレスドック」の 3 コースを設けており，「ストレスドック」では面接，心理検査，脳波測定などを行い，ストレス病の予防，早期発見を行っており，ストレス対処の方法についての助言も行っている。大学と行政との

連携がうまく機能しているようにみえる。

　東京大学医学部附属病院精神神経科には「こころのリスク外来」が設置されている。「こころのリスク外来は，思春期に発症しやすいこころの病気（統合失調症，躁うつ病，重症うつ病など）を早期に発見し，支援していくための専門外来です。こころの問題が大きくなる前に，早くからかかわり支援することで，よりよい生活ができるようにサポートしたいと考え活動しています。また，こころの病気の予防を目標にした研究も行っております」。

　東京都立松沢病院には重点医療のひとつとして早期支援・青年期医療があり，早期支援チーム wakaba が設置されている。「当院では，精神的不調に悩み，精神病状態（精神病性障害）が疑われる若者やその御家族を，早期に積極的に支援することを目的とした多職種の専門チームを設置しています。担当医の判断により，必要な場合は，学生生活や進路選択，仕事に関する支援，ご家族への支援なども行っています」。

　三重県立こころの医療センターでは，2008 年 10 月「ユースメンタルサポートセンター三重（YMSC）」を立ち上げ，2009 年 7 月「若者支援外来（ユースアシストクリニック YAC）」が開始された。YMSC と YAC が中心となって若者に対する早期臨床支援が展開されている。

　「東京ユースクラブ」を紹介したい。本クラブは「10 代後半から 20 代半ばまでの若者を対象にこころ（脳）の病の予防と治療についての最新の情報を提供するスペースです。またご相談もお受けしています。東京ユースクラブでは，こころの病の予防と治療に必要な，多職種の専門家・学校・社会・地域・家族といったあらゆる資源をネットワーキングして，皆さんの快適な毎日の生活を応援しています」。本クラブは，NPO 法人「みんなネット 21」により運営されており，このクラブを支援するための東京ユースサポーターズ（サポートドクター 15 名，サポートカウンセラー 4 名，サイト運営委員会）が置かれている。その他の地域・施設でも若者を対象にした活動が実施されていると思われる。

・地域におけるうつ病・自殺予防対策

うつ病対策と自殺予防対策は共通部分が多い。学校関連では，児童相談所，学校保健室，大学保健管理センターなどで，地域の状況に応じた対策が実施されている。職場では「ストレスチェック制度」が決まり，予防活動が本格化する体制が整えられつつある。厚生労働省は，自殺総合対策の基本認識として，自殺はその多くが防ぐことができる社会問題だとしている。

高齢者については，地域包括ケアシステム，認知症施策推進総合戦略（新オレンジプラン）が，厚生労働省を中心にして推進されている[54]。これらは，主として介護，認知症を対象にした対策であるが，うつ病・うつ状態の予防，早期発見・対応，さらに自殺予防対策にも繋がっている。要は，厚生労働省の示した指針に沿って，どこまで事業主体である都道府県，市町村が実施できるかであろう。

・高齢期における予防対策

地域包括ケアシステム：厚生労働省は，高齢者の尊厳の保持と自立生活の支援を目的とし，可能な限り住み慣れた地域で，自分らしい暮らしを人生の最期まで続けることができるよう，地域の包括的な支援・サービス提供体制（地域包括ケアシステム）の構築を，2025年を目途に推進するとしている。

具体的には，1) 医療・介護・予防・生活支援・住まいが一体的に提供されるシステム，2) 認知症高齢者の増加が見込まれているので，彼らの地域での生活を支えるためにも本システムが重要，3) 保険者である市町村や都道府県が，地域の自主性や主体性に基づき，地域の特性に応じてシステムを作り上げることが必要，などとしている[54]。

本ケアシステム構築に向けた取り組み事例が紹介されている。具体的には，「都市部での医療・介護・予防・生活支援・住まいの一体的な提供に関する取組：東京都世田谷区」，「離島における在宅生活の基盤づく

第 8 章　各領域における予防対策　　　　　　195

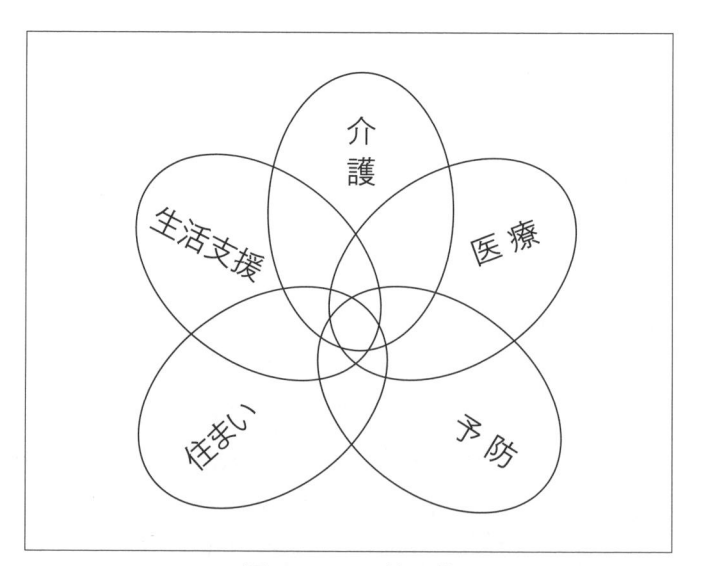

図 8-4-1　5 輪の花
田中滋の文献 (8-55) を引用した。

り：熊本県上天草市」,「住民が自ら考える互助の地域づくり：鹿児島県
大和村」,「特老（特別養護老人ホーム）等の施設機能を地域に展開：鳥
取県境港市・米子市」などである。そのほか,　地域包括支援センター,
地域ケア会議,　医療と介護の連携,　生活支援サービスの充実と高齢者の
社会参加についても基本的な考え方,　具体的な方法が述べられている。

　本システムが理念通りに整備され運用されれば,　高齢者の生活,　メン
タルヘルスは向上し,　予防効果もあがるであろう。しかし,　本システム
の運用主体は各市町村であるため,　財政的余裕に乏しい,　専門家等のマ
ンパワーが確保できない市町村では,　容易ではないと思われる。

　地域包括ケアの概念として,　介護のみならず医療・住まい・生活支
援・予防を同じサイズの円で描いた「5 輪の花」（図 8-4-1）が提示され
ている[55]。高齢者を支える「予防」を除いた 4 側面の各レベルを向上
させながら,　相互に連携を保ち活動を実施すれば,　新たな障害の発症の

脆弱要因の軽減とレジリエンスの増強に繋がり，それは予防活動となろう。これら5側面は，密接に関連しあっている。要は「予防」を意識することが欠かせない。

認知症施策推進総合戦略（新オレンジプラン）：2012年9月に公表された「認知症施策推進5か年計画（オレンジプラン）」が，2015年1月，標記の「新オレンジプラン」に改められた。基本的な考え方として，1）認知症への理解を深めるための普及・啓発，2）様態に応じた適時・適切な医療・介護等の提供，3）若年性認知症施策等の強化，4）介護者支援，5）高齢者にやさしい地域づくり，6）予防法，診断法，治療法などの研究開発，7）本人と家族の視点の重視，などである[56]。

具体的な施策のうち，発症予防の項目が立てられ，以下のことが指摘されている。危険要因として，加齢，遺伝，高血圧，糖尿病，喫煙，頭部外傷，難聴等が，防御因子として運動，食事，余暇活動，社会的参加，認知訓練，活発な精神活動などがあげられている。発症予防については，運動，口腔に係わる機能の向上，栄養改善，社会交流，趣味活動など日常生活における取り組みが，認知機能低下の予防に繋がる可能性が高いことを踏まえて，住民主体の運営によるサロンや体操教室の開催など，地域の実情に応じた取り組みを推進していく，とされている[56]。

早期診断・早期対応のための体制整備として，次のことが記載されている。1）認知症の症状や発症予防，軽度認知障害に関する知識の普及啓発，2）本人・家族がわずかな異常を感じたとき，速やかに相談できるようにする，3）地域ネットワークの中で，認知症の疑いがある人に早期に気付き適切な対応ができる体制，4）かかりつけ医の認知症に対する対応能力を高める，5）かかりつけ医の認知症診断等に関する相談役を担う認知症サポート医の養成を進める，6）認知症に関する専門医，認定医等について養成を拡充する，などで，具体的な数値目標を示した事項もある[56]。

わが国における認知症者数は，2012年で462万人，65歳以上の高齢

第 8 章　各領域における予防対策　　　197

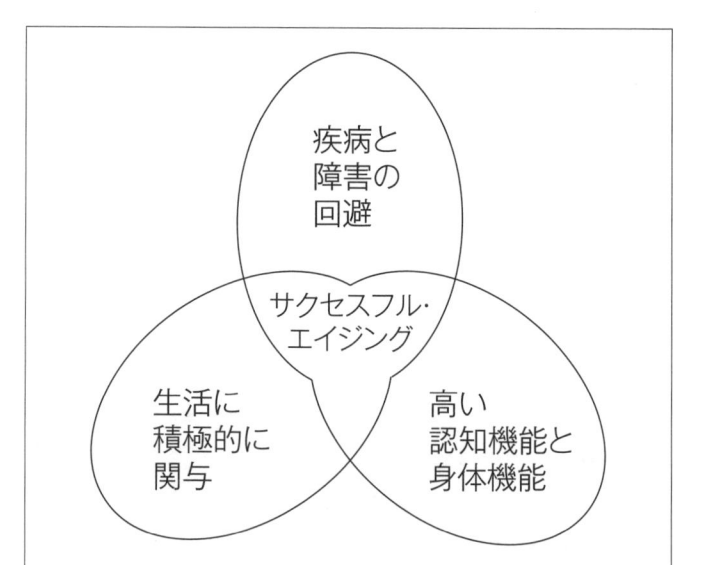

図 8-4-2　サクセスフル・エイジング　モデル
Rowe JW らの文献 (8-57, 58) を引用し筆者が英文を翻訳した。

者約 7 人に 1 人と推計されているが，2025 年には 700 万人前後となり，65 歳以上の高齢者の約 5 人に 1 人と見込まれている。新オレンジプランが実施され，予防効果があがり，認知症高齢者数が予想を下回ることが期待される。

　サクセスフル・エイジング successful aging（SA）：より良い加齢過程を表す概念として SA が知られている。老化は，一般的に衰退・喪失を意味する過程であるが，ロウとカーン Rowe JW & Kahn RL は，老化を通常の老化過程と病的でない状態としての SA に分け，SA は以下の 3 要素からなると定義づけている[57)58)]（図 8-4-2）。すなわち，1) 疾病とそれにともなう障害の回避，2) 高い認知機能と身体機能の維持，3) 生活に積極的に係わっている，としている。

　SA に関連する要因として，上記のほか，1) 寿命，2) 生物学的健康，

3) 精神的健康，4) 認知能力が維持されていること，5) 社会的能力と生産性，6) パーソナルコントロール（自己管理），7) 生活満足感，が指摘されている[59)60)]。

SA について，レジリエンス，うつ病などとの関連が検討された。対象は，在宅者（n＝1,006，年齢：55～99 歳）で，身体，認知，心理，社会などの機能，SA に関する自己評価 self-rated successful aging（SRSA）が調べられた。その結果，より高齢の者は，身体機能，客観的認知機能，主観的認知機能のいずれも悪かったが，抑うつなどの精神機能はむしろ良好であった。年齢と，抑うつ症状レベル，楽観主義，レジリエンスとの間に相関はなかった。

研究者らの予想に反して，より高齢の者とより高い SRSA 評点とは相関していた。年齢調整後，次のことが明らかとなった。高い SRSA 評点は，より高い教育，より良い認知機能，より良い自覚的身体・精神健康，より低い抑うつ症状レベル，より高い楽観主義とレジリエンスレベルであった。本結果は，SA を促進することが精神医学，精神医療にとって重要な役割であることを示唆している，としている[61)]。

第 5 節　おわりに

家庭の精神保健にとって重要なことは，家族が心身ともに健康に生きることであるが，そのほか家族は，妊娠・出産・育児・養育など次世代を担う子どもを産み育てる役割を担っている。その際，子どもの精神障害の発症予防，早期発見・早期対応に関心を持ち，留意すべき事項が明らかにされているので，可能な範囲で実行することが望まれている。レジリエンスは，精神保健の増進に有効であるのみならず，発症予防の観点からも有益なので，レジリエンスの増強が期待されている。

小児期は，心身ともに成長期であり，この年代の心身の健康状態は，成人期，高齢期におけるメンタルヘルスに多大な影響を及ぼすため，小

児・青年期をとくに重視すべきである。

　学校における精神保健と予防対策は，児童相談所，学校保健室，保健管理センターなどで，置かれた状況の中で，スクールカウンセラーなど関係者の努力により実施されている。しかし，就学前から小・中学校，高等学校，大学，職場へと成長にともない生ずる各個人の諸問題について，体系的，継続的な評価と支援体制が不十分であり，関係機関との相互の連携も十分とはいえないようにみえる。

　職場における「ストレスチェック制度」の導入は，職場における精神疾患・精神障害の発症予防を目指した制度であり，目標が達成されれば，精神医学，精神医療の歴史において画期的な金字塔である。困難は多々あるが，悲観的思考ではなく，第9章で述べるポジティブ心理学的思考で成功させることが期待されている。

　早期発見・早期介入に関して，活発な地域活動を展開しているプロジェクトを先に紹介した。その中でもオーストラリア・メルボルン地区のEPPICプログラムは，歴史も長く，優れた実績をあげ，世界的に注目されている。筆者は，1996年EPPICを視察したところ，建物は予想よりはるかに小さかったが，その活動には敬嘆し，いわゆる箱ではなく中身であることを再認識させられた。わが国では，東邦大学病院などで小規模な活動が開始されているが，この動きが大きく拡がることが期待されている。

　地域における自殺予防対策，高齢期における地域包括支援，認知症対策（新オレンジプラン）などが立案され，実施され，その成果がみられつつある。さらなる進展が望まれる。

　地域医療は，本章第4節の冒頭で述べたごとく，「健康増進，疾病予防からリハビリテーションまでを含んだ包括的，継続的に行われる組織的活動」である。この地域医療の中に予防精神医学活動が展開されることになるが，わが国における現状は，包括的，継続的，組織的側面において先進諸国に比べ遅れがみられる。かなりの改善はみられるものの，

行政の縦割り制度が影響しているのであろう。さらなる進展が求められ
ている。

第9章　早期治療・再発予防のための治療法

第1節　治療法の概観

　精神障害の一次予防は，脆弱要因を軽減させレジリエンスを増強させる方向での精神保健活動である。診断基準を満たしていないが，何らかの症状が認められる前駆期，あるいは高危険状態における早期介入は，顕在発症を防ぐためにも，良好な予後を得るためにも重要である。

　本章では早期治療・再発予防に焦点を絞り，無作為化対照比較試験で有効性が立証された治療法を紹介したい。得られた知見を参考にし，治療法を選択することになるが，その際精神病に関しては臨床病期（表7-2-1），症状（表7-2-2），一般的な問題（表7-2-3）などを考慮する必要がある[1][2]。

第2節　薬物療法

　抗精神病薬リスペリドン risperidone の早期介入効果が検討された。対象は，精神病発症危険状態 at-risk mental state（ARMS）の者（n＝59）で，包括的な支持的精神療法などによる通常治療群（n＝28）と，低用量のリスペリドン1〜2（平均1.3）mg/日と認知行動療法を加えた介入群（n＝31）に無作為に割り付けられ，各種の指標が両群間で比較された。介入試験は6か月間行われ，評価は介入前，介入6か月後，12か月後に実施された。

その結果，介入中の6か月間で精神病に移行した者の割合は，介入群で10%，通常治療群で36%であり，有意差が認められた。しかし，12か月後では精神病への移行率に差は認められなかった。介入群について服薬アドヒアランスを調べたところ，本試験中における新たな発症例ではいずれもアドヒアランスが悪く，アドヒアランス良好群に限れば，12か月後においても精神病移行率は通常治療群に比べ低かった[3]。本試験では，リスペリドンと認知行動療法が併用されているので，リスペリドン単独の有効性を実証しにくい。

抗精神病薬オランザピン oranzapine の早期介入効果が調べられた。対象は，統合失調症の前駆状態の外来患者で，オランザピン服薬群（n＝31，服薬量：5〜15mg）とプラセボ群（n＝29）の2群に，無作為に割り付けられ，二重盲検法で各種の指標が比較された。試験期間は1年間で，試験終了1年後まで追跡調査された。

その結果，オランザピン服薬群では，試験期間内に5名（16%），追跡期間内に3名，計8名（26%）が，プラセボ群では，試験期間内に38%，計45%が精神病に移行した。オランザピン群で移行率は低かったが有意差は認められなかった。症状や機能レベルの変化においては，試験期間内の前半にはオランザピンの有意な陽性症状改善効果が認められたものの，最終的な評価では有意差は見出せなかった。副作用に関しては，体重増加（オランザピン群8.8kg，プラセボ群0.3kg），疲労感（オランザピン群29%，プラセボ群3%）などに有意差が認められた。これらの結果から，オランザピンは一定の発症遅延効果，陽性症状改善効果が期待されるものの，副作用もあり，さらなる検討が必要であろう，としている[4]。

ARMS を対象にした抗精神病の効果については，アリピプラゾール aripiprazole[5)6)7]，ペロスピロン perospirone[8] が検討され，一定の効果が認められている。早期治療・再発予防治療に関して，有効性が立証されていない薬物が多く含まれているが，上記治療のため，現在わが国で

第 9 章　早期治療・再発予防のための治療法　　203

表 9-2-1　初期精神病，初回エピソード精神病に使用可能な非定型
　　　　　抗精神病薬（新規抗精神病薬）

分類	一般名	商品名	標準一日投与量 (mg)	備考
1　クロザピン類縁薬物 (MARTA)				
	クロザピン	クロザリル	200〜400	顆粒球減少症などの副作用のため，治療抵抗性患者のみに使用が認められている
	オランザピン	ジプレキサ	5〜20	代表的な MARTA
	クエチアピン	セロクエル	50〜750	クロザピンにもっとも近い特性を持つ
2　SDA－リスペリドン類縁物質				
	リスペリドン	リスパダール	4〜8	抗ドパミン作用，抗セロトニン作用がある
	ペロスピロン	ルーラン	12〜48	わが国で独自に開発された SDA
	ブロナンセリン	ロナセン	8〜16	わが国で開発された SDA であり，抗セロトニン作用より抗ドパミン作用が強い
	アリピプラゾール	エビリファイ	6〜30	わが国で開発され，海外でも広く使われており，錐体外路性副作用が少ない

MARTA：multiple acting receptor targeting antagonist 多受容体作用抗精神病薬，
SDA：serotonin-dopamine antagonist セロトニン・ドパミン拮抗薬。標準一日投与量は
初期精神病，初回精神病に対する用量ではなく，一般的なものである。
大熊輝雄原著：現代臨床精神医学，第 12 版，2013（文献 5-4）を引用し一部改変した。

使用可能な抗精神病薬を表 9-2-1 に示した。

　アルツハイマー病の中核症状は記憶障害であり，記憶障害の病態とし
てアセチルコリン仮説，グルタミン酸仮説が提唱されている。これらの

仮説からドネペジル（アリセプト），ガランタミン（レミニール），リバスチグミン（イクセロン，リバスタッチ），メマンチン（メマリー）が開発され，現在，わが国で使用されている。これらの薬剤には，アルツハイマー病の発症予防効果は確認されていないものの，症状が軽減し，進行を抑制させることが立証されている。

第3節　認知行動療法

　認知行動療法（認知療法，cognitive behavioral therapy：CBT）は，気分や行動が認知のあり方の影響を受けるという理解に基づき，認知（ものの考え方や受け取り方）のあり方に働きかけることによって精神疾患を治療することを目的とした構造化された短期の精神療法である。CBT は，うつ病，不安障害，摂食障害，さらには統合失調症や双極性障害などの治療で用いられ，薬物に匹敵する効果があり，とくに再発予防効果が高い。CBT と薬物療法との併用療法は，それぞれの単独の治療効果をしのぐとされている [9]。

　うつ病に対する CBT の再発予防効果が検討された。対象は，抗うつ薬療法により良好な経過を示している反復性うつ病患者（n = 40）で，CBT 群と臨床マネジメント群に無作為に割り付けられた。試験期間は20 週で，この間，抗うつ薬は漸減・中止とした。2 年間の追跡調査の結果，CBT 群では臨床マネジメント群に比較してうつ病の残遺症状のレベルが低かった。2 年後における再発率は CBT 群で 25%，臨床マネジメント群で 80% であり，明らかな差異が認められた。反復性うつ病の再発予防は，唯一，長期間の薬物療法だけだと考えられてきたが，本結果はその仮説に挑戦したことになる，としている [10]。

　認知行動療法とマニュアル化された心理教育の再発予防効果が，反復性うつ病について比較された。対象は，過去に 3 回以上のうつ病相が認められているが，現在は 2 か月以上寛解状態にあるうつ病患者（n =

180）でCBT（16セッション）群とマニュアル化された心理教育（8か月間）群の再発状況が，無作為化対照比較試験で比較された。通常の治療は両群ともに実施され，12か月間追跡調査された。評価は，再発までの期間とした。

　その結果，再発までの期間は，対象者全体でみると，両群間に差は認められなかったものの，過去のうつ病相が5回以上の患者では，CBT群が心理教育群より予防効果に勝っていた。一方，5回より少ない病相の患者では両群間に差は認められなかった。本結果は，再発危険性の高いうつ病患者にはCBTが有効であることを示している[11]。

　CBTのうつ病再発予防効果がうつ病の遺伝素因のある患者について検討された。対象は，うつ病の親を持つ子ども（n＝316，年齢：13〜17歳）で，CBT群と通常治療群に無作為に割り付けられ両群間でうつ病相の出現率などが比較された。子どもは，過去にうつ病相が認められたが現在は認められない者，現在も認められる者などが含まれていた。CBTは，1回90分間のグループセッションで週1回，計8回実施され，33か月後まで効果が追跡調査された。その結果，CBTプログラムは，うつ病発症危険要因を持つ子どもに対して，うつ病相の出現を予防する持続的な効果を示した，としている[12]。

　統合失調症の超高危険（UHR）者に対するCBTの効果が検討された。対象は58名で，CBTと通常治療とが無作為化対照比較試験で比較された。CBTは6か月間実施され，1か月ごとに12か月後まで各種の尺度を用いて精神症状などが評価された。その結果，CBTは精神病への移行，抗精神病薬使用，DSM-Ⅳの診断基準を満たす可能性への移行を有意に低下させた。さらにCBTは，陽性症状を有意に改善させた。追跡調査が3年後にも実施され，CBTでは精神病移行率が低く，抗精神病薬の処方例も少なかった[13]。

　CBTがUHR者に有益な心理学的介入であることに関して，フィリップス Phillips LJ ら（2009）はおよそ次のごとく述べている。CBTは気

分障害のために開発されたものであるが，本療法には不安障害に対する治療としても豊富なエビデンスがある。気分障害，不安障害にみられる諸症状は ARMS（精神病発症危険状態）の人たちには，とても一般的である。さらに CBT は，薬物低抗性の精神病症状の治療や再発予防にも効果があるので，微弱な精神病症状や短期間歇型の精神病症状を呈する人たちが抱える問題にも有効性があるはずである[2]。

CBT には協働的な性質があり，問題指向的で目標の共有に向けた取り組みが含まれているため，"偽陽性"のクライエントへの有用性や受け入れられやすさが確保される点も考慮に値する，としている[2]。

月刊誌『精神科治療学』(2016 年 2 月号) に特集「認知療法・認知行動療法の広がり」が掲載されているので，各論文のタイトルの一部を以下に紹介する[14]。すなわち，「職場における認知行動療法—ストレスチェック時代の活用術」，「自殺予防への認知行動療法の応用」，「被災者支援への認知行動療法の応用—東日本大震災の被災者への取り組みから」，「リエゾン場面への認知行動療法の応用」，「がん患者さんのケアへの認知行動療法の応用」，「学校 (中学校・高等学校) における認知行動療法を用いた教育の取り組み」，「加害者の矯正教育への認知行動療法の応用」などである。

これらの論文は，精神障害・メンタルヘルス不調の発症予防，早期段階での治療・介入に際し，CBT が有用であることを示すと同時に，本療法はレジリエンスの増強に使用できる可能性を示唆していよう。

以上のように CBT は，予防活動に幅広く利用できる。

第4節　心理教育

心理教育 psychoeducation とは，教育的手法を用いた心理社会的治療法である。治療や援助において必要な知識や技能を，精神障害者やその家族が的確に習得することにより，再発防止や主体的な療養と社会参

第 9 章　早期治療・再発予防のための治療法　　　207

加，すなわち良好な長期予後を目指すものである。患者本人への心理教育はまだ相対的に少ないものの，有意な再発率の低下が示されている。近年は統合失調症のみならず，気分障害，摂食障害，認知症などに対象疾患が広がりつつある[15]。

　集団心理教育の再発予防効果が，双極性障害患者について検討された。対象は，双極Ⅰ型障害，双極Ⅱ型障害の外来患者（n＝120）で，いずれも寛解状態であり，標準的な薬物療法を受けていた。対象者は，構造化された集団心理教育（21 セッション）群と構造化されていないグループミーティング（21 セッション）群に無作為に割り付けられ再発状況が両群間で比較された。各セッションは週に 1 回実施され，治療期間は 21 週間，追跡期間は 2 年間であり，月に 1 回再発状況が調べられた[16]。

　その結果，集団心理教育は，再発患者数，各患者の再発回数を有意に減少させ，再発時までの期間を延長させ，入院については入院の回数を減らし，入院期間を短縮させた。したがって，薬物療法中の双極性障害患者に対する集団心理教育は，再発予防に効果的だ，としている。

　双極性障害に対する集団心理教育プログラムの質的評価がされた。集団心理教育プログラムの双極性障害に対する再発予防効果（量的評価）に関する研究は，実施され有用性が示されているものの，質的評価はされていない。対象は，双極性障害のための心理教育プログラムに参加した患者（n＝13）で，半構造化されたインタビューが実施された。得られた情報は記録され，主題に沿って分析された[17]。

　分析の結果，集団心理教育プログラムは，社会的サポートに関する患者の理解，双極性障害に対する理解と受容，病識，治療とサービス利用に対する態度に強い影響を与えたと思われる。今後，グループ検討の時間を増やす，グループセッションに家族を加える，場所として病院，大学を避ける，などが望ましい，としている。

第5節 対人関係療法

　対人関係療法 interpersonal psychotherapy（IPT）は，クラーマン Klerman GL ら（1984）により開発された精神療法で，効果のエビデンスに富んだ精神療法として知られている。医学モデルを使用し，現在の重要な対人関係と症状との関連に注目する戦略性の高い治療で，悲哀，対人関係上の役割をめぐる不和，役割の変化，対人関係の欠如という 4 つの問題領域のいずれかに焦点を当てる。気分障害，摂食障害，不安障害への効果が実証されており，グループ療法も行われている[18]。

　双極Ⅰ型障害に対する IPT の効果が検討された。対象は，双極Ⅰ型障害患者（n＝175）で急性期の状態である。IPT にソーシャルリズム療法 social rhythm therapy（SRT）が加えられた（IPSRT）。

　対象者は，4 群に無作為に割り付けられ各群間で治療効果が比較された。すなわち 1）急性期・維持治療期とも IPSRT（IPSRT/IPSRT），2）両期とも集中的臨床マネジメント intensive clinical management（ICM/ICM），3）急性期の IPSRT に続いて ICM（IPSRT/ICM），4）急性期の ICM に続いて IPSRT（ICM/IPSRT）の 4 群である。再発予防的維療法期間は 2 年間であり，急性期において精神状態が安定するまでの期間と維持療法期間における再発までの期間が評価された。対象者はプロトコルに従った薬物療法を受けていた。

　結果として，精神状態が安定するまでの期間に群間差はなかった。しかし，再発までの期間については，急性期に IPSRT を受けた者では，新しい病相はなくより長く安定した状態が続いた。IPSRT を受けた者は，急性期の終わる時点で社会リズムの規則性がより高かった。急性期における社会リズムの規則性を向上させる能力は，維持期における再発の可能性を減らすことと相関していた[19]。

　反復性うつ病に対する IPT の再発予防効果が，IPT の実施間隔，す

なわち実施頻度により異なるかどうかが検討された。対象は，寛解状態にある反復性うつ病の女性外来患者（n＝233，年齢：20～60歳）で，IPT（週1回）単独で寛解に至った者，過去にIPT（週1回）に抗うつ薬を併用して寛解に至った者が含まれていた。対象者は，再発予防のための維持療法としてIPT週1回群，月2回群，月1回群に無作為に割り付けられ，2年間における再発率などが3群間で比較された。

　結果として，過去にIPT（週1回）単独で寛解に至った者（n＝99）のうち，2年間本研究に留まり追跡が可能であった者（n＝74）の26%（n＝19）に再発が認められた。一方，IPTに加えて抗うつ薬を併用して寛解に至った者（n＝90）のうち，本研究に留まり追跡が可能であった者（n＝26）の50%（n＝13）に再発が認められた。IPTの頻度と再発率との間に相関は見出せなかった。

　以上のことから，IPTのみで寛解に至った女性患者の再発予防には，月1回のIPT単独維持療法は適当な治療法であり，薬物療法を併用して寛解に至った患者には適当ではないと考えられる，としている[20]。

第6節　家族療法

　家族療法 family therapy とは，家族システムに変化を起こすことにより，症状や問題行動を示している家族員をより適応的にするべく介入する心理療法である。治療者の前に家族員が一堂に会しての合同家族面接が基本だが，場合と面接経過により親との単独面接，両親合同面接，親子面接，子ども（たち）だけの面接など，柔軟にアレンジされることが多い。現在では多種多様なアプローチがある。精神分析的家族療法，認知行動療法的家族療法，心理教育的家族療法などさまざまである[21]。

　家族焦点化心理教育 family-focused psychoeducational treatment（FFT）の双極性障害に対する治療効果・再発予防効果が検討された。対象は，双極性障害患者（n＝101）で，病相発現の直後からFFT群（21セッショ

ン，n＝31）と CM 群〔2 家族教育セッションと継続した危機マネジメント（CM），n＝70〕の 2 群に無作為に割り付けられ，再発状況，重症度，治療アドヒアランスが比較された。治療期間は 9 か月で，3 か月毎に 1 年間経過が観察された。期間中，気分安定薬が処方された。FFT 群の患者と家族（両親，配偶者，同胞）は，1 回 1 時間の家族セッションあるいは夫婦セッションを計 21 回受けた。具体的な内容は，FFT マニュアルに従った。

　結果として，FFT 群では CM 群に比較して再発の回数は少なく，再発までの期間も長かった。FFT 群では抑うつ症状の改善がみられた。劇的な改善は，FFT 群のうち家族の感情表出が高い患者に認められた。このことから FFT は，双極性障害に対する薬物療法に併用する価値のある療法と思われる，としている[22]。

　精神病高危険者に対する FFT の効果が検討された。対象は，精神病高危険者（n＝129）で，FFT（18 セッション）群と家族心理療法（3 セッション）群の 2 群に無作為に割り付けられ，陰性・陽性症状，社会的役割機能などが，本研究開始前と 6 か月後で比較された。FFT には，精神病の初期症状に関する心理教育，ストレスマネジメント，コミュニケーション訓練，問題解決技法訓練などが含まれ，家族心理療法群では症状の出現予防に焦点が当てられた。

　結果として，FFT 群では，対照群に比べ軽微な陽性症状の著しい改善が認められた。陰性症状も改善したが両群間に有意差はなかった。これらの結果から，家族関係の改善に焦点を絞った介入は，精神病高危険者に対し予防効果を有するであろう，としている[23]。

第 7 節　マインドフルネス認知療法

　マインドフルネス認知療法 mindfulness-based cognitive therapy（MBCT）は，カバット-ジン Kabat-Zinn J が開発した「マインドフルネスストレス

低減療法」の技法を基本としている[24]。シーガル Seagal ZV らは，認知療法の原理や実践をマインドフルネスの枠組みに組み入れ，MBCT とし，本療法がうつ病の再発予防に有効であることを報告した[25]。カバット–ジンによると，マインドフルネスは，特別の方法で注意を向けることを意味しており，意図的に，今この瞬間に，価値判断することなしに注意を向けること，としている[24]。

　MBCT の目的は，1) うつ病の再発を予防するに役立つスキルを学べるようにする，2) 瞬間の身体感覚，感情，思考にもっと気づくようにする，3) 感覚，思考，感情についてこれまでと異なるかかわり方ができるようにする，4) 不快な思考，感情，状況に対して，もっと上手にかかわれるようにする，である[25]。

　反復性うつ病の再発予防に対する MBCT の効果が，無作為化対照比較試験で検討された[26]。その結果，MBCT は抗うつ薬維持療法と同様に再発を防ぐことが示された，としている。本研究の具体的内容は，第7章第4節で述べた。

　反復性うつ病の再発予防に対する MBCT の効果が検討された。対象は，過去3回以上のうつ病相が認められているが，現在は寛解状態にあり服薬していない者（n＝60）であり，通常治療に MBCT を加えた群（n＝31，MBCT 群）と通常治療のみの群（n＝29，通常治療群）の2群間で無作為化対照比較試験により，再発率と再発までの期間が検討された。追跡期間は60週間であった。その結果，再発までの期間は，通常治療群（中間値：69日）に比べ MBCT 群（中間値：204日）で明らかに長かった。しかし，再発率は両群間で差は認められなかった。MBCTのホームワークに関するアドヒアランスを調べた結果，時間の経過とともにアドヒアランスが低下していた[27]。

　物質使用障害に対する再発予防効果が，マインドフルネス再発予防治療 mindfulness-based relapse prevention（MBRP），認知行動再発予防治療 cognitive-behavioral relapse prevention（RP），通常治療 treatment as usual（TAU）の間で無作為化対照比較試験により比較された。対象は，物質使用障害者（n＝286，男性：71.5%，年齢：18〜70歳），治療期間は8週間で，物質使用・過量飲酒の再発，物質使用の頻度などが，試験開始時，その後3, 6, 12か月まで追跡して評価された。評価には自己報告のほか，尿検査も含まれていた。

その結果，MBRPとRPでは，TAUに比べ，物質使用，過量飲酒の再発危険度が低く，6か月後で再発までの期間が長かった。RPでは，MBRPに比較し，最初の物質使用までの期間が短かった。12か月後，MBRPではRP, TAUに比べ物質使用の日数が少なく，過量飲酒が減少した。得られた結果からMBRPは，物質・アルコール使用に対する渇望と陰性感情をともなう不快をモニターし，上手に対処する能力を強化することによって長期間の効果を示したのであろう，としている[28]。

外傷後ストレス障害（PTSD）に対するMBCTの効果が検討された。対象は，退役軍人で慢性のPTSDのため外来通院中の患者で，MBCT群（n＝20）と通常治療群（n＝17）の2群間で治療効果が比較された。MBCTは，8週間の集団療法で，プログラムはPTSD用に修正された。その結果，MBCT群ではPTSD評価尺度の評点は改善したが，通常治療群では変化は認められなかった。

本研究は，対象者数が少なく，無作為化がされていないなど，さらなる検討が必要だが，MBCTは慢性化したPTSDに有効かもしれない。PTSDの脆弱要因のうち，後トラウマ要因として，否定的な自己評価，不適切な対処戦略が指摘されているが，このような脆弱要因を軽減させるためにCBTとともにMBCTも有用かもしれない，としている[29]。

MBCTの精神障害に対する治療効果に関してメタ解析が行われた。MBCTの治療効果に関する報告を電子データベースを用いて検索し，5編の論文を解析した結果をもとに次のごとく述べている。1）MBCTと通常治療との併用は，通常治療単独に比較し3回以上のうつ病相を持つうつ患者の再発を有意に減少させた（n＝4）。2）抗うつ薬を漸減中止し

第9章　早期治療・再発予防のための治療法　　213

た後の MBCT は，1 年後のうつ病再発率に関して抗うつ薬維持療法と同等であった（n＝1）。3）MBCT による抗うつ作用増強効果は，うつ病にみられる残遺症状の改善に有益であろう（n＝2）。4）寛解時の双極性障害にみられるある種の不安を軽減させるためにも有用であろう（n＝1）[30]。

第8節　社会生活技能訓練

　SST は "social skills training" の略語で，わが国では社会生活技能訓練や生活技能訓練，児童の分野では社会的スキル訓練とも呼ばれている。統合失調症に限らず，うつ病やその他の精神疾患では，精神症状がおさまっても社会生活が改善しない場合があり，背景に環境要因だけでなく本人側にコミュニケーションの障害や自立した生活を妨げる要因のある場合がある。とくに児童では年齢相応の発達が得られていないこともある。こうした社会生活上の困難を生活技能の側面から捉え，認知行動療法の技法を用いた系統的な学習活動によって生活技能の獲得を促し，社会生活の質の向上を図る方法が SST である[31]。

　社会生活技能（ソーシャルスキル）を高めることにより，子どもの問題行動を減らすことが可能であったとの研究結果が報告された。

　対象はジャマイカ国，キングストン市の市街地域にあるプリスクール（n＝24）で，特別に訓練を受けた教師による介入群（n＝12）と通常のワークショップを受けた教師による対照群（n＝12）に無作為に振り分けられた。各学級の中で行為に問題があると担当教師が判断した上位 3名が選ばれ，計 225 名の子ども（年齢：3〜6 歳）が対象となった。介入群の子どもは 113 名，対照群の子どもは 112 名であった。介入群に組み入れられた学校では，校長をはじめすべての教師は，協働的実験的学習の利用，自己モニタリング，個人目標の設定，自己効力感，認知・行動・情動などに関する丸 8 日間のワークショップに参加した。特に，学

んだ技法を一般化する教師の能力の向上に力点が置かれた[32]。

　評価項目は，教室で観察された子どもの行動，子どもの行動に対する教師と親の評価，子どもの出席状況，親の学校に対する態度であった。評価は，研究開始時（2009年10〜11月）と介入終了時（2010年5〜6月）に行われた。

　その結果，介入群では対照群に比較し問題行動は減少し，友好技法のレベルは高かった。教師の評価による社会生活技能レベル，出席率も介入群で高かった。考察で次のごとく述べている。本介入は既存のサービスを統合したものなので費用も比較的安価であり，専門家をそれほど必要としなかった。本介入によって教師は，学んだ技法を他の集団に応用することができるし，他の高危険者にも接近することができるようになった。本介入はプリスクールの子どもたちを対象としたが，費用対効果に優れているので，他の領域にも広げられる可能性を有している[32]。

第9節　ポジティブ心理学

　米国心理学会の会長であったセリグマン Seligman MEP は，1998年に以下のごとく述べている。第二次世界大戦後に，心理学—とくに臨床心理学—は，めざましい発展を遂げてきたが，そこでは，精神的な障害や人間の弱さに焦点が当てられ研究されてきた。その成果はもちろん誇るべきであるが，その結果として，いまでは，心理学という領域は，障害か弱さのための学問となってしまっている[33)34)]。

　ポジティブ心理学の定義について，セリグマンとともにポジティブ心理学の開発者の一人ピーターソン Peterson C は以下のごとく述べている。ポジティブ心理学は，何が人生をもっとも価値あるものにするかについて科学的に研究する学問である[35)36)]。

　ポジティブ心理学は，心理学的観点から見たよい人生の展望を示しており，よい人生を構成する要素として，次のことに関してはほとんどの

第9章　早期治療・再発予防のための治療法　　　215

意見が一致している。1) ネガティブ感情よりもポジティブ感情を多く
持っている，2) 現在の生き方に満足している，3) 未来に希望を持って
いる，4) 過去に感謝している，5) 自分が得意なことが分かっている，
6) 自分の才能や強みを活かして，充実感や，やりがいのあることを追
求している，7) 他人との密接な関係を持っている，8) 集団組織に対し
て有意義な関わり方をしている，である[36]。

　自閉スペクトラム症などの神経発達症群の子どもを持つ親の苦悩を軽
減させる方法に関する無作為化対照比較試験が実施された。対象は，神
経発達症群の子ども（年齢：10.9±7.5 歳）を持つ親（n＝243, 年齢：40.9
±8.9）で，マインドフルネスストレス低減療法群（n＝116）とポジティ
ブ心理学療法群（n＝127）に無作為に振り分けられ，良く訓練され，
スーパービジョンを受けた治療者により，1 回 1.5 時間，1 週 1 回，計 6
週間にわたり治療・セッションが実施された。評価はセッション中に 6
回，終了 6 か月後に 1 回，計 7 回行われた。

　その結果，両群ともにストレス，抑うつ，不安のレベルを低下させ，
睡眠と人生満足度を改善させた。とくに抑うつと不安に対する効果が大
きかった。両群を比較すると，マインドフルネスストレス低減療法は，
他の群に比較して，不安，抑うつ，睡眠，安寧の改善に関して勝ってい
た[37]。

　「ポジティブな特性がメタボリック症候群の危険性から青少年を保護
する」とのテーマで研究結果が報告された。対象は，低～中クラスの
地域に在住する精神的に健常な青少年（n＝239, 平均年齢：15.7 歳，黒
人 57%）で，ネガティブとポジティブな感情・態度に関する測定，メタ
ボリック症候群構成要素（腹囲，血圧，血糖値，トリグリセリド，高密
度リポ蛋白質コレステロール）の計測・検査が実施された。ポジティブ
特性には，一般ポジティブ感情，楽観的態度，自尊感情などが，ネガ
ティブ特性には，シニカルな態度，抑うつ症状，易怒的傾向，一般的ネ
ガティブ感情，が含まれていた。

統計解析の結果，ポジティブ特性は，メタボリック症候群危険度と負の相関を示した。性，年齢，人種，社会経済状態，身体活動，喫煙などを調整し解析しても，相関は有意であった。ポジティブ特性を持つ青少年は，メタボリック症候群の危険性が低いことが明らかになった。したがって将来における心血管系障害の危険性を下げるためにも，青少年に心理社会的資源を充実させる必要がある，と述べている[38]。

第10節　おわりに

精神障害の早期段階，とくに精神病発症危険状態（ARMS）における治療について考察したい。「介入しない」ことも選択肢のひとつである。なぜなら介入しないことによりスティグマの影響は避けられる。しかし本人・家族が問題を抱えながら介入しないことは，早期発見・早期介入が良好な予後をもたらすことから適切な選択ではないであろう。介入せず経過を観察する場合，スティグマの問題は生ずるが，早期対応に繋がりやすく，定期的な経過観察であればより早期の介入が可能となろう。

薬物療法は実施しやすく，ARMSにおける治療効果は実証されているが，それは主にマックゴーリ McGorry PD らの病期モデル（表7-2-1）1b における治療試験の結果に基づいており，1b より早期の段階である0, 1a における有効性は確認されていない。しかも抗精神病薬療法には，体重増加，糖尿病，性機能障害などの副作用をともないやすい。とくに第一世代の抗精神病薬には，悪性症候群のごとき死にいたる可能性のあるもの，非可逆性とされる遅発性ジスキネジアなどの副作用が知られている[2]。さらに抗精神病薬の継続投与により大脳灰白質の体積が減少したとの報告もある。そして抗精神病薬治療群と非薬物療法群と比較した治療試験における脱落率は，薬物療法群に多いことが明らかになっ

ている。

ARMS の基準を満たす人々に高頻度にみられる不安，抑うつ，人間関係に関する悩みなどは，薬物療法の実施により症状の軽減はあっても，それだけでは不十分であり，心理社会的治療が必要である。

前駆期の前期（1a）では，現れる症状は軽いのみならず，特異性にも乏しい。彼らが必要とし求めているのは，自身の知覚的問題について理解すること，ストレス／抑うつ／不安／睡眠障害／機能低下にうまく対応すること，人生の困難なこの時期にサポートを受けることである[2]。こうした症状や心配事に対しては，薬物療法により一部の改善はあっても，心理学的介入は欠かせない。

ARMS に対する精神療法に関しては，CBT の有用性が示されている。薬物低抗性の者にも有効性が認められたとの報告がある。CBT は，協働的で問題解決指向的な心理療法であり，ARMS と判定されたが，幸いにして「偽陽性」であった者にとっては薬物療法より CBT が適当であろう[2]。家族焦点化心理教育（FFT）は，ARMS の陽性症状化に対して著しい改善が認められたほか，陰性症状にも有効だとの報告がある。ARMS の者の状態・状況を勘案し，心理学的治療を選択し提供することは有意義であろう。

精神障害の再発予防に関する治療については，双極性障害の場合，気分安定薬を主とする薬物療法が中心となる。それに加えて集団心理教育を受けた患者は，構造化されないグループミーティングを受けた患者より再発予防効果に優れていたとの報告がある。対人関係療法，家族焦点化心理教育も有効であったと報告されている。

うつ病の再発予防については，CBT をはじめ，対人関係療法，MBCT など多くの心理学的治療において有効性が報告されている。薬物療法を漫然と行うのではなく，心理学的治療の適応を考慮する必要がある。とくに処方量が少ない場合はともかくとして，中〜高用量の場合なおさらであろう。

物質使用障害，慢性 PTSD に対する MBCT，子どもの問題行動に対する SST の有用性が報告されている。神経発達症群の子どもを持つ親の苦悩を軽減させる方法として，ポジティブ心理学が有効とのエビデンスが出された。ポジティブ心理学の治療法としての歴史は浅く，無作為化対照比較試験の報告は非常に少ないが，レジリエンスを高めるためにも考慮の余地はあると思われる。

早期の段階における治療として，精神・心理療法は種々の観点から有用であることを述べた。このことを関係者は十分に理解すると同時に，上記の心理療法を提供できる専門家が求められる。

おわりに

　精神障害の病態は，現在のところ殆どの障害について解明されていない。したがって因果関係の明確な感染症モデルは，精神障害の予防対策には適用できないことになる。しかし，知的機能の障害が生ずるフェニルケトン尿症は，血中フェニルアラニン濃度の測定により診断が確定し，フェニルアラニン食による治療で機能障害を予防することが可能な数少ない精神疾患である。本疾患のごとく病態が解明され，病態に応じた的確な発症予防が可能な障害の発見が期待されている。

　病因は解明されていないが，発症脆弱要因に関する知見は集積され，防御・回復要因（レジリエンス）についても不十分ながら報告されてきており，第5章〜第7章にかけ両要因について述べた。
　レジリエンスの高い個人の特徴として，コントロールできる限界の認識，自己効力感，行動指向的アプローチ，変化に対応したアプローチ，楽観主義などが指摘されている[1]。レジリエンスは，脆弱要因に比較し制御の可能性が高いため，予防活動に利用できると考えられるが，精神障害のレジリエンスに関する研究は少ない。
　レジリエンスは，多くの神経伝達物質，分子回路を含む各種神経回路における適応的変化に影響を受けている。適応的変化は，報酬・恐怖・情動反応・社会行動を調整している神経回路の機序として具体的に現れるとされている[2]。したがって，神経生物学の進展にともない，レジリエンスの生物学的基盤の解明も進むであろう。精神障害のレジリエンス研究の進展が待たれる。
　精神障害の発症予防（一次予防）に関する具体的な目標のひとつとし

220

表 10-1　精神障害の予防のために制御可能な脆弱要因とレジリエンス

対象	脆弱要因	レジリエンス
親	妊娠中の喫煙・飲酒 妊娠中の有害な薬物の使用 虐待（苛酷な体罰　性的虐待 　　暴言） ネグレクト　養育の剥奪 不良な養育行動	愛着保障 親と子どもの将来に対する希望 親と子どもの良好な関係
家族		家族の子どもの将来に対する希望 親以外の家族との間に支持的関係 家族レジリエンス増強プログラム 　への参加 安定した家族の人間関係 安定した家庭経済
本人	異なる形での複数の不幸な体験 トラウマ的人生の出来事 死の体験 残虐行為の目撃	自己肯定感　自尊感情 卓越感　幸福感 報酬体験 規律遵守能力　積極的対処能力 適応能力 運動　食事　社会とのつながり 高い教育レベル　低い感情表出 身体の健康
社会	乏しい社会的サポート	良好な支援体制 社会的な支援 宗教への参加 宗教指導者との定期的接触

脆弱要因，レジリエンスに関する研究報告で，対照群と比較して有意差が認められた要因を示した。

て，脆弱要因を軽減させレジリエンスを増強することが考えられる。両要因を概観すると，各疾患に特異的というより，むしろ共通する要因が少なくない。そこで，各要因の中から制御が可能と考えられる要因を表10-1 に示した。これらの要因は，対照群と比較して有意差が認められたものである。これら要因の制御は，全般的介入，選択的介入，特定的

介入の際，不可能ではなかろう。

　発症しており何らかの症状が認められるものの，診断基準を満たすに至っていない，前駆期，精神病発症危険状態（ARMS），早期精神病 early psychosis での介入は，早期発見・早期介入，すなわち早期二次予防である。統合失調症の早期二次予防，未治療期間の短縮は良好な予後をもたらすことは，ほぼ一致した見解となっている。他の精神障害につていも同様のことがいえるであろう。ここで重要なことは，顕在発症を予測するための精度の高い脆弱要因，脆弱要因のエンドフェノタイプと考えられる基準に適合する指標を見出すことである。このための研究が活発に行われているものの，決定的な指標は，現在のところ見出されていない。

　倫理問題は，先に述べたごとく早期の臨床段階ではとくに避けられない。インフォームド・コンセントは必須であり，その際，情報の開示が必要となる。例えば，子どもが統合失調症を発症する危険性について，親に知らせなければならない。しかし，すべての情報を開示することが倫理的であるとは必ずしもいえない。レッテル貼り，情緒的傷つきなどの危険性もある。予測できるすべての情報を無条件に開示することは治療的とはいいがたい。無危害の原理を優先しつつ，子どもの代理としての保護者の自律性を尊重することが倫理的であろう。

　統合失調症の血縁者（平均年齢：15.9歳）を3年間にわたり追跡調査したところ，対象者の約60%に1〜2以上の精神障害の発症が認められ，注意障害／素行障害／学習障害がもっとも若い年齢で発症し，次いで不安障害，気分障害と続き，最後に統合失調症（最初は間歇的でその後は慢性状態）が発症した[3]。

　注意欠如・多動症は，成長とともに双極性障害の合併が健常対照者に比べ24倍多く，統合失調症の合併率も高いと報告されている[4]。さらに，幼少時の素行上の問題は，うつ病の脆弱要因となる可能性が指摘さ

れている[5]。青年期におけるうつ病罹患は，高齢期における認知症の脆弱要因となるとの報告もある[6]。

　上記の報告は，以下のことを示唆していよう。まず，調査・研究において，有病率，諸指標間の関連を横断的に把握するのみならず，経時的な研究が必要であり，予防的介入・治療においてもより長期にわたる継続的な活動が求められる。個人の成長・発達・老化の過程の中で疾患の発症，病勢の進行を考える必要がある。統合失調症の予防は，最重要課題のひとつであるが，同時にその他の障害も視野に入れた活動が求められている。とくに心身の成長・発達の著しい胎生期，周産期，乳児期，幼児期，学童期における介入が重要となる。そして子どもから成人への成長途次にある青年期ももちろん例外ではない。

　乳児期，幼少児期の臨床的アセスメントにおいて重要なことは，各年齢における必要不可欠な機能の発達力を確認し，これらの情報を系統立て，統合することによって，児童とその家族をより正確に理解することである。これらを理解し，必要事項を評価し，その結果にもとづく的確な介入を行う必要がある。そのためには，対応できる技術を有する精神科医，臨床心理士などの人材が不可欠となる。児童精神医学の進展が強く望まれている。

　具体的な予防的介入，とくに個人を対象とした特定的介入について考察したい。脆弱要因の中で遺伝要因の影響は大きい。遺伝的脆弱要因を軽減させることは現在のところ容易ではない。しかし，第二世代の遺伝子-環境相互作用に関する研究の進展により[7]，同一の感受性遺伝子を保有していても，環境を制御できない保有者では発症し，環境を制御できた保有者では発症を予防することが可能となるかもしれない。

　脆弱要因，レジリエンスについては，介入の対象となる個人の性・年齢・性格・環境・状況・状態などを勘案し，軽減する脆弱要因，増強するレジリエンスを選び分け，当事者に特化した，個人化した介入活動が

有効であろう。とくに特定的介入では，個人化は必須である。

神経発達症群の発症予防については，精神科的遺伝カウンセリング，家族計画，出生前における母親へのケアは現在でも可能である[8]。それに加えて，個人化された脆弱要因の軽減，レジリエンスの増強が考えられる。

統合失調症については，病態は解明されていないが，一次から三次までの予防に関する知見は集積され，介入に関する方法論も示されている。課題は，臨床の現場でそれをどう生かし，どう実行するかであり，関係者個々の問題であると同時にシステムの課題でもある。

双極性障害は，最近，とくに注目されている。発症予防については脆弱要因，レジリエンスのいずれについても知見に乏しく，現在のところ発症予防は容易ではない。現在，可能なことは，早期段階における確実な診断と的確な治療の実施，次なる病相出現の予防，すなわち再発予防であろう。治療の中心は薬物療法であるが，精神療法の重要性も指摘され，その効果も実証されている。

うつ病については，脆弱要因，レジリエンスともに多くの知見が得られている。2015年12月から開始されている「ストレスチェック制度」は，発症予防を目指した介入活動であり，成果が期待されている。うつ病の予防は，自殺予防対策ともなる。

血管性認知症の大部分を占める多発性小梗塞，あるいは単独の大梗塞による虚血性の認知症は，その原因疾患である脳梗塞の発症あるいは再発を予防することによって防ぎうる，予防可能な精神障害である。アルツハイマー病による認知症，または同病による軽度認知障害については，病態研究をはじめ各分野における研究が活発に実施され，診断マーカーとしてアミロイドβの減少が指摘されている。発症予防として適切な運動，食事などの有用性が数多く報告されている。課題は，これらを日常生活にどう取り込み，どう定着させるかであろう。

自殺予防については，「自殺対策基本法」が制定され，「自殺総合対策大綱」が発表され，国，地方自治体を含め活発な活動が展開されている。具体的な対策は，『日常臨床における自殺予防の手引き，平成 25 年3 月版』などで示されている。自殺予防活動の効果は，自殺率の低下として数値化できるので評価しやすい。自殺率の低下は，予防活動の効果を示す数少ない指標である。

精神障害者による犯罪は，被害者とその家族にやり場のない苦しみを与えると同時に，加害者とその関係者にとっても大きな苦悩となる。精神障害者による犯罪を防ぐことが切に求められている。

早期精神病，ARMS，精神病の初回病相の患者に対する具体的な治療について考察したい。まず治療効果に優れ，副作用が少なく，あっても軽度の薬物の開発が望まれるが，それと同時に，既存の治療薬を十分に使いこなす治療者側の努力が求められる。そして ARMS の患者に対する薬物療法の実施には，「無危害の原則」を主とした倫理問題が避けられない。インフォームド・コンセントは必須であるが，「非告知」でもなく「全告知」でもなく，当事者ならびに関係者の自律性を尊重しながらの「個別告知」が考えられる。

早期介入の場合，患者の示す症状は障害特異的というより，不安，抑うつ，生活上の悩みなど非特異的であることが多い。したがって，家族の理解と協力，人間関係の改善，社会的支援，必要に応じて認知行動療法などの精神療法を実施することになる。その場合，心理士，精神保健福祉士，看護師などの協力が不可欠であり，多職種による協働的なチーム活動が必要となる。多職種の専門性を生かしながら，各患者の状態，置かれている諸状況を考慮した個別化治療が望まれている。

英国統合失調症委員会は，次のごとき内容の報告書を提出している（2014）[9]。「早期介入は，転帰の改善に極めて重要である。精神病に対する早期介入の導入は，精神病に対する地域ケアの開始以来，精神保健

サービスにおけるもっとも有益な進歩である」としている。欧米における一部の国，一部の地域でとくに若者の精神病に対する早期介入活動が展開され，成果をあげてきている。

第9回国際早期精神病学会が2014年，東京で開催され，Byrne P らは以下のごとく述べた。一部の国と地域で実践されている若者を対象とした早期介入は，この分野の黄金の標準 golden standard となっている。現在の早期介入に関する諸基準を低下させることなく，維持できれば，早期介入は，すべての年齢，すべての精神病にも対応できよう，としている[10]。

統合失調症者の生命予後についてみると，一般人口に比較して死亡リスクは2～4倍高く，平均寿命は15～20年短い。死因として自殺の割合は高いが，病死の割合も一般人口に比較して高い[11]。うつ病は一般人口に比較して早世のリスクが高い。自殺は早世の一因であるが，病死の割合も一般人口に比べ高い[12]。気分障害と心血管疾患とは強く関連することは，成人では知られているが，10～20歳代の若者でも同様の結果が示された[13]。これに関連して「健康で活発な生活」国際宣言が発表され，わが国では2014年11月，日本精神保健・予防学会で支持された。上記国際宣言を主として翻訳するかたちで「精神病症状の治療を受ける若者の身体ケア向上をめざす HeAL（Healthy Active Lives）宣言，日本語版，2013」が示された。

「若年者のメンタルヘルスに関する国際宣言」が提出され，まずアイルランドと英国で採択され，国際的には2013年9月に採択された[14]。この宣言には，今後10年間に達成すべき11項目の目標が揚げられている。具体的には，1) 若者（12～25歳）の自殺率を今後10年間で50%以上削減する，2) 専門家によるメンタルヘルスの評価と介入を緊急に要する若者が，直ちにこれらのサービスを受けられる，3) 専門家によるメンタルサポートの利用2年後において，若者の90%が有意義な学業，仕事，社会活動に従事している，などである。そして本目標は意欲的で

あるが，現実的である，としている。

　本宣言がわが国の国民をはじめ行政に理解され，メンタルヘルス対策に反映されることが期待されている。そのためには，実行可能性を明示するとともに，費用対効果の面からも有益であるとの説得力のあるエビデンスが必要であろう。

　「先制精神科医療 preemptive psychiatry の到来」とのテーマの論文が，米国国立精神衛生研究所 NIMH のインゼル Insel TR（2007）により出された[15]。将来的に，精神科治療のビジョンは，他の医学領域におけるそれに近づかなければならない。それは 4P と特徴づけられるビジョンであり，参加型 participatory，個別化 personalized，予測 predictive，先制 preemptive である。予測マーカーと先制医療は今後，取り入れるべき分野であろう。

　乳癌リスクのゲノムバイオマーカー，前立腺癌の再発を追跡するための蛋白質バイオマーカーは日常診療に取り入れられている。自閉症を予測するゲノムバイオマーカー，統合失調症のリスクを特定する画像マーカーなどが誕生することは想像に難くない。最終的には，予測ツールによって，精神医学分野の将来において最も期待される先制医療というビジョンが実現されるであろう，としている。

　わが国では，予防が語れなかった時代を乗り越えることができた。近年の精神障害の予防に関する研究をみると，生物学的基礎研究は活発で，バイオマーカーを用いた ARMS 者研究には国際レベルの研究もある。しかし，前方視的コホート研究，長期的追跡研究，無作為化対照比較試験などの分野において不充分であり今後の進展が期待されている。早期介入の実践に関しては，主として関係者の努力により，個々の施設内で実施されているものの，規模は小さく，行政の関与も少ない。第8章「諸外国における早期精神病のサービスモデル」で示した先発地域に比べ大きく出遅れている。国の精神保健の見直しを含む行政の理解と協

力が欠かせない。

　精神障害の予防に関し，現段階でもっとも重要な介入は早期発見・早期介入，すなわち早期二次予防である。この早期発見・早期介入が標準的なケアとして確立し，日常診療に取り入れられるようになるためには，1) 正確で信頼できる診断法，2) 有効性が確立された介入法，3) サービス実施モデルの開発である[16]。

　国際早期精神病学会マックゴーリ McGorry PD 理事長は以下のごとく述べている。「早期介入とメンタルヘルス分野の全世界的な発展の見通しについては，非常に楽観視している。早期介入がメンタルヘルス改革において間違いなく最高の買い物（最善策）であることは，その圧倒的な論理性と蓄積中のデータから明らかである。……早期介入に勝る唯一の切り札は真の一次予防であり，もちろん一次予防と早期介入は相補的な関係にある」[17]。

　予防に関して以下のことを考慮すべきである。すなわち，ある障害の三次予防が新たな障害の一次予防に繋がるなど，これらの予防活動は相互に密接に関連していること，個人の成長・発達・加齢の軌道に沿った，連続的な活動の必要なことである。とくに乳児期・幼児期・学童期・青年期においては特別な注意が払われなければならない。精神障害の予防は，換言すれば，生涯にわたる精神保健活動であり，これらが地域保健・医療の中で展開されることになる。その際，精神障害の脆弱要因の軽減は言うに及ばず，レジリエンスの増強は実施しやすいこともあって，とくに重要と思われる。

　精神医学・医療以外の分野では，「ガン恐怖」の時代から現在では「ガン検診・予防」には検診費用の公的補助があるなど，「ガン予防」は国民運動にまで発展している。予防に対して否定的な印象を与えかねない「成人病」は，「メタボリック症候群」と呼称が変わり，今では

「メタボ検診・予防」は国民の日常生活に定着している。

精神医学・医療は確実に進展し続けてきている。したがって、「ガン予防」、「メタボ予防」のごとく、「うつ予防」、「メンタルヘルス不調予防」が日常会話の中で自然に語られる日の到来はそう遠くはあるまい。認知症の発症予防は、その歩みをすでに開始しているのだ。

筆者の夢「精神障害の発症率、有病率の低下」が現実のものとなる日が待たれる。

文　献

はじめに

1) McGorry PD（水野雅文訳）：時宜を得た1針は9針を省く：早期精神病における予防戦略の展望．McGorry PD, Jackson HJ（eds）：The recognition and management of early psychosis－a preventive approach. Cambrige University Press, 1999〔鹿島晴雄（監修），水野雅文ほか（監訳）：精神疾患の早期発見・早期治療．金剛出版，p.3-4, 2001〕

2) McGorry PD：Editorial：Welcome to early intervention in psychiatry. Early Interv Psychiatry 1：1-2, 2007

3) Cuijpers P：Editorial：Prevention of depressive disorders：towards a further reduction of disease burden of mental disorders. Early Interv Psychiatry 5：179-180, 2011

4) Scott J：Editorial：Bipolar disorder：from early identification to personalized treatment. Early Interv Psychiatry 5：89-90, 2011

5) 精神保健福祉白書編集委員会（編）：精神保健福祉白書－2015年版．中央法規出版，2014

6) 加藤伸勝，児島幸照：精神分裂病の予防論－予防論の序走．横井晋，佐藤壱三，宮本忠雄（編）：精神分裂病．医学書院，p.363-379, 1975

第1章

1) 曽根啓一：予防医学．伊藤正男，井村裕夫，高久史麿（総編集）：医学書院医学大辞典第2版，医学書院，p.2830, 2009

2) Leavell H, Clark EC：Preventive medicine for the doctor in his community. McGraw-Hill, New York, 1953

3) Caplan G：Principles of preventive psychiatry, Basic Books, New York, 1964〔新福尚武（監訳）：予防精神医学．朝倉書店，1970〕

4) Silverman M：Preventing psychiatric disorder. Raphael B, Burrows G（eds）：Handbook of studies on preventive psychiatry. Elsevier, Amsterdam, p.11-30, 1995

5) Gordon RS：An operational classification of disease prevention. Public Health Rep 98：107-109, 1983

6) Mrazek PJ, Haggerty RJ（eds）：Reducing risks for mental disorders: frontiers

230

for preventive intervention research. National Academy Press, 1994

7) Edwards J, McGorry PD：Implementing early intervention in psychosis－a guide to establishing early psychosis services. Martin Dunitz, London, 1999〔水野雅文，村上雅昭（監訳）：精神疾患早期介入の実際－早期精神病治療サービスガイド．金剛出版，p.22-23, 2003〕

8) Johannessen JO, Larsen TK, McGlashan T：Duration of untreated psychosis: an important target for intervention in schizophrenia? Nord J Psychiatry 53：275-283, 1999

第2章

1) Raphael B, Burrows G (eds)：Handbook of studies on preventive psychiatry. Elsevier, Amsterdam, 1995

2) Ogura C, Nakamoto H：Activities on preventing psychiatric disorders in Japan. Programme and Abstracts, First UK International Conference on Early Intervention in Psychosis. 20, 1997

3) Edwards J, McGorry PD (eds)：Implementing early intervention in psychosis－a guide to establishing early psychosis services. Martin Dunitz, London, 1999〔水野雅文，村上雅昭（監訳）：精神疾患早期介入の実際－早期精神病治療サービスガイド．金剛出版，p.81-89, 2003〕

4) Smith J, Shiers D：Early intervention in psychosis and service reform in England〔西田淳志（訳）：イングランドにおける精神病早期介入とサービス改革〕．臨床精神医学 39：147-164, 2010

5) Thornicroft G：Development of mental health community care policies in England since 1999〔松下兼宗，青木省三（訳）：1999年以降のイギリスにおける精神保健地域ケア政策の発展〕．臨床精神医学 39：137-146, 2010

6) Appleby L, Q'Connor S：New horizon－a shared vision for mental health－the 2009 mental health policy for England〔長谷川憲一（訳）：新たな地平－精神保健の共有ビジョン－2009年英国の精神保健政策〕．臨床精神医学 39：127-135, 2010

7) McGorry PD：Editorial：Welcome to early intervention in psychiatry. Early Interv Psychiatry 1：1-2, 2007

8) Addington J：Editorial：International Early Psychosis Association. Early Interv Psychiatry 6：355-356, 2012

9) 9th International Conference on Early Psychosis－To the New Horizon. Early Interv Psychiatry 8 (Suppl 1), 2014

10) Keshavan MS, Shah JL, Tandon N et al：Developmental trajectories and psychopathology in young relatives at risk for schizophrenia. Early Interv Psychiatry 8 (Suppl 1)：24, 2014

11) 加藤伸勝，児島幸照：精神分裂病の予防論－予防論の序走．横井晋，佐藤壱三，

宮本忠雄（編）：精神分裂病．医学書院，p.363-379, 1975

12）中井久夫：奇妙な静けさとざわめきとひしめき－臨床的発病に直接先駆する一時期について．中井久夫（編）：分裂病の精神病理 8．東京大学出版会，1979

13）臺弘（編）：分裂病の生活臨床．創造出版，1978（新装版 2004）

14）原田誠一，岡崎祐士，増井寛治ほか：精神分裂病患者の病前行動特徴－通知表における患者と同胞の行動評価の比較．精神医学 29：705-715, 1987

15）中安信夫：初期分裂病．星和書店，1990

16）小椋力：巻頭言：精神障害をめぐる雑感．精神医学 32：456-457, 1990

17）小椋力，仲本晴夫，大田祐一ほか：精神障害の早期発見・早期対応を目的とした大学生に対する精神保健活動－10 年間の経験から．精神医学 49：855-864, 2007

18）岡崎祐士：精神分裂病の高危険者研究の動向．懸田克躬，島薗安雄，大熊輝雄ほか（責任編集）：現代精神医学体系 年刊精神医学 '89-A．中山書店，p.277-320, 1990

19）特集：精神分裂病の予防．最新精神医学 3：13-53, 1998

20）特集：分裂病の病前特徴と発症予防．精神科治療学 13：405-460, 1998

21）小椋力（編）：精神障害の予防をめぐる最近の進歩．星和書店，2002

22）小椋力，倉知正佳（編）：精神障害の予防．松下正明（総編集）：臨床精神医学講座 S3．中山書店，2000

23）McGorry PD, Jackson HJ (eds)：The recognition and management of early psychosis－a preventive approach. Cambridge University Press, New York, 1999 〔鹿島晴雄（監修），水野雅文ほか（監訳）：精神疾患の早期発見・早期治療．金剛出版，2001〕

24）Jackson HJ, McGorry PD (eds)：The recognition and management of early psychosis：a preventive approach, second edition. Cambridge University Press, New York, 2009〔水野雅文，鈴木道雄，岩田伸生（監訳）：早期精神病の診断と治療．医学書院，2010〕

25）French P, Smith J, Shiers D et al (eds)：Promoting recovery in early psychosis －a practical manual. Blackwell Publishing, 2010〔岡崎祐士，笠井清登（監修），針間博彦（監訳）：精神病早期介入－回復のための実践マニュアル．日本評論社，2011〕

26）Howell C：Keeping the blues away－ten step guide to reducing the relapse of depression. Radcliffe Publishing, 2010〔斉尾武郎（監訳）：プライマリケアのためのうつ病再発予防 10 ステップガイド．中山書店，2014〕

27）Poulton R, Caspi A, Moffitt TE et al：Children's self-reported psychotic symptoms and adult schizophreniform disorder：a 15-year longitudinal study. Arch Gen Psychiatry 57：1053-1058, 2000

28）Nishida A, Tanii H, Nishimura Y et al：Association between psychotic－like experiences and other psychopathologies among Japanese early teens. Schizophrenia Research 99：125-133, 2008

第3章

1) Eisenberg L : Social policy and the reality of prevention. Raphael B and Burrows G (eds) : Handbook of studies on preventive psychiatry, Elsevier, Amsterdam, p.31-50, 1995

2) Rice DP, Kelman S, Miller LS : Estimates of economic costs of alcohol, drug abuse and mental illness, 1985 and 1988. Public Health Rep 106 : 280-291, 1991

3) 田中慶司：精神障害予防対策の社会経済的な評価. 小椋力, 倉知正佳（責任編集）：精神障害の予防. 臨床精神医学講座 S3. 中山書店, p.21-27, 2000

4) 竹島正：社会的入院. 加藤敏ほか（編）：現代精神医学事典, 弘文堂, p.449, 2011

5) 精神保健福祉白書編集委員会：資料－都道府県別精神病床における受け入れ条件が整えば退院可能な推計入院患者数. 精神保健福祉白書 2015 年版. 中央法規出版, p.221, 2014

6) 仲本晴男, 山本和儀, 小椋力：精神保健活動におけるコミュニティケアの費用・便益分析の試み. 精神経誌 92：68-71, 1990

7) McCrone P, Craig TKJ, Power P et al : Cost-effectiveness of an early intervention service for people with psychosis. Br J Psychiatry 196 : 377-382, 2010

8) Angelo A, Vittorio M, Anna M et al : Cost-effectiveness of treating first-episode psychosis : five-year follow up results from an Italian early intervention programme. Early Interv Psychiatry 5 : 203-211, 2011

9) Hastrup LH, Kronborg C, Bertelsen M et al : Cost-effectiveness of early intervention in first-episode psychosis : economic evaluation of randomised controlled trial (the OPUS study). Br J Psychiatry 202 : 35-41, 2013

10) http://www.mhlw.go.jp/topics/medias/year/13/dl/iryouhi

11) http://www. ncnp.go.jp/nimh/keikaku/vision/index.html

第4章

1) 倫理. 広辞苑第 6 版. 岩波書店, p.2973, 2008

2) 村上喜良：基礎から学ぶ生命倫理学. 頚草書房, p.3-13, 2008

3) Beauchamp TL, Childress JF : Principles of biomedical ehics, third edition. Oxford University Press, London, 1989〔永安幸正, 立木教夫（監訳）：生命医学倫理. 成文堂, 2004〕

4) 山本和儀：精神障害の予防と倫理. 小椋力, 倉知正佳（責任編集）：精神障害の予防. 臨床精神医学講座 S3. 中山書店, p.28-40, 2000

5) 西澤正豊：ハンチントン病. 伊藤正男, 井村裕夫, 高久史麿（総編集）：医学書院医学大辞典第 2 版. 医学書院, p.2288, 2009

6) Hayes CV : Genetic testing for Huntington's disease－a family issue. N Engl J Med 327 : 1449-1551, 1992

7) Huggins M, Bloch M, Wiggins S et al : Predictive testing for Hungtington

disease in Canada : adverse effects and unexpected results in those receiving a decreased risk. Am J Med Genet 42 : 508-515, 1992

8) 昆啓之：インフォームド・コンセント．計見一雄（編）：スタンダード精神科救急医学．メジカルフレンド，p.254-261, 1998

9) 古井博明：WHO がすすめる Breaking Bad News. 精神療法 23 : 459-467, 1997

10) Mittal VA, Dean DJ, Mittal J et al : Ethical, legal and clinical considerations when disclosing a high-risk syndrome for psychosis. Bioethics 29 : 543-556, 2015

11) 水野雅文：社会精神医学の課題と展望．日本社会精神医学会（編）：社会精神医学．医学書院，p.428-433, 2009

12) 高橋祐二，辻省次：ゲノム医学．田村隆明，山本雅（編）：分子生物学イラストレイテッド改訂第3版．羊土社，p.298-305, 2010

第5章

1) 山本精一郎，青野裕士：危険因子．伊藤正男，井村裕夫，高久史麿（総編集）：医学書院医学大辞典 第2版．医学書院，p.575, 2009

2) 遠藤文夫：フェニルケトン尿症．伊藤正男，井村裕夫，高久史麿（総編集）：医学書院医学大辞典 第2版．医学書院，p.2412, 2009

3) 西澤正豊：ハンチントン病．伊藤正男，井村裕夫，高久史麿（総編集）：医学書院医学大辞典 第2版．医学書院，p.2288, 2009

4) 大熊輝雄：統合失調症．現代臨床精神医学 改訂第12版（大熊輝雄原著：「現代臨床精神医学」第12版改訂委員会編集）．金原出版，p.326-363, 2013

5) McGorry PD, Singh BS : Schizophrenia : risk and possibility of prevention. Handbook of studies on preventive psychiatry. Raphael B, Burrows G (eds). Elsevier Amsterdam, p.491-514, 1995

6) Harrison PJ, Weinberger DR : Schizophrenia genes, gene expression, and neuropathology : on the matter of their convergence. Mol Psychiatry 10 : 40-68, 2005

7) Purcell SM, Moran JL, Fromer M et al : A polygenic burden of rare disruptive mutation in schizophrenia. Nature 506 : 185-190, 2014

8) 椎野智子，中村由嘉子，國本正子ほか：うつ病のゲノム解析研究とその動向．臨床精神医学 44 : 497-502, 2015

9) Growdon JH, Hyman BT : Genotype and brain development. JAMA Neurol 71 : 7-8, 2014

10) 山田和夫：統合失調症のゲノム研究．精神医学 55 : 849-856, 2013

11) 岡崎祐士：精神分裂病の高危険者研究の動向．現代精神医学大系，年刊版 '89-A．中山書店，p.277-320, 1990

12) Brown AS, Derkis EJ : Prenatal infection and schizophrenia : a review of epidemiological and translational studies. Am J Psychiatry 167 : 261-280, 2010

13) Zammit S, Thomas K, Tompson A et al : Maternal tobacco, cannabis and alcohol use during pregnancy and risk of adolescent psychotic symptoms in offsring. Br J Psychiat 195 : 294-330, 2009

14) Talati A, Bao Y, Kaufman J et al : Maternal smoking during pregnancy and bipolar disorder in offspring. Am J Psychiatry 170 : 1178-1185, 2013

15) Tomoda A, Navalta CP, Polcari A et al : Childhood sexual abuse is associated with reduced gray matter volume in visual cortex of young women. Biol Psychiatry 66 : 642-648, 2009

16) Tomoda A, Suzuki H, Rabi K et al : Reduced prefrontal cortical gray matter volume in young adults exposed to harsh corporal punishment. Neuroimage 47 (Suppl 2) : 66-71, 2009

17) Tomoda A, Sheu YS, Rabi K et al : Exposure to parental verbal abuse is associated with increased gray matter volume in superior temporal gyrus. Neuroimage 54 (Suppl 1) : 280-286, 2011

18) van Nierop M, Bak M, de Graaf R et al : The functional and clinical relevance of childhood trauma-related admixture of affective, anxious and psychosis symptoms. Acta Psychiatr Scand May 1-11, 2015

19) van Os J, Rutten BP : Gene-enviroment-wide interaction studies in psychiatry. Am J Psychiatry 166 : 964-966, 2009

20) Walder DJ, Faraone SV, Glatt SJ et al : Genetic liability , prenatal health, stress and family environment; risk factors in the Harvard Adolescent Family High Risk for Schizophrenia Study. Schizophr Res 157 : 142-148, 2014

21) Caspi A, Moffitt TE, Cannon M et al : Moderation of the effect of adolescent-onset cannabis use on adult psychosis by a functional polymorphism in the COMTgene : longitudinal evidence of a gene × environment interaction. Biol Psychiatry 57 : 1117-1127, 2005

22) Pantelis C, Yücel M, Wood SJ et al (鈴木道雄訳)：精神病および統合失調症の神経生物学的エンドフェノタイプ：疾患発症の生物学的マーカーはあるか？ Jackson HJ and McGorry PD (eds) : The recognition and management of early psychosis : a preventive approach. second edition, Cambridge University Press, London, 2009〔水野雅文，鈴木道雄，岩田仲生 (監訳)：早期精神病の診断と治療. 医学書院, p.58-77, 2010〕

23) Babenko O, Kovalchuk I, Metz GA : Stress-induced perinatal and trans-generational epigenetic programing of brain development and mental health. Neuroscience and Behavioral Reviews 48 : 70-91, 2015

第6章

1) 田亮介，八木剛平，田辺英ほか：精神疾患におけるレジリエンス研究－PTSD か

らの発展. 臨床精神医学 37：349-355, 2008

2) 田亮介：PTSD におけるレジリアンス研究. 加藤敏, 八木剛平（編）：レジリアンス－現代精神医学の新しいパラダイム, 金原出版, p.76-92, 2009

3) 加藤敏：レジリアンス. 加藤敏, 神庭重信, 中谷陽二ほか（編）：現代精神医学事典, 弘文堂, p.1079, 2011

4) 八木剛平：自然治癒力からレジリアンスへ. 八木剛平, 渡邊衡一郎（編）：レジリアンス－症候学・脳科学・治療学, 金原出版, p.2-6, 2014

5) 西園昌久：滅びつつある人類の不安と精神医学. 精神経誌 109：76-80, 2007

6) Connor KM, Davidson JR：Development of a new resilience scale：the Connor-Davidson Resilience Scale（CD-RISC）. Depress Anxiety 18：76-82, 2003

7) Sexton MB, Byrd MR, von Kluge S：Measuring resilience in women experiencing infertility using the CD-RISC：examining infertility-related stress, general distress, and coping styles. J Psychiatr Res 44：236-241, 2010

8) Nrugham L, Holen A, Sund AM：Associations between attempted suicide, violent life events, depressive symptoms, and resilience in adolescents and young adults. J Nerv Ment Dis 198：131-136, 2010

9) Karairmak O：Establishing the psychometric qualities of the Connor-Davidson Resilience Scale（CD-RISC） using exploratory and confirmatory factor analysis in a trauma survivor sample. Psychiatry Res 179：350-356, 2010

10) Lei M, Li C, Xiao X et al：Evaluation of the psychometric properties of the Chinese version of the Resilience Scale in Wenchuan earthquake survivors. Compr Psychiatry 53：616-622, 2012

11) Jung YE, Min JA, Shin AY et al：The Korean version of the Connor-Davidson Resilience Scale：an extended validation. Stress Health 28：319-326, 2012

12) Kim KR, Song YY, Park JY et al：The relationship between psychosocial functioning and resilience and negative symptoms in individuals at ultra-high risk for psychosis. Aust NZ J Psychiatry 47：762-771, 2013

13) Herbert HS, Manjula M, Philip M：Growing up with a parent having schizophrenia：experiences and resilience in the offspring. Indian J Psychol Med 35：148-153, 2013

14) Las Hayas C, Calvete E, Gómez del Barrio A et al：Resilience Scale-25 Spanish version：validation and assessment in eating disorders. Eat Behav 15：460-463, 2014

15) Kukihara H, Yamawaki N, Uchiyama K et al：Trauma, depression, and resilience of earthquake/tsunami/nuclear disaster survivors of Hirono, Fukushima, Japan. Psychiatry Cln Neurosci 68：524-533, 2014

16) Davidson J, Baldwin DS, Stein DJ et al：Effects of venlafaxine extended release on resilience in posttraumatic stress disorder：an item analysis of the Connor-

Davidson Resilience Scale. Int Clin Psychopharmacol 23：299-303, 2008

17) 小塩真司, 中谷素之, 金子一央ほか：ネガティブな出来事から立ち直りを導く心理特性－精神的回復力尺度の作成－. カウンセリング研究 35：57-65, 2002

18) 三好和子：家族をリソースとするレジリエンス尺度作成の試み. 日本サイコセラピー学会誌 5：45-50, 2004

19) 小塩真司：質問紙によるレジリエンス測定－妥当性の観点から－. 臨床精神医学 41：151-156, 2012

20) 中島聡美, 金吉晴, 小西聖子：日本語版コナー・デビッドソン回復力尺度の信頼性と妥当性の検討. 平成 21 年度厚生労働科学研究費補助金（こころの健康科学研究事業）「大規模災害や犯罪被害等による精神科疾患の実態把握と介入手法の開発に関する研究」分担研究報告書, p.93-97, 2010

21) Masten AS, Powell JA：A resilience framework for research, policy and practice. Luthar SS (ed)：Resilience and vulnerability. Cambridge University Press, New York, p.1-25, 2003

22) Haglund ME, Nestadt PS, Cooper NS et al：Psychobiological mechanisms of resilience: relevance to prevention and treatment of stress-related psychopathology. Dev Psychopathol 19：889-920, 2007

23) van Zelst C, van Nierop M, Oorschot M et al：Stereotype awareness, self -esteem and psychopathology in people with psychosis. PLoS One 9：e88586, 2014

24) Weinberg D, Shahar G, Noyman et al：Role of the self in schizophrenia：a multidimensional examination of short-term outcomes. Psychiatry 75：285-297, 2012

25) Palmer BW, Martin AS, Depp CA et al：Wellness within illness：happiness in schizophrenia. Schizophr Res 159：151-156, 2014

26) Boyette LL, van Dam D, Meijer C et al：Personality compensates for impaired quality of life and social functioning in patients with psychotic disorders who experienced traumatic events. Schizophr Bull 40：1356-1365, 2014

27) Geschwind N, Peeters F, Jacobs N et al：Meeting risk with resilience：high daily life reward experience preserves mental health. Acta Psychiatr Scand 122：129-138, 2010

28) Nugent KL, Chiappelli J, Rowland LM et al：Distress intolerance and clinical functioning in persons with schizophrenia. Psychiatry Res 220：31-36, 2014

29) Aghababian V, Auquier P, Baumstarck-Barrau K et al：Relationship between insight and self-reported quality of life among schizophrenic patients. Encephale 37：162-171, 2011

30) Rüsch N, Corrigan PW, Wassel A et al：Self-stigma, group identification, perceived legitimacy of discrimination and mental health service use. Br J Psychiatry 195：551-552, 2009

文　献　　237

31) Sibitz I, Unger A, Woppmann A et al : Stigma resistance in patients with schizophrenia. Schizophr Bull 37 : 316-323, 2011
32) Pruessner M, Iyer SN, Faridi K et al : Stress and protective factors in individuals at ultra-high risk for psychosis, first episode psychosis and healthy controls. Schizophr Res 129 : 29-35, 2011
33) Sun J, Li ZJ, Buys NJ et al : Obsessive-compulsive symptoms and personal disposition, family coherence and school environment in Chinese adolescents : a resilience approach. J Affect Disord 168 : 459-465, 2014
34) Johnson J, Gooding PA, Wood AM et al : Resilience to suicidal ideation in psychosis : positive self-appraisals buffer the impact of hopelessness. Behav Res Ther 48 : 883-889, 2010
35) Herbert HS, Manjula M, Philip M : Grown up with a parent having schizophrenia : experiences and resilience in the offsprings. Indian J Psychol Med 35 : 148-153, 2013
36) Meneghelli A, Alpi A, Pafumi N et al : Expressed emotion in first-episode schizophrenia and in ultra high-risk patients : results from the Programma 2000 (Milan, Italy). Psychiatry Res 189 : 331-338, 2011
37) Hernandez M, Barrio C, Yamada AM : Hope and burden among Latino families of adults with schizophrenia. Fam Process 52 : 697-708, 2013
38) McLaughlin KA, Zeanah CH, Fox NA et al : Attachment security as a mechanism linking foster care placement to improved mental health outcomes in previously institutionalized children. J Child Psychol Psychiatry 53 : 46-55, 2012
39) Lim H, Han K : Effects of the family resilience enhancement program for families of patients with chronic schizophrenia. J Korean Acad Nurs 43 : 133-142, 2013
40) Sayem AM, Kidd SA : The levels and patterns of resilience among male street children in Daka City. Int J Adolesc Med Health 25 : 39-45, 2013
41) Perron JL, Cleverley K, Kidd SA : Resilience, loneliness, and psychological distress among homeless youth. Arch Psychiatr Nurs 28 : 226-229, 2014
42) Murray-Swank A, Goldberg R, Dickerson F et al : Correlates of religious service attendance and contact with religious leaders among persons with co-occurring serious mental illness and type 2 diabetes. J Nerv Ment Dis 195 : 382-388, 2007
43) Freedman D, Deicken R, Kegeles LS et al : Maternal-fetal blood incompatibility and neuromorphologic anomalies in schizophrenia : preliminary findings. Biol Psychiatry 35 : 1525-1529, 2011
44) Oldehinkel AJ, Verhulst FC, Ormel J : Low heart rate: a marker of stress resilience. the TRAILS study. Biol Psychiatry, 63 : 1141-1146, 2008
45) Chakravarty MM, Rapoport JL, Giedd JN et al : Striatal shape abnormalities

as novel neurodevelopmental endophenotype in schizophrenia：a longitudinal study. Hum Brain Mapp 1458-1469, 2015

46) Katagiri N, Pantelis C, Nemoto T et al：A longitudinal study investigating subthreshold symptoms and white matter changes in individuals with an 'at-risk mental state'（ARMS）. Schizoph Res 162：7-13, 2015

47) Raij TT, Korkeila J, Joutsenniemi K et al：Association of stigma resistance with emotion regulation－functional magnetic resonance imaging and neuropsychological findings. Compr Psychiatry 55：727-735, 2014

48) Nievergelt CM, Maihofer AX, Mustapic M et al：Genomic predictors of combat stress vulnerability and resilience in U.S. Marines：a genome-wide association study across multiple ancestries implicates PRTFDC 1 as a potential PTSD gene. Psychoneuroendocrinology 51：459-471, 2015

49) La Greca AM, Lai BS, Joormann J et al：Children's risk and resilience following a natural disaster：genetic vulnerability, posttraumatic stress, and depression. J Affect Disord 151：860-867, 2013

50) 石郷岡純：レジリアンスの視点から見た生物学的治療. 八木剛平, 渡邊衡一郎（編）：レジリアンス－症候学・脳科学・治療学. 金原出版, p.142-154, 2014

51) Bowers MB, Swigar ME, Jatlow PI et al：Plasma catecholamine metabolites and early response to haloperidol. J Clin Psychiatry 45：248-251, 1984

52) Stassen HH, Angst J, Hell D et al：Is there a common resilience mechanism underlying antidepressant drug response? evidence from 2848 patients. J Clin Psychiatry 68：1195-1205, 2007

53) 池淵恵美：現代医学的治療におけるレジリアンス. 心理社会的治療－心理社会的な介入においてレジリアンスはどのような位置を占めているか. 八木剛平, 渡邊衡一郎（編）：レジリアンス－症候学・脳科学・治療学. 金原出版, p.90-103, 2014

54) 向谷地生良：S・A（Schizophrenia Anonymous）の成立の経過と実際. 精神科臨床サービス 3：80-86, 2003

55) Feder A, Nestler EJ, Charmey DS：Psychobiology and molecular genetics of resilience. Nat Rev Neurosci 10：446-457, 2009

56) Mihali A, Subramani S, Kaunitz G et al：Modeling resilience to schizophrenia in genetically modified mice：a novel approach to drug discovery. Expert Rev Neurother 12：785-799, 2012

第 7 章

1) American Psychiatric Association: Diagnostic and statistical manual of mental disorders. fifth edition. American Psychiatric Publishing, Washington DC, 2013 〔髙橋三郎, 大野裕（監訳）：DSM-5 精神疾患の診断・統計マニュアル. 医学書院, 2014〕

文　献　　　239

2) Lloyd JJ, Hastings R : Hope as a psychological resilience factor in mothers and fathers of children with intellectual disabilities. J Intellect Disabil Res 53 : 957-968, 2009

3) Gerstein ED, Crnic KA, Blacher J et al : Resilience and the course of daily parenting stress in families of young children with intellectual disabilities. J Intellect Disabil Res 53 : 981-997, 2009

4) Sameroff A, Seifer R, Barocas R et al : IQ scores of 4-year-old children: social-environmental risk factors. Pediatrics 79 : 343-350, 1987

5) McCrimmon AW, Matchullis RL and Altomare AA : Resilience and emotional intelligence in children with high-functioning autism spectrum disorder. Dev Neurorehabil 24 : 1-8, 2015

6) Poehlmann-Tyan J, Gerstein ED, Burnson C et al : Risk and resilience in preterm children at age 6. Dev Psychopathol 8 : 1-16, 2014

7) Modesto-Lowe V, Yelunina L and Hanjan K : Attention-deficit/hyperactivity disorder; a shift toward resilience? Clin Pediatr 50 : 518-524, 2011

8) Greenspan SI : Clinical assessment in infant. Wiener JM and Dulcan, MK (eds) : Textbook of child and adolescent psychiatry. American Psychiatric Publishing, Washington DC, 2004 〔渡部京太 (訳)：乳幼児における臨床的なアセスメント. 斎藤万比古，生地新 (総監訳)：児童青年精神医学大辞典. 西村書店, p.71-93, 2012〕

9) Ochoa S, Martinez-Zambrano F, Grarcia-Franco M et al : Development and validation of the Self-Stigma Questionnaire (SSQ) for people with schizophrenia and its relation to social functioning. Compr Psychiatry 62 : 93-99, 2015

10) McGorry PD, Hickie IB, Young AR et al : Clinical staging of psychiatric disorders : heuristic framework for choosing earlier, safer and more effective interventions. Australian and New Zealand Journal of Psychiatry 40 : 616-622, 2006

11) Young AR, Yuen HP, McGorry PD et al : Mapping the onset of psychosis: the Comprehensive Assessment of at Risk Mental States (CAARMS). Australian and New Zealand Journal of Psychiatry 39 : 964-971, 2005

12) Miller TJ, McGlashan TH, Rosen JL et al : Prodromal assessment with the structured interview for prodromal syndrome and the scale of prodromal symptoms : predictive validity, interrater reliability. Schizophr Bull 29 : 703-715, 2003

13) Young AR, Klosterkötter J, Cornblatt B et al (針間博彦，高柳陽一郎訳)：ARMS と予測. Jackson HJ and McGorry PD (eds) : The recognition and management of early psychosis : a preventive approach, second edition, Cambridge University Press, London, 2009 〔水野雅文，鈴木道雄，岩田伸生 (監訳)：早期精神病の診断と治療. 医学書院, p.80-102, 2010〕

14) 辻野尚久, 根本隆洋, 水野雅文：発症危険状態 (ARMS) の評価 – CAAMS, SIPS / SOPS. 臨床精神医学 41：1407-1412, 2012

15) Fusar-Poli P, Bonoldi I, Young AR et al：Predicting psychosis: meta-analysis of transition outcomes in individuals at high clinical risk. Arch Gen Psychiatry 69：220-229, 2012

16) Fusar-Poli P, Bechdolf A, Taylor MJ et al：At risk for schizophrenic or affective psychoses?：a meta-analysis of DSM / ICD diagnostic outcomes in individuals at high clinical risk. Schizophr Bull 39：923-932, 2013

17) Fusar-Poli P, Nelson B, Valmaggia L et al：Comorbid depressive and anxiety disorders in 509 individuals with an at-risk mental state：impact on psychopathology and transition to psychosis. Schizophr Bull 40：120-131, 2014

18) Lunsford-Avery JR, Orr JM, Gupta T et al：Sleep dysfunction and thalamic abnormalities in adolescents at ultra high-risk for psychosis. Schizophr Res 151：148-153, 2013

19) Chapman LJ, Chapman JP and Miller EN：Reliabilities and intercorrelations of eight measures of proneness to psychosis. J Consult Clin Psychol 50：187-195, 1982

20) 針間博彦：米国DSM-5における精神疾患：統合失調症スペクトラム障害および他の精神病性障害. 臨床精神医学 43 巻増刊号, 61-69, 2014

21) Phillips LJ, Addington J and Morrison AP (松本和紀, 大室則幸訳)：ARMS の治療. Jackson HJ and McGorry PD (eds)：The recognition and management of early psychosis：a preventive approach, second edition, Cambridge University Press, London, 2009〔水野雅文, 鈴木道雄, 岩田仲生 (監訳)：早期精神病の診断と治療. 医学書院, p.103-119, 2010〕

22) Lambert M (辻野尚久, 根本隆洋訳)：急性期における初期評価と初期薬物療法. Jackson HJ, McGorry PD (eds)：The recognition and management of early psychosis：a preventive approach, second edition, Cambridge University Press, London, 2009〔水野雅文, 鈴木道雄, 岩田仲生 (監訳)：早期精神病の診断と治療. 医学書院, p.170-193, 2010〕

23) Marshall M, Harrigan S and Lewis S (住吉太幹, 川崎康弘, 鈴木道雄訳)：精神病未治療期間：定義, 測定および転機との関連. Jackson HJ, McGorry PD (eds)：The recognition and management of early psychosis：a preventive approach, second edition, Cambridge University Press, London, 2009〔水野雅文, 鈴木道雄, 岩田仲生 (監訳)：早期精神病の診断と治療. 医学書院, p.122-139, 2010〕

24) Penttilä M, Jääskeläinen E, Hirvonen N et al：Duration of untreated psychosis as predictor of long-term outcome in schizophrenia：systematic review and meta-analysis. Br J Psychiatry 205：88-94, 2014

25) Gleeson J, Linzen D and Wiersma D (中込和幸訳)：早期精神病における再発予

防. Jackson HJ and McGorry PD (eds)：The recognition and management of early psychosis：a preventive approach, second edition, Cambridge University Press, London, 2009〔水野雅文, 鈴木道雄, 岩田仲生 (監訳)：早期精神病の診断と治療. 医学書院, p.340-355, 2010〕

26) Robinson DG, Woerner MG, Alvir JMJ et al：Predictors of relapse following response from a first episode of schizophrenia or schizoaffective disorder. Arch Gen Psychiat 56：241-247, 1999

27) 鈴木道雄：脳画像からみた統合失調症の顕在発症機構. 加藤敏, 八木剛平 (編)：レジリアンス－現代精神医学の新しいパラダイム. 金原出版, p.165-185, 2009

28) Krüger S, Alda M, Young LT et al：Risk and resilience markers in bipolar disorder: brain responses to emotional challenge in bipolar patients and their healthy siblings. Am J Psychiatry 163：257-264, 2006

29) Conus P, Berk M, Lucas N et al (中島振一郎, 渡邊衡一郎訳)：双極性障害の予防的戦略：早期介入の照準を定める：Jackson HJ and McGorry PD (eds)：The recognition and management of early psychosis：a preventive approach, second edition, Cambridge University Press, London, 2009〔水野雅文, 鈴木道雄, 岩田仲生 (監訳)：早期精神病の診断と治療. 医学書院, p.215-231, 2010〕

30) 山田和男：展望－統合失調症のゲノム研究. 精神医学 55：849-856, 2013

31) Berk M, Malhi GS, Mitchell PB et al：Scale matters：the need for a Bipolar Depression Rating Scale (BDRS). Acta Psychiatrica Scandinavica 422 (Suppl)：39-45, 2004

32) Berk M, Malhi GS, Cahill C et al：The Bipolar Depression Rating Scale (BDRS)：its development, validation and utility. Bipolar Disorder 9：571-579, 2007

33) Hirschfeld RM, Calabrese JR, Weissman MM et al：Screening for bipolar disorder in the community. J Clin Psychiatry 64：53-59, 2003

34) 日本うつ病学会ホームページ：http://www.secretariat.ne.jp/jsmd/

35) Colom F, Vieta E, Sanchez-Moreno J et al: Psychoeducation for bipolar II disorder. an exploratory, 5-year outcome subanalysis. J Affect Disord 112：30-35, 2009

36) Colom F, Vieta E, Martinez-Aran A et al：A randomized trial on the efficacy of group psychoeducation in the prophylaxis of recurrences in bipolar patients whose disease is in remission. Arch Gen Psychiatry 60：402-407, 2003

37) Frank E, Kupfer DJ, Thase ME et al：Two-year outcomes for interpersonal and social rhythm therapy in individuals with bipolar I disorder. Arch Gen Psychiatry 62：996-1004, 2005

38) Miklowitz DJ, George EL, Richards JA et al：A randomized study of family-focused psychoeducation and pharmacotherapy in the outpatient management of bipolar disorder. Arch Gen Psychiatry 60：904-912, 2003

39) Lam DH, Watkins ER, Hayward P et al : A randomized controlled study of cognitive therapy for relapse prevention for bipolar affective disorder: outcome of the first year. Arch Gen Psychiatry 60 : 145-152, 2003

40) Zaretsky A, Lancee W, Miller C et al : Is cognitive-behavioral therapy more effective than psychoeducation in bipolar disorder? Can J Psychiatry 53 : 441-448, 2008

41) Colom F, Vieta E : Psychoeducation manual for bipolar disorder. Cambrige University Press, London, 2006〔有馬秀晃：臨床診療と心理教育の統合. 秋山剛, 尾崎紀夫（監訳）：双極性障害の心理教育マニュアル. 医学書院, p.23-27, 2012〕

42) Wu KY, Chang CM, Liang HY et al : Increased risk of developing dementia in patients with bipolar disorder : a nested matched case-control study. Bipolar Disord 15 : 787-794, 2013

43) 黒木俊秀, 七田千穂：パーソナリティ特性とうつ病. 臨床精神医学 44 : 457-463, 2015

44) Nrugham L, Holen A, Sund AM : Association between attempted suicide, violent life events, depressive symptoms, and resilience in adolescents and young adults. J Nerv Ment Dis 198 : 131-136, 2010

45) Geschwind N, Peeters F, Jacobs N et al : Meeting risk with resilience : high daily reward experience preserves mental health. Acta Psychiatr Scand 122 : 129-138, 2010

46) van Zoonen K, Buntrock C, Ebert DD et al : Preventing onset of major depressive disorder : a meta-analytic review of psychological intervention. Int J Epidemiol 43 : 318-329, 2014

47) 飛鳥井望：ライフイベントと精神疾患. 精神科治療学 15 : 699-705, 2000

48) 貫井祐子, 中根秀之：うつ病に対するプライマリケアの役割. 精神医学 56 : 753-762, 2014

49) 日本うつ病学会気分障害の治療ガイドライン作成委員会：大うつ病性障害・双極性障害治療ガイドライン. 医学書院, 2013

50) Siu AL, Bibbins-Domingo K, Grossman DC et al : Screening for depression in adults : US preventive services task force recommendation statement. JAMA 315 : 380-387, 2016

51) O'Connor E, Rossom RC, Henninger M et al : Primary care screening for and treatment of depression in pregnant and postpartum women: evidence report and systematic review for the US preventive services task force. JAMA 315 : 388-406, 2016

52) 全成人にうつスクリーニングを推奨－USPSTF が勧告を改訂. Medical Tribune 2016 年 2 月 18 日号

53) Borges S, Chen YF, Laughren TP et al : Review of maintenance trials for

major depressive disorder : a 25-year perspective from the US Food and Drug Administration. J Clin Psychiat 75 : 205-214, 2014

54) Seagal ZV, Bieling P, Young T et al : Antidepressant monotherapy versus sequential pharmacotherapy and mindfulness based cognitive therapy, or placebo, for relapse prophylaxis in recurrent depression. Arch Gen Psychiatry 67 : 1256-1264, 2010

55) Kuyken W, Hayes R, Barrett B et al : Effectiveness and cost-effectiveness of mindfulness-based cognitive therapy compared with maintenance antidepressant treatment in the prevention of depressive relapse or recurrence (PREVENT) : a randomized controlled trial. Lancet 386 : 63-73, 2015

56) Howell C : Keeping the blues away. The University of Adelaide, 2009〔斉尾武郎（監訳）：プライマリケアのためのうつ病再発予防の10ステップガイド．中山書店，2014〕

57) 菊地俊暁：抗うつ薬とレジリアンスについて．八木剛平，渡邊衡一郎（編）：レジリアンス－症候学・脳科学・治療学．金原出版，p.170-180, 2014

58) Hjemdal O, Vogel PA, Solem S et al : The relationship between resilience and levels of anxiety, depression, and obsessive-compulsive symptoms in adolescents. Clin Psychol Psychother 18 : 314-321, 2011

59) Meulenbeek P, Willemse G, Smit F et al : Early intervention in panic: pragmatic randomized controlled trial. Br J Psychiatry 196 : 326-331, 2010

60) Sun J, Liv ZJ, Buys NJ et al : Obsessive-compulsive symptoms and personal disposition, family coherence and school environment in Chinese adolescents : a resilience approach. J Affect Disord 168 : 459-465, 2014

61) Yonkers KA, Smith MV, Forray A et al : Pregnant women with posttraumatic stress disorder and risk of preterm birth. JAMA Psychiatry 71 : 897-904, 2014

62) McFarlane AC, Van Hooff M : Impact of childhood exposure to a natural disaster on adult mental health : 20-year longitudinal follow-up study. Br J Psychiatry 195 : 142-148, 2009

63) Wisco BE, Marx BP, Wolf EJ et al : Posttraumatic stress disorder in the US veteran population: results from the National Health and Resilience in Veterans Study. J Clin Psychiatry 75 : 1338-1346, 2014

64) Rusch HL, Shvil E, Szanton SL : Determinants of psychological resistance and recovery among women exposed to assaultive trauma. Brain Behav 5 (4) : e00322, 2015

65) 沖縄戦トラウマ研究会（當山冨士子代表）：沖縄県対米請求権事業協会助成シリーズ 48：終戦から 67 年目にみる沖縄戦体験者の精神保健．沖縄戦トラウマ研究会，沖縄，2013

66) Tedeschi RG, Calhoun LG : The Posttraumatic Growth Inventory: measuring the

positive legacy of trauma. J Trauma Stress 9：455-471, 1996

67）Siqveland J, Nygaard E, Hussain A et al：Posttraumatic growth, depression and posttraumatic stress in relation to quality of life in tsunami survivors: a longitudinal study. Health Qual Life Outcomes 13：18, 2015

68）Zannas AS, Provencal N, Binder EB：Epigenetics of posttraumatic stress disorder：current evidence challenges, and future directions. Biol Psychiatry 78：327-335, 2015

69）Nievergelt CM, Maihofer AX, Mustapic M et al：Genomic predictors of combat stress vulnerability and resilience in US Marines：a genome-wide association study across multiple ancestries implicates PRTFDC1 as a potential gene. Psychoneuroendocrinology 51：459-471, 2015

70）生野照子：摂食性障害の予防. 小椋力, 倉知正佳（編）：精神障害の予防. 松下正明（総編集）：臨床精神医学講座 S3. 中山書店, p.237-247, 2000

71）Killen JD：Development and evaluation of a school-based eating disorder symptoms prevention program. Smolak L, Levine MP, Striegel-Moore R（eds）：The developmental psychopathology of eating disorders. Laurence Erlbaum Associates. NJ, p.313-339, 1996

72）Fairburn CG：The prevention of eating disorders. Brownell KD, Fairburn CG（eds）：Eating disorders and obesity. Guilford Press, New York, p.289-293, 1995

73）Winkelman JW, Plante DT, Schoerning L et al：Increased rostal anterior cingulate cortex volume in chronic primary insomnia. Sleep 36：991-998, 2013

74）梶村尚美：睡眠障害の予防. 小椋力, 倉知正佳（編）：精神障害の予防. 松下正明（総編集）：臨床精神医学講座 S3. 中山書店, p.215-222, 2000

75）Green KT, Beckham JC, Youssef N et al：Alcohol misuse and psychological resilience among U.S. Iraq and Afghanistan era veterans. Addict Behav 39：406-413, 2014

76）Wingo AP, Ressler KJ, Bradley B：Resilience characteristics mitigate tendency for harmful alcohol and illicit drug use in adults with history of childhood abuse: a cross-sectional study of 2024 inner-city men and women. J Psychiatr Res 51：93-99, 2014

77）樋口進, 松下幸生：アルコール・薬物関連障害の予防. 小椋力, 倉知正佳（編）：精神障害の予防. 松下正明（総編集）：臨床精神医学講座 S3. 中山書店, p.83-96, 2000

78）Terracciano A, Iacono D, O'Brien RJ et al：Personality and resilience to Alzheimer's disease neuropathology: prospective autopsy study. Neurobiol Aging 34：1045-1050, 2013

79）Negash S, Wilson RS, Leurgans SE et al：Resilient brain aging: characterization of discordance between Alzheimer's disease pathology and cognition. Curr

Alzheimer Res 10：844-851, 2013

80) Negash S, Xie S, Davatzikos C et al：Cognitive and functional resilience despite molecular evidence of Alzheimer's disease pathology. Alzheimers Dement 9：e89-95, 2013

81) 岩坪威：特集「認知症の最近の話題 - J-ADNI の意義と今後の展開」. 神経内科 77：606-609, 2012

82) Sperling RA, Aisen PS, Beckett LA et al：Toward defining the preclinical stages of Alzheimer's disease: recommendations from the National Institute on Aging-Alzheimer's Association Workgroups on diagnostic guideline for alzheimer's disease. Alzheimers Dement 7：280-292, 2011

83) 藤井敏弘：タウ蛋白質（タウ）. 伊藤正男, 井村裕夫, 高久史麿（総編集）：医学書院医学大辞典. 医学書院, p.1760, 2009

84) 山田正仁：疫学調査から考える今後の認知症 - 治療と予防. 老年精神医学雑誌 25（増刊）：85-88, 2014

85) Plassman BL, Williams JW Jr, Burke JR et al：Systematic review：factors associated with risk for and possible prevention of cognitive decline in later life. Ann Intern Med 153：182-193, 2010

86) 朝田隆：Alzheimer 病予防としての運動療法と食事療法. 神経内科 77：610-616, 2012

87) Laurin D, Verreault R, Lindsay J et al：Physical activity and risk of cognitive impairment and dementia in elderly persons. Arch Neurol 58：498-504, 2001

88) Abbott RD, White LR, Ross GW et al：Walking and dementia in physically capable elderly men. JAMA 292：1447-1453, 2004

89) Rovio S, Kåreholt I, Helkala EL et al：Leisure-time physical activity at midlife and the risk of dementia and Alzheimer's disease. Lancet Neurol 4：705-711, 2005

90) Suzuki T, Shimada H, Makizako H et al：A randomized controlled trial of multicomponent exercise in older adults with mild cognitive impairment. PLoS One 8（4）：e61483, 2013

91) 鈴木恒彦：有酸素性運動. 伊藤正夫, 井村裕夫, 高久史麿（総編集）：医学書院医学大辞典. 医学書院, p.232, 2009

92) Kramer AF, Hahn S, Cohen NJ et al：Aging, fitness and neurocognitive function. Nature 400：418-419, 1999

93) Orsitto G, Fulvio F, Tria D et al：Nutritional status in hospitalized elderly patients with mild cognitive impairment. Clin Nutr 28：100-102, 2009

94) Barberger-Gateau P, Latenneur L, Deschamps V et al：Fish, meat, and risk of dementia: cohort study. BMJ 325：932-933, 2002

95) Scarmeas N, Stern Y, Tang MX et al：Mediterranean diet and risk for

Alzheimer's disease. Ann Neurol 59 : 912-921, 2006

96) Engelhart MJ, Geerlings MI, Ruitenberg A et al : Dietary intake of antioxidants and risk of Alzheimer's disease. JAMA 287 : 3223-3229, 2002

97) van Gelder BM, Tijhuis M, Kalmijn S et al : Fish consumption, n-3 fatty acid, and subsequent 5-y cognitive decline in elderly men: Zutphen Elderly Sudy. Am J Clim Nutr 85 : 1142-1147, 2007

98) 上田夏生：エイコサペンタエン酸 (EPA)：伊藤正夫，井村裕夫，高久史麿 (総編集)：医学書院医学大辞典，医学書院，p.233, 2009

99) 上田夏生：ドコサヘキサエン酸 (DHA)：伊藤正夫，井村裕夫，高久史麿 (総編集)：医学書院医学大辞典，医学書院，p.2019, 2009

100) Freund-Levi Y, Eriksdotter-Jönhagen M, Cederholm T et al : Omega-3 fatty acid treatment in 174 patients with mild to moderate Alzheimer's disease: Omega AD study: randomized double-blind trial. Arch Neurol 63 : 1402-1408, 2006

101) Ozawa M, Ninomiya T, Ohara T et al : Dietary pattern and risk of dementia in an elderly Japanese population: the Hisayama Study. Am J Clin Nutr 97 : 1076-1082, 2013

102) 清原裕：特集「ライフスタイルと認知症 - 予防からのアプローチ - 疫学調査から」．認知症の最新治療 5：62-67, 2015

103) Mukamal KJ, Kuller LH, Fitzpatrick AL et al : Prospective study of alcohol consumption and risk of dementia in older adults. JAMA 289 : 1405-1413, 2003

104) Davis BJ, Vidal JS, Garcia M et al : The alcohol paradox : light-to-moderate alcohol consumption, cognitive function, and brain volume. J Gerontol A Biol Sci Med Sci 69 : 1528-1535, 2014

105) Peters R, Peters J, Warner J et al : Alcohol, dementia and cognitive decline in the elderly: a systematic review. Age Ageing 37 : 505-512, 2008

106) 松井敏央，輪千督高，神崎恒一：アルコール摂取と認知症．認知症の最新医療．5：78-83, 2015

107) Hagger-Johnson G, Sabia G, Brunner EJ et al : Combined impact of smoking and heavy alcohol use on cognitive decline in early old age: Whitehall II prospective cohort study. Br J Psychiatry 203 : 120-125, 2013

108) DiMarco LY, Marzo A, Munoz-Ruiz M et al : Modifiable life style factors in dementia: a systematic review of longitudinal observational cohort studies. J Alzheimers Dis 42 : 119-135, 2014

109) Rodrigue KM, Rieck JR, Kennedy KM et al : Risk factors for β-amyloid deposition in healthy aging: vasucular and genetic effects. JAMA Neurol 70 : 600-606, 2013

110) Taki Y, Kinomura S, Sato K et al : Both global gray matter volume and

regional gray matter volume negatively correlate with lifetime alcohol intake in non-alcohol-dependent Japanese men: a volumetric analysis and voxel-based morphometry. Alcohol Clin Exp Res 30：1045-1050, 2006

111) Gupta S, Warner J：Alcohol-related dementia: a 21st-century silent epidemic? Br J Psychiatry 193：351-353, 2008

112) Pietrzak RH, Lim YY, Neumeister A et al：Amyloid-β, anxiety, and cognitive decline in preclinical Alzheimer's disease: a multicenter, prospective cohort study. JAMA psychiatry 72：284-291, 2015

113) 三山吉夫：血管性認知症. 伊藤正男, 井村裕夫, 高久史麿 (総編集)：医学書院医学大辞典, 医学書院, p.798-799, 2009

114) 藤島正敏：血管性痴呆の危険因子と予防. 小椋力, 倉知正佳人 (編)：精神障害の予防. 松下正明 (総編集)：臨床精神医学講座 S3. 中山書店, p.65-71, 2000

115) 内閣府：自殺対策白書 平成 26 年版. 内閣府, 2014

116) 日本精神神経学会・精神保健に関する委員会：日常臨床における自殺予防の手引き－平成 25 年 3 月版. 日本精神神経学会, 2013

117) 中村道彦, 小野泉：自殺の予防. 小椋力, 倉知正佳 (編)：精神障害の予防. 松下正明 (総編集)：臨床精神医学講座 S3. 中山書店, p.387-405, 2000

118) Ding Y, Lawrence N, Olié E et al：Prefrontal cortex markers of suicidal vulnerability in mood disorders: a model-based structural neuroimaging study with a translational perspective. Transl Psychiatry 5：e516, 2015

119) Johnson J, Gooding PA, Wood AM et al：Resilience to suicidal ideation in psychosis: positive self-appraisals buffer the impact of hopelessness. Behav Res Therap 48：883-889, 2010

120) Min JA, Lee CU, Chae JH：Resilience moderates the risk of depression and anxiety symptoms on suicidal ideation in patients with depression and/or anxiety disorders. Compr Psychiatry 56：103-113, 2015

121) Neufeld E, Hirdes JP, Perlman CM et al：Risk and protective factors associated with intentional self-harm among older community-residing home care clients in Ontario, Canada. Int J Geriatr Psychiatry 30：1032-1040, 2015

122) Fanning JR, Pietrzak RH：Suicidality among older male veterans in the United States: results from the National Health and Resilience in Veterans Study. Psychiatr Res 47：1766-1775, 2013

123) Nrugham L, Holen A, Sund AM：Associations between attempted suicide, violent life events, depressive symptoms, and resilience in adolescents and young adults. J Nerv Ment Dis 198：131-136, 2010

124) Cook, CCH：Suicide and religion. Br J Psychiatry 204：254-255, 2014

125) Kawanishi C, Aruga T, Ishizuka N et al：Assertive case management versus enhanced usual care for people with mental health problems who had

attempted suicide and were admitted hospital emergency departments in Japan (ACTION-J): a multicentre, randomized controlled trial. Lancet Psychiatry August 1 (3): 193-201, 2014

126) 高橋祥友：自殺の危険. 金剛出版, 1992

127) Power P, Robinson J (藤井千代訳)：初回エピソード精神病における自殺予防. Jackson HJ and McGorry PD (eds)：The recognition and management of early psychosis：a preventive approach, second edition, Cambridge University Press, London, 2009〔水野雅文, 鈴木道雄, 岩田仲生 (監訳)：早期精神病の診断と治療. 医学書院, p.248-274, 2010〕

128) Sinyor M, Schaffer A, Remington G：Suicide in schizophrenia: an observational study of coroner records in Toronto. J Clin Psychiatry 76：e98-103, 2015

129) 法務省法務総合研究所：犯罪白書平成 27 年版. 法務省法務総合研究所, 2015

130) 前田並恵：精神障害者による重大犯罪の実態 − 沖縄県における 5 年間の調査から. 九州神経精神医学 40：273-289, 1994

131) 小泉義紀, 小畠秀悟, 佐藤親次：司法精神障害における予防. 小椋力, 倉知正佳 (責任編集)：精神障害の予防. 松下正明 (総編集)：臨床精神医学講座 S3. 中山書店, p.407-418, 2000

132) Seeling E (植村秀三訳)：犯罪学. みすず書房, 1962

133) Häfner H, Böker W：Mentally disordered violent offenders. Soc Psychiatry 8：220-229, 1973

134) 山上晧, 小西聖子, 吉川和男ほか：触法精神障害者 946 例の 11 年間追跡調査 (第 1 報) − 再犯事件 487 件の概要. 犯罪誌 61：201-206, 1995

135) 小西聖子, 石井利文, 野田美和ほか：精神障害者の追跡調査より − 再犯内容と再犯予測をめぐって. 犯罪誌 60：122, 1994

136) 小椋力：沖縄の精神医療. 中山書店, p.109, 2015

137) 沖縄県精神保健・医療・福祉連絡協議会 (精神連絡協)：精神保健・医療・福祉を推進するための具体的提言 − 事件・事故の防止策を含めて. 精神連絡協, 沖縄, 2002

第 8 章

1) 平松謙一, 西澤治：統合失調症の妊娠・出産・育児に対するサービス − 母子のリスクはどこまで軽減できるか. 精神科臨床サービス 8：174-178, 2008

2) Nishizawa O, Sakumoto K, Hiramatsu K et al：Effectiveness of comprehensive supports for schizophrenic women during pregnancy and puerperium: preliminary study. Psychiat Clin Neurosci 61：665-671, 2007

3) 池田由子：児童虐待の予防. 小椋力, 倉知正佳 (編)：精神障害の予防. 松下正明 (総編集)：臨床精神医学講座 S3. 中山書店, p.272-281, 2000

4) Joshi PT, Daniolos PT, Sdlpekar JA (生地新・訳)：児童の身体的虐待. Wiener

JM, Dulcan MK (eds)：Textbook of child and adolescent psychiatry. American Psychiatric Publishing, Washington, 2004〔斎藤万比古，生地新（総監訳）：児童青年精神医学大辞典．西村書店，p.624-648, 2012〕

5) Holz NE, Boecker R, Hohm E et al：The long-term impact of early life poverty on orbitofrontal cortex volume in adulthood: results from a prospective study over 25 years. Neuropsychopharmacology 40：996-1004, 2015

6) Keshavan MS, Shah JL, Tandon N, et al：Developmental trajectories and psychopathology in young relatives at risk for schizophrenia. Early Interv Psychiatry 8 (Supplement 1)：24, 2014

7) Bekhet AK, Johnson NL, Zauszniewski JA：Effects on resilience of caregivers of persons with autism spectrum disorder: the role of positive cognitions. J Am Psychiatr Nurses Assoc 18：337-344, 2012

8) Ellingsen R, Baker BL, Blacher J et al：Resilient parenting of preschool children at developmental risk. J Intellect Disabil Res 58：664-678, 2014

9) Bayat M：Evidence of resilience in families of children with autism. J Intellect Disabil Res 51：702-714, 2007

10) McConnell D, Savage A, Breitkreuz R：Resilience in families raising children with disabilities and behavior problems. Res Dev Disabil 35：833-848, 2014

11) Greeff AP, Nolting C：Resilience in families of children with developmental disabilities. Fam Syst Health 31：396-405, 2013

12) Bekhet AK, Johnson NL, Zauszniewski JA：Resilience in family members of persons with autism spectrum disorder: a review of the literature. Issuse Ment Health Nurs 10：650-656, 2012

13) 内閣府：平成 26 年版 子ども・若者白書．内閣府，2015 (http://www8.cao.go.jp/youth/whitepaper/h26honpen/b1-03-01.html)

14) 西田淳志，岡崎祐士：思春期精神病様症状体験 (PLEs) と新たな早期支援の可能性．臨床精神医学 36：383-389, 2007

15) Poulton R, Caspi A, Moffitt TE et al：Children's self-reported psychotic symptoms and adult schizophreniform disorder: a 15-year longitudinal study. Arch Gen Psychiatry 57：1053-1058, 2000

16) Nishida A, Tanii H, Nishimura Y et al：Association between psychotic-like experiences and mental health status and other psychopathologies among Japanese early teens. Schizophrenia Research 99：125-133, 2008

17) 針間博彦：レジリエンスを育む学校教育－オーストラリアでの取り組み．臨床精神医学 41：181-186, 2012

18) 西田淳志：一般中高学生向け啓発リーフレットの開発．主任研究者岡崎祐士：厚生労働科学研究費補助金こころの健康科学研究事業－思春期精神病理の疫学と精神疾患の早期介入方策に関する研究報告書．2008

19) Challen AR, Machin SJ, Gillham JE：The UK Regilience Programme: a school-based universal nonrandomized pragmatic controlled trial. J Consult Clin Psychol 82：75-89, 2014

20) Hodder RK, Daly J, Freund M et al：A school-based resilience intervention to decrease tobacco, alcohol and marijuana use in high school student. BMC Public Health 11：722. Doi: 10. 1186/1471. 2011

21) Calear AL, Christensen H：Systematic review of school-based prevention and early intervention programs for depression. J Adolesc 33：429-438, 2010

22) 松原耕平，佐藤寛，石川信一ほか：子どものためのユニバーサル抑うつ予防プログラムの媒介変数の検討．認知療法研究 8：248-257, 2015

23) Olowokere AE, Okanlawon FA：The effects of a school-based psychosocial intervention on resilience and health outcomes among vulnerable children. J Sch Nurs 30：206-215, 2014

24) Wingo AP, Baldessarini RJ, Windle M：Coping styles: longitudinal development from ages 17 to 33 and associations with psychiatric disorders. Psychiatry Res 225：299-304, 2015

25) 小椋力：児童相談所における早期発見・早期対応活動．小椋力：沖縄の精神医療．中山書店，p.142-143, 2015

26) 市川宏伸：スクールカウンセラー．加藤敏ほか（編）：現代精神医学事典．弘文堂，p.560, 2011

27) 文部科学省：児童生徒の問題行動等生徒指導上の諸問題に関する調査－平成14-16年度スクールカウンセラー派遣校における問題行動の派遣前と派遣後の発生状況比較．2005（http://www.mext.go.jp/a-menu/shotou/seitoshidou/kyoiku/houkoku/07082308/002/004.htm）

28) 文部科学省：教育相談等に関するアンケートの実施について．2007（http://www.mext.go.jp/a-menu/shotou/seitoshidou/kyoiku/houkoku/07082310.htm）

29) 文部科学省：教育相談等に関する調査研究者会議（第1回）配布資料（資料6）．2007（http://www.mext.go.jp/a-menu/shotou/seitoshidou/kyoiku/shiryo/07080209/006.htm）

30) 文部科学省：教育相談等体制の充実について．2004（http://www.mext.go.jp/a-menu/shotou/seitoshidou /04121505/005.htm）

31) 財務省：総括調査票－スクールカウンセラー等活用事業等．2010（http://www.mof.go.jp/budget/topics/budget-execution-audit/f2010/sy2302/2302b-04.pdf）

32) 杉田義郎：特集：大学生とメンタルヘルス－保健管理センターのチャレンジ－総論．精神医学 56：367-373, 2014

33) 内田千代子：特集：大学生とメンタルヘルス－保健管理センターのチャレンジ－近年の動向と現状：疫学的見地．精神医学 56：375-384, 2014

34) 佐藤武，花田陽子，島ノ江千里ほか：特集：大学生とメンタルヘルス－保健管理

センターのチャレンジ－佐賀大におけるキャンパス・ソーシャルワーカー制度－制度導入から現在までの2年間の分析．精神医学 56：385-389, 2014

35) 宮西照夫：特集：大学生とメンタルヘルス－保健管理センターのチャレンジ－和歌山大学におけるメンタルサポートシステム．精神医学 56：391-397, 2014

36) 粥川裕平，冨田悟江，早川由美ほか：特集：大学生とメンタルヘルス－保健管理センターのチャレンジ－名古屋工業大学におけるメンタルヘルス支援．精神医学 56：405-412, 2014

37) 小椋力，仲本晴男，太田祐一ほか：精神障害の早期発見・早期対応を目的とした大学生に対する精神保健活動－10年間の経験から．精神医学 49：855-864, 2007

38) 厚生労働省：平成26年度「過労死等の労災補償状況」2015（http://www.mhlw.go.jp/stf/houdou/0000089447.html）

39) 厚生労働省：労働安全衛生に関する調査－平成24年労働者健康状況調査．2014（http://www.mhlw.go.jp/toukei/list/h24-46-50.html）

40) 厚生労働省：平成24年労働者健康状況調査－調査の概要．2013

41) van Heugten K：Resilience as an underexplored outcome of workplace bullying. Qual Health Res 23：291-301, 2013

42) Eisen SV, Schultz MR, Glickman ME et al：Postdeployment resilience as a predictor of mental health in operation enduring freedom/operation Iraqui freedom returnees. Am J Prev Med 47：754-761, 2014

43) Sharma V, Sood A, Prasad K et al：Bibliotherapy to decrease stress and anxiety and increase resilience and mindfulness: a pilot trial. Explore（NY）10：248-252, 2014

44) Buttram ME, Surratt HL, Kurtz SP：Resilience and syndemic risk factors among African-American female sex workers. Psychol Health Med 19：442-452, 2014

45) Losoi H, Wäljas M, Turunen S et al：Resilience is associated with fatigue after mild traumatic brain injury. J Head Trauma Rehabil 30：E24-32, 2015

46) 野津眞：職場におけるメンタルヘルスとリワーク：職域におけるメンタルヘルス．精神保健福祉白書編集委員会（編）：精神保健福祉白書2015年版．中央法規出版，p.106, 2014

47) 厚生労働省：改正労働安全衛生法に基づく「ストレス制度」の具体的な運用方法を定めた省令，告示，指針．（http://www.mhlw.go.jp/stf/houdou/0000082587.html）

48) 渡辺洋一郎：労働安全衛生法改正と今後の課題．精神医学 57：5-14, 2015

49) 中村純：メンタルヘルス不調の1次予防としてのストレスチェック制度の実際と課題．精神医学 57：23-30, 2015

50) 中村純：ストレスチェック制度によって職場のメンタルヘルス不調者は減少するか？－面接指導による事後措置の効果．精神医学 57：496-497, 2015

51) 仲館俊夫：地域医療. 伊藤正男, 井村裕夫, 高久史麿（総編集）：医学書院医学大辞典. 医学書院, p.1822, 2009

52) 前沢政次：プライマリ・ヘルス・ケア. 伊藤正男, 井村裕夫, 高久史麿（総編集）：医学書院医学大辞典. 医学書院, p.2465, 2009

53) Harris M, Craig T, Zipursky RB, et al（西田淳志, 石倉習子訳）：早期精神病のサービスモデル：各国での取り組み. Jackson HJ and McGorry PD：The recognition and management of early psychosis：a preventive approach, second edition, Cambridge University Press, London, 2009〔水野雅文, 鈴木道雄, 岩田仲生（監訳）：早期精神病の診断と治療. 医学書院, p.376-396, 2010〕

54) 厚生労働省：地域包括ケアシステム（http://www.mhlw.go.jp/stf/seisakunitsuite/bunya/hukushi-kaigo/kaigo-koureisha/chii）

55) 田中滋：地域包括ケアの概念と変遷. 日医誌 143：741-752, 2015

56) 厚生労働省：認知症施策推進総合戦略（新オレンジプラン－認知症高齢者等にやさしい地域づくりに向けて（http://www.mhlw.go.jp/file/06-seisakujouhou-12300000-Roukenkyoku/nop101.pdf）

57) Rowe JW, Kahn RL：Human aging：usual and successful. Science 237：143-149, 1987

58) Rowe JW, Kahn RL：Successful aging and disease prevention. Advances in Renal Replacement Therapy 7：70-77, 2000

59) Baltes PB, Baltes MM：Psychological perspective on successful aging：the model of selective optimization with compensation. Baltes PB, Baltes MM（eds）：Successful aging. Cambridge University Press, London, 1990

60) 長田久雄：老年期のポジティブ心理学. 島井哲志（編）：ポジティブ心理学－21世紀の心理学の可能性. ナカニシヤ出版, p.241-250, 2006

61) Jeste DV, Salva GN, Thompson WK et al：Older age is associated with more successful aging: role of resilience and depression. Am J Psychiatry 170：188-196, 2013

第9章

1) McGorry PD, Allott K, Jackson HJ（小林啓之訳）：精神病の診断と病期モデル. Jackson HJ, McGorry PD（eds）：The recognition and management of early psychosis：a preventive approach, second edition, Cambridge University Press, London, 2009〔水野雅文, 鈴木道雄, 岩田仲生（監訳）：早期精神病の診断と治療. 医学書院, p.15-25, 2010〕

2) Phillips LJ, Addington J, Morrison P（松本和紀, 大室則幸訳）：ARMS の治療. Jackson HJ, McGorry PD（eds）：The recognition and management of early psychosis：a preventive approach, second edition, Cambridge University Press, London, 2009〔水野雅文, 鈴木道雄, 岩田仲生（監訳）：早期精神病の診断と治療.

医学書院, p.103-119, 2010〕

3) McGorry PD, Yung AR, Phillips LJ et al : Randomized controlled trial of interventions designed to reduce the risk of progression to first episode psychosis in a clinical sample with subthreshold symptoms. Arch General Psychiatry 59 : 921-928, 2002

4) McGlashan TH, Zipursky RB, Perkins D et al : The PRIME North America randomized double-blind clinical trial of olanzapine versus placebo in patients at risk of being prodromally symptomatic for psychosis. I. Study rationale and design. Schizophrenia Research 61 : 7-18, 2003

5) Wood SW, Tully EM, Walsh BC et al : Aripiprazole in the treatment of psychosis prodrome: an open-label pilot study. Br J Psychiatry (Suppl): S96-101, 2007

6) Bechdolf A, Müller H, Stützer H et al : Rationale and baseline characteristics of PREVENT: a second-generation intervention trial in subjects at risk (prodromal) of developing first-episode psychosis evaluating cognitive behavior therapy, aripiprazole, and placebo for the prevention of psychosis. Schizo Bull 37 (Suppl 2): S111-121, 2011

7) Kobayashi H, Morita T, Koshikawa H et al : Effects of aripiprazole on insight and subjective experience in individuals with an at risk mental state. J Clin Psychopharmacol 29 : 421-425, 2009

8) Tsujino N, Nemoto T, Morita K et al : Long-term efficacy and torelability of perospirone for young help-seeking people at clinical high risk: a preliminary open trial. Clin Psychopharmacol Neurosci 11 : 132-136, 2013

9) 大野裕：認知療法（認知行動療法）．加藤敏ほか（編）：現代精神医学事典．弘文堂, p.800-801, 2011

10) Fava GA, Raffanelli C, Grandi S et al : Prevention of recurrent depression with cognitive behavioral therapy: preliminary findings. Arch Gen Psychiatry 55 : 816-820, 1998

11) Stangier U, Hilling C, Heidenreich T et al : Maintenance cognitive behavioral therapy and manualized psychoeducation in the treatment of recurrent depression: a multicenter prospective randomized controlled trial. Am J Psychiatry 170 : 624-632, 2013

12) Beardslee WR, Brent DA, Weersing VR et al : Prevention of depression in at-risk adolescents: longer-term effects. JAMA Psychiatry 70 : 1161-1170, 2013

13) Morrison AP, French P, Walford L et al : Cognitive therapy for prevention of psychosis in people at ultrahigh risk. Br J Psychiatry 185 : 291-297, 2004

14) 松本俊彦：特集「認知療法・認知行動療法の広がり」－特集にあたって．精神科治療学 31 : 139-140, 2016

15) 根本隆洋：心理教育．加藤敏ほか（編）：現代精神医学事典．弘文堂, p.541, 2011

16) Colom F, Vieta E, Martinez-Aran A et al：A randomized trial on the efficacy of group psychoeducation in the prophylaxis of recurrence in bipolar patients whose disease is in remission. Arch Gen Psychiatry 60：402-407, 2003

17) Poole R, Smith D, Simpson S：Patients' perspectives of the feasibility, acceptability and impact of a group-based psychoeducation programme for bipolar disorder: a qualitative analysis. BMC Psychiatry 184.doi: 10. 1186, 2015

18) 水島広子：対人関係療法. 加藤敏ら（編）：現代精神医学事典. 弘文堂, p.668, 2011

19) Frank E, Kufer DJ, Thase ME et al：Two year outcomes for interpersonal and social rhythm therapy in individuals with bipolar I disorder. Arch Gen Psychiatry 62：996-1004, 2005

20) Frank E, Kupfer DJ, Buysse DJ et al：Randomized trial of weekly, twice-monthly, and monthly interpersonal psychotherapy as maintenance treatment for women with recurrent depression. Am J Psychiatry 164：761-767, 2007

21) 中村伸一：家族療法. 加藤敏ら（編）：現代精神医学事典. 弘文堂, p.157, 2011

22) Miklowitz DJ, Simoneau TL, George EL et al：Family-focused treatment of bipolar disorder：1-year effects of psychoeducational program in conjunction with pharmacotherapy. Biol Psychiatry 48：582-592, 2000

23) Miklowitz DJ, O'Brien MP, Schlosser DA et al：Family focused treatment for adolescents and young adults at high risk for psychosis: results of a randomized trial. J Am Acad Child Adolesc Psychiatry 53：848-858, 2014

24) Kabat-Zinn J：Full catastrophe living: using the wisdom of your body and mind to face stress, pain, and illness. Delta, 1990

25) Seagal ZV, Williams JMG, Teasdale JD et al：Mindfullness-based cognitive therapy for depression. The Guilford Press 2002〔越川房子（監訳）：マインドフルネス認知療法－うつ病を予防する新しいアプローチ. 北大路書房, 2007〕

26) Seagal ZV, Bieling P, Young T et al：Antidepressant monotherapy vs sequential pharmacotherapy and mindfulness-based cognitive therapy, or placebo, for relapse prophylaxis in recurrent depression. Arch Gen Psychiatry 67：1256-1264, 2010

27) Bondolfi G, Jermann F, der Linden M et al：Depression relapse prophylaxis with mindfulness-based cognitive therapy: replication and extension in the Swiss health care system. J Affect Disord 122：224-231, 2010

28) Bowen S, Witkiewitz K, Clifasefi SL et al：Relative efficacy of mindfulness-based relapse prevention, standard relapse prevention, and treatment as usual for substance use disorders: a randomized clinical trial. JAMA Psychiatry 71：547-556, 2014

29) King AP, Erickson TM, Giardino ND et al：A pilot study of group mindfulness-

based cognitive therapy (MBCT) for combat veterans with posttraumatic stress disorder (PTSD). Depress Anxiety 30：638-645, 2013

30) Chiesa A, Serretti A：Mindfulness-based cognitive therapy for psychiatric disorders: a systematic review and meta-analysis. Psychiatry Res 187：441-453, 2011

31) 安西信雄：SST. 加藤敏ほか（編）：現代精神医学事典. 弘文堂，p.104-105, 2011

32) Baker-Henningham H, Scott S, Jones K et al：Reducing child conduct problems and promoting social skills in a middle-income country: cluster randomized controled trial. Br J Psychiatry 201：101-108, 2012

33) Seligman MEP：Building human strength：psychology's forgotten mission. APA Monitor 29 January 2, 1998

34) 島井哲志：ポジティブ心理学の背景と歴史的経緯. 島井哲志（編）：ポジティブ心理学－21世紀の心理学の可能性. ナカニシヤ出版，p.3-21, 2006

35) Peterson C, Park N：Positive psychology as the evenhanded positive psychologist view it. Psychological Inquiry 14：141-146, 2003

36) Peterson C：A primer in positive psychology. Oxford University Press, 2006〔宇野カオリ（訳）：ポジティブ心理学入門－「よい生き方」を科学的に考える方法. 春秋社，2012〕

37) Dykens ME, Fisher MH, Taylor JL et al：Reducing distress in mothers of children with autism and other disabilities：a randomized trial. Pediatrics 134：e454-463, 2014

38) Midei AJ, Matthews KA：Positive attributes protect adolescents from risk for the metabolic syndrome. J Adolesc Health 55：678-683, 2014

おわりに

1) Connor KM, Davidson JR：Development of a new resilience scale：the Connor-Davidson Resilience Scale (CD-RISC). Depress Anxiety 18：76-82, 2003

2) Feder A, Nestler EJ, Charmey DS：Psychobiology and molecular genetics of resilience. Nat Rev Neurosci 10：446-457, 2009

3) Keshavan MS, Shah JL, Tandon N et al：Developmental trajectories and psychopathology in young relatives at risk for schizophrenia. Early Interv Psychiatry 8 (Supplement 1)：24, 2014

4) Larsson H, Rydĕn E, Boman M et al：Risk of bipolar disorder and schizophrenia in relatives of people with attention-deficit hyperactivity disorder. Br J Psychiatry 203：103-106, 2013

5) Stringaris A, Lewis G, Maughan B：Developmental pathways from childhood conduct problems to early adult depression：findings from the ALSPAC cohort. Br J Psychiatry 205：17-23, 2014

6) da Silva JD, Pereira MG, Xavier M et al : Affective disorders and risk of developing dementia : systematic review. Br J Psychiatry 202 : 177-186, 2013

7) Caspi A, Moffitt TE, Cannon M et al : Moderation of the effect of adolescent-onset cannabis use on adult psychosis by a functional polymorphism in the COMT gene : longitudinal evidence of a gene × environment interaction. Biol Psychiatry 57 : 1117-1127, 2005

8) Christodoulou GN, Christodoulou NG : Editorial : Early intervention in psychiatry. Early Interv Psychiatry 1 : 7-8, 2007

9) Birchwood M : Editorial : Early intervention in psychosis services : the next generation. Early Interv Psychiatry 8 : 1-2, 2014

10) Byrne P, Power P, Meagher D et al : Debate : Early intervention for all mental disorders in all age groups would compromise the gain of decades of early intervention psychosis teams. Early Interv Psychiatry 8 (Supple 1) : 40, 2014

11) 小川一夫：統合失調症における身体疾患有病率と死亡率の上昇．精神科治療学 29 : 147-152, 2014

12) 立森久照：うつ病における身体疾患有病率と死亡率の上昇．精神科治療学 29 : 153-158, 2014

13) Goldstein BI, Carnethon MR, Matthews KA et al : Major depressive disorder and bipolar disorder predispose youth to accelerated artherios clerosis and early cardiovasucular disease : a scientific statement from the American Heart Association. Circulation 132 : 965-986, 2015

14) Coughlan H, Cannon M, Shiers D et al : Editorial : Toward a new paradigm of care : The International Declaration on Youth Mental Health. Early Interv Psychiatry 7 : 103-108, 2013

15) Insel TR : Editorial : The arrival of preemptive psychiatry. Early Interv Psychiatry 1 : 5-6, 2007

16) Lieberman J, Corcoran C : Editorial : The impossible dream : can psychiatry prevent psychosis. Early Interv Psychiatry 1 : 219-221, 2007

17) McGorry P : Editorial : Early Intervention in psychiatry : the critical period. Early Interv Psychiatry 5 : 1-2, 2011

索 引

【数字・欧語】

5-HTTLPR 遺伝子　65
Alzheimer's disease (AD)　122
APOE　41
──ε4　41, 123
approximate relative risk　41
aripiprazole　202
at-risk mental state (ARMS)　26,
　64, 81, 83, 85, 87, 206, 216, 221,
　224
attention-deficit/hyperactivity
　disorder (ADHD)　76
autism spectrum disorder (ASD)　75
BDNF　41
──の met 型対立遺伝子　65
bioethics　29
brain reserve hypothesis　124
catechol-O-methyltransferase
　(COMT)　41
clinical high risk (CHR)　81, 85
cognitive behavioral therapy
　(CBT)　204, 217
Connor-Davidoson Resilience Scale
　(CD-RISC)　53, 121
core cost　22
DHA　130
distress intolerance　58
DSM-5　47, 73, 85, 159
duration of untreated psychosis
　(DUP)　88
early psychosis　8, 85, 188, 221

Early Psychosis Prevention and
　Intervention Centre (EPPIC)　9,
　188
EPA　130
expressed emotion (EE)　60
family-focused psychoeducational
　treatment (FFT)　209, 217
family therapy　209
first-episode psychosis (FEP)　188
GWAS　94
Healthy Active Lives　47
ICD-10　47, 85
indicative intervention　2
intellectual disability (ID)　74
interpersonal psychotherapy
　(IPT)　208
MARTA　203
MCI　128
Mind Matters　166
mindfulness　183
mindfulness-based cognitive therapy
　(MBCT)　102, 210, 218
──の再発予防効果　103
National Institute for Health and
　Clinical Excellence (NICE)　101
neuroticism　99
oranzapine　202
perospirone　202
phosphoribosyl transferase domain 1
　(PRTFDC1)　115
posttraumatic growth (PTG)　113,
　114

posttraumatic stress disorder
(PTSD) 51, 110, 112
psychoeducation 206
psychotic-like experiences
(PLEs) 16, 165
QOL 58, 59, 114
rCBF 93
related cost 22
resilience 51
résilience 52
resilient 51
reward experience 58
risk factor 39
risperidone 201
SDA 203
selective intervention 2
self-stigma 59, 81
Sendai At risk mental state and
First Episode (SAFE) 18, 192
social skills training (SST) 213,
218
stereotype awareness (SA) 57
stigma resistance 59, 64
stimulation seeking theory 63
stressful life events (SLEs) 46
successful aging (SA) 197
TRAILS 研究 63
ultra high risk (UHR) 26, 81, 85
universal intervention 2
vulnerability 39

【日本語】

あ行

アポリポ蛋白 E 41, 123, 133
アミロイド 125, 135
――β 223
――主体の老人斑 124

――沈着 133
アリピプラゾール 202
アルコール 120, 131, 133
――依存症 119
――使用障害 119
アルツハイマー病 41, 122, 203
安保闘争 12
一次予防 1, 8, 32, 90, 201, 220
一卵性双生児 119
遺伝 81
――・環境相互作用 44, 46
遺伝子 119
――型の差 44
――－環境相関 44
――検査 33
――症候群 74
――変異 75
――連鎖解析 41
遺伝要因 40, 48, 77, 79, 98
遺伝率 76, 98
イルボスコ 18, 192
飲酒 1, 42
インフォームド・コンセント 32,
34, 35, 221
ウォーキング 128
内側側頭葉および前頭前野の体積の
減少 48
「うつ」スクリーニング 101
うつ病 98, 204, 221, 223
――エピソード 95
――の再燃・再発防止に関する
10 ステップ 103
運動 129
――療法 126
エイコサペンタエン酸 130
易罹病性 39
エピジェネティック 49
――調節 114
――な機序 49

索　引　259

エビデンス　20, 46, 206, 208
オメガ3脂肪酸　130

か行

外傷後成長　113
介入スペクトラム　3
家族焦点化心理教育　209
家族・親族との関係　55, 60, 80
家族ストレス　42
家族療法　86, 209
学校　165
　——精神保健増進モデル　166
　——精神保健プロジェクト　166
　——保健室　194
家庭　157
カテコール-O-メチル転移酵素　41
環境　74, 81
　——条件の改善による精神障害・
　　情緒障害の発生予防　1
　——要因　42, 48, 75, 77, 80, 99,
　　118, 157
　——リスク要因　44
感情表出　60, 80
　→高EE家族　60
記憶障害　203
危険因子　39
気質要因　76, 117
希死念慮　141
喫煙　42
　→妊娠中の喫煙　43, 94
機能障害　79
虐待　159
　→言語による虐待　160
　→個人・家族病理としての虐待　159
　→社会病理としての虐待　159
　→身体的虐待　160
　→性的虐待　159
　→ネグレクト　159
キャンパス・ソーシャルワーカー　176

休学　174
急性精神病　66
強迫症　109
　→強迫観念　109
　→強迫行為　109
局限性恐怖症　106
局所脳血流量　93
極低出生体重　77
苦痛不耐性　58
軽度認知障害　122
経費　22
　→間接経費　22, 23
　→関連経費　22, 23
血液型不一致　62
血管性軽度認知障害　134
血管性認知症　122, 132, 134, 223
血漿中ホモバニリン酸　66
決定因子　39
ゲノム医学　37
ゲノムワイド関連研究　94
健康増進　2
抗うつ薬　67
高危険児　7, 19
後期二次予防　17
高機能自閉スペクトラム症　163
高所得国　93
幸福感　58
高齢期　194
国際疾病分類（ICD-10）　47
国際早期精神病学会　10
国際早期精神病協会　11
こころのリスク外来　192, 193
こころのリスク相談　192
個人特性　55, 57, 80
個人のプライバシー　37
子どものためのユニバーサル抑うつ
　予防プログラム　169
個別告知　35
コミュニケーション　163

5輪の花　195
コンサルテーション　122
コンナー－ダビッドソン
　　レジリエンス評価尺度　53, 54

さ行

再発予防　1, 89, 96, 102, 145, 201
　　――ガイドライン　90, 91
　　――効果　204, 205
再発率　90
サクセスフル・エイジング　197
殺人　149, 150
産科合併症　42, 49
三次予防　1, 26
自我の役割　58
刺激探索説　63
自殺　137, 148
　　――対策基本法　147
　　――の危険因子　138, 139
　　――の高危険者の家族の特徴　140
　　――反応　146
　　――予防　137, 143, 223
　　――予防対策　147
自傷行為　141
自尊感情　57
児童期　159
児童虐待　79
児童相談所　170, 194
自閉スペクトラム症　75
嗜癖性障害　119
社会生活技能訓練　213
社会的弱者　64
社会的入院　23, 26
社交不安症　106
宗教　80
周産期　78, 80, 157
修正可能因子　40
集団心理教育　207
出生前診断　32

出生の季節　80
傷害　150
小奇形　76
症状精神病　47
初回エピソード精神病　86, 89, 91, 188
　　――プログラム　190
初回精神病エピソード　88
初回病相　88
食事療法　129
職場　179, 181, 182, 184
知りたいと思う人の権利　33
知りたくないと思う人の権利　33
新オレンジプラン　194, 196
神経症的特質　98
神経認知障害　134
神経発達症　73, 77, 223
人工妊娠中絶　33
身体疾患の併存　47
診断マーカー　124, 135
心的外傷後ストレス障害　51, 110
　　→前トラウマ要因　110
　　→周トラウマ要因　111
　　→後トラウマ要因　111
心的外傷体験　43
心理教育　204, 206
心理社会的治療　96
心理的負荷　180, 181, 184
心理的レジリエンス因子　56
睡眠衛生　118
　　――指導　101
睡眠障害　84, 117
　　→不眠障害　117
スクールカウンセラー　171, 172
　　――に準ずる者　172
スティグマ　8, 34, 36, 80
　　――レジスタンス　59
　　→セルフスティグマ　81
ストリートチルドレン　61

ストレスチェック制度　185, 194,
　　223
ストレスの大きいライフイベント
　　46
生活臨床　13, 19
脆弱性ストレスモデル　7
脆弱要因　39, 42, 48, 79, 81, 93, 98,
　　109, 110, 117, 119, 123, 135,
　　138, 151, 157, 182, 187, 220
　　——の軽減　71
精神障害者による犯罪　148, 150,
　　152, 224
　　——の予防　153
精神障害者の平均寿命　47
精神障害に併存しやすい身体疾患
　　47
精神障害による経費　22, 23
精神障害の併存　46
精神障害の予防　1, 15
精神病性障害　45
精神病の早期段階における集中的
　　総合的治療　191
精神病発症危険状態　81, 85, 87,
　　206, 216, 221
精神病未治療期間　88
精神病様症状体験　16, 165
精神保健対策　184
生物学的指標　62, 70
生物学的治療　65, 70
生物学的マーカー　48
生命倫理　29
　　——学　29
　　——学の姿勢　30
　　——の基本原則　31
　　→自律尊重　31
　　→仁恵　31
　　→正義　31
　　→無危害　31
摂食障害　115

　　→神経性過食症　115
　　→神経性やせ症　115
線条体の形状異常　63
選択性緘黙　105
選択的介入　2, 32, 143, 221
先天性代謝異常　74
戦闘ストレス　64
全般的介入　2, 32, 101, 143, 221
早期介入　1, 8, 16, 117, 121
　　——サービス　9, 19
早期支援チーム wakaba　193
早期精神病　8, 85, 86, 188, 221, 224
　　——のサービスモデル　188
　　——予防＆介入センター　9, 19
早期治療　1, 94, 101, 108, 134, 201
早期二次予防　8, 17, 26, 221, 227
早期発見　1, 16, 94, 101, 108, 117,
　　121, 134
双極性障害　92, 93, 223
　　→双極Ｉ型障害　92, 93, 208
　　→双極II型障害　92, 93
双生児研究　40
相対的危険度概算値　41
躁病エピソード　92

た行

第一度親族　109, 115, 117
退学　174
大学生のメンタルヘルス　14, 173
大学における予防活動　175
大学紛争　12, 20
大学保健管理センター　172, 194
胎児　33
　　——性アルコール症候群　1
　　——性感染症　42
対処（コーピング）スタイル　169
対人関係療法　208
胎生期　48, 78, 157
代理遺伝変数　45

代理環境変数　45
タウ（タウ蛋白質）　126
タウ主体の神経原線維変化　124
多元性　29
地域　187, 188, 194
　　——社会における資源と機会　61
　　——の社会資源・機会　55
　　——包括ケアシステム　194
地中海食　130
知的能力障害　74
注意欠如・多動症　76, 221
中核経費　22, 23
超ハイリスク　81
直接経費　22, 23
治療条件　68
治療抵抗性　68
低酸素症　80
てんかん　76
東京ユースクラブ　193
統合失調症　43, 79, 90, 147, 223
　　——者の生命予後　225
　　——の再発予防　13
　　——の自殺予防　145
　　——の生物学的指標　49
　　——の予防　8
　　——予防の必要性　12
特定的介入　2, 33, 143, 221
特別支援学級　164
ドコサヘキサエン酸　130
ドパミン　41
トラウマ経験　58

な 行

二次予防　1
日本国際精神障害予防会議　15
日本語版 CD-RISC　53
日本精神障害予防研究会　14, 16
日本精神保健・予防学会　16, 17, 20
乳幼児　77

　　——の情緒発達の評価のための
　　　アウトライン　79
ニューロチシズム　99
妊娠時の親の健康問題　46
妊娠中の喫煙　43, 94
認知回復療法　18
認知行動療法　18, 86, 101, 102, 204
認知症　98, 122, 222
　　——施策推進総合戦略　194, 196
妊婦　1, 157
ネガティブ特性　215
脳萎縮　124
脳形成異常　74
脳血管性疾患　135
脳構造　62
　　——の変化　140
脳室の拡大　48
脳由来神経栄養因子　41
脳予備能仮説　124

は 行

パーソナリティ　124
パーソナルゲノム　37
バイオマーカー　226
発症予防　81, 94, 100, 108, 110, 114,
　　116, 118, 121, 125, 135, 136,
　　196
発達期　73
発達障害　163
発達の欠陥　73
パニック症　107
バルセロナ心理教育プログラム　97
反精神医学　19
ハンチントン（舞踏）病　33, 40
悲観論　4
非定型抗精神病薬　203
病識　59
病前性格　98
費用対効果　21, 22, 24

疲労感　184
不安症　104
風疹　78
フェニルケトン尿症　40, 219
服薬アドヒアランス　90, 202
物質関連障害　119
プライマリケア医　101
プライマリ・ヘルス・ケア　187
プレアルコホリック　121
分離不安症　105
偏見に対する抵抗力　64
放火　149
防御・回復要因　51
報酬体験　58, 99
保護要因　77
ポジティブ心理学　214, 218
ポジティブ特性　215, 216
ホスホリボシルトランスフェラーゼ
　領域1　115
母体疾患　74

ま行

マインドフルネス　183, 211
　——ストレス低減療法　210
　——認知療法　102, 210
慢性化予防　118
みんなネット21　193
メタボリック症候群　216
メンタルサポート室　176
紋切り型思考　57

や〜わ行

薬物療法　86, 90, 96, 216
やわらかな普遍的ルール　29
有酸素運動　129
ユースメンタルサポートセンター
　三重（YMSC）　193

養育ストレス　74
幼児期　158
養子研究　40
余暇活動　133
抑うつエピソード　92, 98
予測マーカー　226
予防　1, 5, 13, 16, 227
　——医学　1
　——活動　20
　——対策　157, 168, 170, 171, 172,
　　194
　——的介入　2, 32, 68, 222
　——的介入モデル　2
　——のタイプ　4
　——の目標　2
　——モデル　2
ラピッドサイクリング　95
リスク因子　39
リスク対立遺伝子　79
リスク要因　39
リハビリテーション　1
臨床的アセスメント　77
臨床的ハイリスク　81
倫理的葛藤　33
倫理的判断　33
レジリエンス　52, 74, 75, 77, 80, 90,
　93, 94, 99, 108, 109, 112, 120,
　123, 141, 142, 152, 155, 162,
　182, 188, 219, 220
　——機序　64
　——の増強　68, 71, 81, 161, 164,
　　198, 227
　——評価尺度　53
レジリエント　51
労災補償　179, 180
若者支援外来（ユースアシスト
　クリニックYAC）　193

著者略歴

小椋　力（おぐら ちから）

1937（昭和 12）年	大阪市にて出生
1962（昭和 37）年	鳥取大学医学部卒業
1968（昭和 43）年	鳥取大学大学院医学研究科修了
1969（昭和 44）年	鳥取大学医学部助手
	鳥取大学付属病院講師
1975（昭和 50）年	鳥取大学医学部講師
1976（昭和 51）年	米国ロチェスター大学医学部留学（2 年間）
1981（昭和 56）年	鳥取大学医学部助教授
1984（昭和 59）年	琉球大学教授
1998（平成 10）年	琉球大学付属病院長（2 年間）
2003（平成 15）年	定年退職　琉球大学名誉教授
	沖縄大学教授（福祉文化学科）
2006（平成 18）年	医療法人社団志誠会平和病院顧問
2010（平成 22）年	医療法人正清会久田病院顧問

［主な編著書］

『Recent Advances in Event-Related Brain Potential Research』（編著）Elsevier（オランダ）1996 年

＜臨床精神医学講座＞ S3『精神障害の予防』（編著）中山書店 2000 年

『精神障害の予防をめぐる最近の進歩』（編著）星和書店 2002 年

『沖縄の精神医療』（著）中山書店 2015 年

予防精神医学

―脆弱要因の軽減とレジリエンスの増強―

2016 年 5 月 20 日　初版第 1 刷発行

著　　者　小椋　　力

発 行 者　石 澤 雄 司

発 行 所　株式会社星 和 書 店
　　　　　〒 168-0074　東京都杉並区上高井戸 1-2-5
　　　　　電話　03（3329）0031（営業部）／ 03（3329）0033（編集部）
　　　　　FAX　03（5374）7186（営業部）／ 03（5374）7185（編集部）
　　　　　http://www.seiwa-pb.co.jp

ⓒ 2016　星和書店　　　　Printed in Japan　　　ISBN978-4-7911-0930-2

・ 本書に掲載する著作物の複製権・翻訳権・上映権・譲渡権・公衆送信権（送信可能
　化権を含む）は （株）星和書店が保有します。
・ JCOPY 〈（社）出版者著作権管理機構 委託出版物〉
　本書の無断複写は著作権法上での例外を除き禁じられています。複写される場合は，
　そのつど事前に（社）出版者著作権管理機構（電話 03-3513-6969，
　FAX 03-3513-6979，e-mail：info@jcopy.or.jp）の許諾を得てください。

精神障害の予防をめぐる
最近の進歩

小椋 力 編
B5判　336p　6,800円

国内・海外の100を超える研究、報告を収載した精神障害
の予防に関する国際的論集（和文・英文混合）。予防に関す
るあらゆるテーマが網羅され、その最前線がさまざまな領
域、職域から紹介されている。この領域で活躍中の各国の
第一人者から、日本の精神医学・医療・保健・福祉とその
関連分野で活躍している医師・心理士・看護師・ＰＳＷ等
に及ぶ。精神障害の予防に関わるあらゆる方々に有用！

発行：星和書店　http://www.seiwa-pb.co.jp　価格は本体（税別）です